U0295089

全国县级医院系列实用手册

影像科医生手册

主　审　徐　克　冯晓源　郭启勇

主　编　龚洪翰

副主编　滕皋军　卢光明　余永强
　　　　申宝忠　贾文霄

人民卫生出版社

图书在版编目（CIP）数据

全国县级医院系列实用手册.影像科医生手册/龚洪翰主编.—北京：人民卫生出版社,2016
ISBN 978-7-117-22877-0

Ⅰ.①全…　Ⅱ.①龚…　Ⅲ.①县-医院-管理-中国-手册②影象诊断-手册　Ⅳ.①R197.32-62

中国版本图书馆 CIP 数据核字（2016）第 154866 号

| 人卫社官网 | www.pmph.com | 出版物查询，在线购书 |
| 人卫医学网 | www.ipmph.com | 医学考试辅导，医学数据库服务，医学教育资源，大众健康资讯 |

版权所有，侵权必究！

全国县级医院系列实用手册
影像科医生手册

主　编：龚洪翰
出版发行：人民卫生出版社（中继线 010-59780011）
地　址：北京市朝阳区潘家园南里 19 号
邮　编：100021
E-mail：pmph @ pmph.com
购书热线：010-59787592　010-59787584　010-65264830
印　刷：三河市宏达印刷有限公司
经　销：新华书店
开　本：850×1168　1/32　印张：14.5
字　数：495 千字
版　次：2016 年 9 月第 1 版　2023 年 5 月第 1 版第 9 次印刷
标准书号：ISBN 978-7-117-22877-0/R·22878
定　价：58.00 元

打击盗版举报电话：010-59787491　**E-mail**：WQ @ pmph.com
（凡属印装质量问题请与本社市场营销中心联系退换）

编委会（以姓氏汉语拼音为序）

曹代荣　福建医科大学第一附属医院
曾献军　南昌大学第一附属医院
程敬亮　郑州大学第一附属医院
程晓光　北京积水潭医院
崔进国　石家庄白求恩国际和平医院
冯晓源　复旦大学附属华山医院
耿道颖　复旦大学附属华山医院
龚洪翰　南昌大学第一附属医院
郭启勇　中国医科大学盛京医院
郭顺林　兰州大学第一医院
郭佑民　西安交通大学第一附属医院
郭玉林　宁夏大学附属总医院
何来昌　南昌大学第一附属医院
胡道予　华中科技大学同济医学院附属同济医院
贾文霄　新疆医科大学
焦　俊　贵州医科大学附属医院
李建军　海南省人民医院
梁长虹　广东省人民医院
刘挨师　内蒙古医科大学附属医院
刘士远　第二军医大学长征医院
龙莉玲　广西医科大学第一附属医院
卢光明　南京军区总医院
罗天友　重庆医科大学附属第一医院
彭德昌　南昌大学第一附属医院（兼主编助理）
申宝忠　哈尔滨医科大学附属第四医院
史大鹏　河南省人民医院
宋　彬　四川大学华西医院
唐桂波　青海省人民医院
滕皋军　东南大学附属中大医院
王培军　同济大学附属同济医院
伍建林　大连大学附属中山医院
鲜军舫　首都医科大学附属北京同仁医院
徐　克　中国医科大学附属第一医院

银　武　西藏自治区人民医院
于春水　天津医科大学总医院
余永强　安徽医科大学第一附属医院
袁慧书　北京大学第三医院
张　辉　山西医科大学第一医院
张惠茅　吉林大学白求恩第一医院
张敏鸣　浙江大学医学院附属第二医院
赵　斌　山东省医学影像研究所
赵　卫　昆明医科大学第一附属医院
赵世华　中国医学科学院阜外心血管病医院
周顺科　中南大学湘雅二医院

参编人员（以姓氏汉语拼音为序）

常青林（首都医科大学附属北京同仁医院）

陈玲珑（南昌大学第一附属医院）

陈潭辉（福建医科大学第一附属医院）

范小乐（南昌大学第一附属医院）

高　明（河南省人民医院）

过　哲（北京积水潭医院）

何仕诚（东南大学中大医院）

黄子星（四川大学华西医院）

蒋　飚（浙江大学医学院附属第二医院）

来颜博（宁夏医科大学附属总医院）

郎　宁（北京大学第三医院）

李　丹（南昌大学第一附属医院）

李　国（海南省人民医院）

李　琼（第二军医大学长征医院）

李　涛（广西医科大学第一附属医院）

李　震（华中科技大学同济医学院附属同济医院）

李　志（南昌大学第一附属医院）

李海军（南昌大学第一附属医院）

李小虎（安徽医科大学第一附属医院）

梁志会（石家庄白求恩国际和平医院）

林祥涛（山东省医学影像学研究所）

刘佳鑫（吉林大学白求恩第一医院）

陆敏杰（中国医学科学院阜外心血管病医院）

莫　茵（昆明医科大学第一附属医院）

戚荣丰（南京军区南京总医院）

沈　亚（西藏自治区人民医院）

宋玲玲（贵州医科大学附属医院）

孙梦恬（郑州大学第一附属医院）

谭　艳（山西医科大学第一医院）

王　丹（哈尔滨医科大学附属第四医院）

王　红（新疆医科大学第二附属医院）

王金红（同济大学附属同济医院）

王秋萍（西安交通大学第一附属医院）

王秋实（广东省人民医院）

肖煜东（中南大学湘雅二医院）

徐胜生（重庆医科大学附属第一医院）

徐珍珍（主编秘书）（南昌大学第一附属医院）

徐　辉（青海省人民医院）

杨晓光（内蒙古医科大学附属医院）

杨紫君（南昌大学第一附属医院）

尹　波（复旦大学附属华山医院）

于　晶（大连大学附属中山医院）

张　权（天津医科大学总医院）

张艳利（兰州大学第一医院）

《全国县级医院系列实用手册》
编委会

出版说明

县级医院是我国医疗服务承上启下的重要一环，是实现我国医疗服务总体目标的主要承载体。目前，我国县级医院服务覆盖全国人口9亿多，占全国居民总数70%以上，但其承担的医疗服务与其功能定位仍不匹配。据《2014中国卫生和计划生育统计提要》数据显示，截至2013年，我国有县级医院1.16万个，占医院总数的47%；诊疗人次9.24亿人次，占医院总诊疗人次的34%；入院人数0.65亿人，占医院总入院人数的46%。

为贯彻习近平总书记"推动医疗卫生工作重心下移、医疗卫生资源下沉，推动城乡基本公共服务均等化，为群众提供安全有效方便价廉的公共卫生和基本医疗服务"的指示，落实国务院办公厅《关于全面推开县级公立医院综合改革的实施意见》和《关于推进分级诊疗制度建设的指导意见》等文件精神，推动全国县级医院改革发展与全国分级诊疗制度顺利实施，通过抓住县级医院这一关键环节，实现"郡县治，天下安"的目标，在国家卫生和计划生育委员会的领导下，在中国医师协会、中华医学会、中国医院协会的支持下，人民卫生出版社组织编写了本套《全国县级医院系列实用手册》。

本套图书编写有如下特点：

1. 编写工作是在对全国31个省市自治区100多家县级医院的充分调研基础上开展的，充分反映了全国县级医院医务工作者迫切需求。

2. 图书品种是严格按照县级医院专业构成和业务能力发展要求设置的，涉及临床、护理、医院管理等27个专业。

3. 为了保证图书内容的学术水平，全部主编均来自全国知名大型综合三甲医院；为了增加图书的实用性，还选择部分县级优秀医生代表参与编写工作。

4. 为了保证本套图书内容的权威性和指导性，大部分参考文献来源于国家制定的指南、规范、路径和国家级教材。

5. 整套图书囊括了县级医院常见病、多发病、疑难病的诊治规范、检查技术、医院管理、健康促进等县级医院工作人员必备的知识和技术。

6. 本套图书内容在保持先进性的同时，更侧重于知识点的成熟性和稳定性。

7. 本套图书写作上字斟句酌，字词凝练。内容表达尽量条理化、纲要化、图表化。

8. 本书装帧精良，为方便阅读，参照国际标准制作成易于携带的口袋用书。

本套图书共 27 种，除适合于县级医院临床工作者阅读之外，还兼顾综合性医院年轻的住院医师和临床研究生使用。本套图书将根据临床发展需要，每 3～5 年修订一次。整套图书出版后，将积极进行数字化配套产品的出版。希望本套图书的出版为提升我国县级医院综合能力、着力解决我国"看病难、看病贵"等问题，做出应有贡献。

希望广大读者在使用过程中发现不足，并反馈给我们，以便我们逐步完善本套图书的内容，提高质量。

人民卫生出版社

《全国县级医院系列实用手册》编委会

2016 年 1 月 18 日

序　言

　　《全国县级医院系列实用手册影像科医生手册》突破传统的编撰格式，采用导图、流程图、示意图及表格式，突出了重点与要点，节省了篇幅，便于记忆和查询。该书用大量的篇幅，采用对比的方式，编撰了影像鉴别诊断，有助于读者在阅片时理清"思路"，找准"方向"。同时将急诊影像单列编写，着重介绍了各部位急诊影像诊断时应观察的顺序及内容，提示值班或一线医生应想到哪些"问题"？应观察哪些"征象"？应考虑哪些"诊断"？具有很好的"导诊"作用，有助于提高急诊医生分析问题和解决问题的能力，有助于减少漏诊、误诊。

　　这本《影像科医生手册》虽然针对的读者主要为县级医院影像科医生，但实际上面向的读者是各层次医院的各类临床影像科医生，既可作为日常工作的手头书，又可作为平时学习的参考书。本手册为口袋书，篇幅有限，但其内容全面，涵盖了本专业的各个系统，包括了大影像的诊断，为浓缩的精华、提炼的精品，构思新颖、内容丰富、指导性和实用性强。同时，手册收集了一些与影像诊断相关常用的解剖数值及临床检验的生化指标。此外，常见的影像学表现分析的"病征"和常用的影像诊断的计算"公式"，也编入了手册。因此，本手册可以称为"全"的"小书"。这本手册虽小，但其汇聚了数十位本专业知名专家的智慧，凝聚了数十年来我国广大影像诊断学同仁的经验，手册的发行量、覆盖面、适用面及使用率可能成为本专业著作中之最，且其影响之大，所以也可称之为"小"的"巨著"。手册的编者知名度之高、覆盖面之广，在我国影像专业的专著编撰中实属少见。

　　我相信这本《影像科医生手册》将成为《全国县级医院系列实用手册》丛书中的精品，成为我国影像专业著作中的佳作，将对提高我国县级医院影像科医生的水平，推动我国放射学诊断的发展发挥重要的作用。在此，我十分乐意向全国的同仁推荐此手册。

中华医学会副会长　戴建平

2016 年 5 月

前　言

　　现代临床医生"看病"，大多是"看人"，真正的"病"是靠影像学等检查而"看出来"的。影像科医生看"片"，实际上就是看"病"，大多只根据影像所见就可以作出明确的定位甚或定性诊断，只在少数情况才需要结合临床。实现精准医疗，前提是精准诊断，而精准诊断正是靠影像学检查和化验检查等来实现的。影像学的快速发展也对影像科医生提出了更高的要求，影像科医生练就一双火眼金睛，能够敏锐地捕捉病变的征象，准确地作出疾病的诊断，是从事影像诊断专业的要求。影像科医生比临床医生看片更快、准、精、深，是影像科医生的价值所在。由于人体的复杂性、疾病的多变性及个体的差异性，就整体而言，实现影像诊断 100% 的准确率是不可能的，但就个体而言，追求 100% 的准确率是我们的目标，因此不断提高诊断水平既是我们职业的使命，也是我们永恒的主题。

　　《影像科医生手册》的编写，具有一些突出的特点：①编者的广泛性，参加本书编写的编者除港澳台地区外，覆盖了全国 32 个省、市、自治区；②编者的权威性，编者均为本专业全国知名专家，主审为现任或前任本专业全国学会主委；③读者的针对性，读者的对象主要为县级医院影像科医生，以常见病和多发病为主，突出基本理论、基本知识和基本技能；④编写的新颖性，改变了传统的编写方式，全书采用导图、流程图、示意图及表格式、条目式、写法与众不同；⑤手册的实用性，本书按系统编排，简明扼要，查询方便，知识点多，尤其适用于在第一线工作或急诊岗位工作的影像科医生；⑥手册的可读性，编写是以病变的影像征象入手去分析病灶，鉴别病变，着重传授看片的技巧和征象分析的思路，因此适用于各个层次的影像科医生。

　　这本手册的出版发行，如能对我国广大的影像科医生的日常工作有所帮助，本人深感欣慰。由于编者多，有些内容可能交叉重复，同时，编写时间仓促，也缺乏经验，错误或不妥之处在所难免，敬请同仁指正！

龚洪翰

2016 年 5 月

目　录

20

第一章　概论

一、影像诊断分析的原则

敏锐地发现病灶、正确地分析征象、准确地诊断病变是影像诊断的三步曲，环环相扣，步步重要。在影像诊断分析应做到"三忌"：

一忌"视而不见"　在临床医学中，内科医生大多主要靠"一支笔"、外科医生大多主要靠"一把刀"，而影像科医生主要靠"一双眼"。影像诊断中发现病灶是前提。一名影像科医生水平的高低，首先体现在敏锐地发现病灶。影像专业医生应练就"火眼金睛"，观察分析时要善于发现微小病灶、隐匿病灶，实现小病灶早发现。影像科医生对影像图像上的"病灶"切不可"视而不见"。如果"视而不见"，就没有第一步，也没有后面的分析与诊断这第二步。

二忌"没有套路"　影像诊断存在同病异影、异病同影，影像学检查应因地而异、因时而异、因病而异、因人而异，千差万别的疾病均是以"黑白图像"形式表现，但分析病变征象的原则不变，即分析病变时，要注意病变的部位与分布、形态与结构、大小与数目、密度（信号）与边缘、强化形式与强化程度、功能改变与动态变化、邻近结构的改变与影响等，这也是日常影像诊断工作的分析"套路"。我们可以用不变的分析原则（套路），应付万变疾病的影像诊断。在实际工作中切不可"没有套路"，应熟练应用这个分析"套路"，分析病变的各种征象。只有正确分析才能准确诊断。

三忌"没有主次"　一种疾病或病变往往有诸多的影像征象，有些征象甚或某一个征象是特征性的或重要的，对病变的定位和（或）定性诊断是关键性的。在分析病变征象的基础上，要进行归纳提炼，哪些征象是定位征象、哪些征象是定性征象、哪些征象是一般征象、哪些征象是重要征象。善于在诸多影像征象中抓主要"矛盾"，是影像诊断水平高低的体现。为什么有些医生一"看片"就可以"蹦出"诊断，就是因为其善于抓主要"矛盾"，观察到病变的定位和（或）定性的关键征象，敢于作出明确的诊断。因此，在影像诊断中切不可"没有主次"，否则，很难作出准确的诊断，很难成为一名优秀的影像科医生。

二、CT 增强扫描的分期与应用价值

1. 常规增强 指静脉注射水溶性有机碘对比剂按普通扫描的方法进行扫描。

注射方法 $\begin{cases} ①快速静脉滴注法 \\ ②静脉团注法 \\ ③静脉滴注法 \end{cases}$

2. 动态增强 指静脉注射对比剂后在短时间内对兴趣区进行快速连续扫描。

注射方法：静脉团注法。

动态扫描 $\begin{cases} 进床式动态扫描： \\ 范围含整个脏器 \begin{cases} 分组扫描（根据 CT 扫描参数而定） \\ 螺旋 CT 一组全部扫定 \end{cases} \\ 同层动态扫描：据平扫或增强 CT 对 \\ 感兴趣层扫描（注：呼吸幅度一致） \end{cases}$

3. 两快一长增强 是动态增强扫描的一种特殊形式。

A. 两快：注射对比剂速度快；起始扫描时间快。

B. 一长：扫描持续的时间长（延长时间长：10~15 分钟）。

C. 方法：平扫⇒选择病灶最大层面或兴趣层面⇒注射对比剂⇒立即扫描⇒10~15 分钟再扫。

应用：肝脏海绵状血管瘤、肝内胆管细胞型肝癌、肺内孤立结节等疾病的诊断和鉴别诊断。

4. 延迟增强 指一次大剂量注射对比剂后，延迟半小时甚或数小时后增强。

应用：血管性病变如海绵状血管瘤、泌尿系先天性畸形等疾病的诊断与鉴别诊断。

	注射对比剂开始后	分期	备注
肝脏	25~30s	动脉期	肝硬化患者开始扫描时间要晚一些
	60~70s	门静脉期	
	120s	平衡期	
胰腺	25~30s	动脉期	
	60~70s	实质期	
肾脏	30~35s	皮质期	
	70s	实质期	
	5~10min	排泄期或肾盂期	

三、碘对比剂过敏反应的处理

检查室应配备一线急救药物和设备	①氧气；②1:1000肾上腺素；③注射用：H_1受体拮抗药；④阿托品；⑤吸入用β_2受体兴奋剂；⑥静脉注射用生理盐水或林格液；⑦抗惊厥药物（地西泮）；⑧血压计；⑨单向阀呼吸器

所有对比剂的急性反应一线治疗的简单指南

<table>
<tr><td rowspan="2">恶心呕吐</td><td colspan="2">暂时性：支持治疗</td></tr>
<tr><td colspan="2">严重、持续性：应考虑使用合适的止吐药物</td></tr>
<tr><td rowspan="2">荨麻疹</td><td colspan="2">散发、暂时性：观察等支持治疗</td></tr>
<tr><td colspan="2">散发、持续性：H_1受体拮抗药肌内或静脉注射，可能发生嗜睡和（或）低血压</td></tr>
<tr><td rowspan="3">支气管痉挛</td><td colspan="2">①成人1:1000肾上腺素0.1~0.3ml（0.1~0.3mg）肌内注射；②6~12儿童使用成人剂量的50%；③<6岁儿童使用成人剂量的25%。需要时，可重复注射</td></tr>
<tr><td rowspan="2">①面罩吸氧；②吸入β_2受体兴奋剂；③肾上腺素</td><td>血压正常：①肌注：1:1000肾上腺素0.1~0.3ml（冠心病和老年患者使用较小剂量）；②儿童：6~12使用成人剂量的50%，<6岁儿童为成人的25%</td></tr>
<tr><td>血压降低：①1:1000肾上腺素0.5ml（0.5mg）；②儿童：6~12岁0.3ml（0.3mg）肌注，<6岁0.15ml（0.15mg）肌注</td></tr>
<tr><td>喉头水肿</td><td colspan="2">①面罩吸氧（6~10L/min）；②成人患者肌注肾上腺素1:1000，0.5ml（0.5mg）；③儿童：6~12岁0.3ml（0.3mg）肌注，<6岁0.15ml（0.15mg）肌注</td></tr>
<tr><td rowspan="2">低血压</td><td>单纯性低血压</td><td>①抬高双腿；②面罩吸氧；③静脉补液：快速，生理盐水；④无反应，1:1000肾上腺素，成人0.5ml（0.5mg），儿童：6~12岁0.3ml（0.3mg）肌注，<6岁0.15ml（0.15mg）肌注</td></tr>
<tr><td>迷走神经反射</td><td>①抬高双腿；②面罩吸氧（6~10L/min）；③阿托品0.6~1.0mg肌注。成人总量<3mg（0.04mg/kg），儿童给予0.02mg/kg肌内注射；④静脉补液：快速，生理盐水或林格液</td></tr>
</table>

四、MR 成像图像的特点

正常组织	T_1WI	T_2WI
脑白质	中高	中低
脑灰质	中低	中高
脑脊液	低	高
脂肪	高	中高
骨皮质	低	低
骨髓质	高	中低
脑膜	低	低
纤维韧带	偏低	低

病理组织	T_1WI	T_2WI
水肿囊液	低	高
脂肪	高	中高
蛋白胆固醇	中高	高
亚急性水肿	高	高
甘油酸酯	高	低
瘤结节	中低	中高
钙化	低	低

T_1WI 高信号的组织：

①脂肪；②蛋白；③亚急性出血；④黏液囊肿；⑤动脉瘤内合并血栓形成；⑥部分蛋白含量高的囊肿；⑦肿瘤出血；⑧黑色素瘤；⑨椎体血管瘤；⑩终板变性；⑪正常垂体后叶；⑫肝硬化结节

T_2WI 低信号的组织：

①出血（含铁血黄素）；②钙化；③结石；④肝硬化结节；⑤椎体转移瘤；⑥结节性硬化；⑦韧带、骨皮质、软骨

五、磁敏感的临床应用

脑肿瘤 ⎰ ①评估肿瘤血氧水平的变化（鉴别肿瘤良恶性）；
⎱ ②检测肿瘤血红蛋白分解产物（出血）；
③肿瘤静脉成像；
④其他（肿瘤内铁蛋白及钙化）。

脑血管畸形 ⎰ 毛细血管扩张症、静脉瘤、海绵状血管瘤、
⎱ 脑动静脉畸形及脑三叉神经血管瘤病等。

脑血管病 ⎰ ①出血灶（含有脱氧血红蛋白及含铁血黄素）；
⎱ ②急性脑梗死。

变性病变：帕金森、亨廷顿病、阿尔兹海默症、多发性硬化等。

脑外伤：深部微出血、脑挫裂伤等。

六、影像科的危急值项目

中枢神经系统
①颅内急性大面积脑梗死（范围达到一个脑叶或全脑干范围或以上）；
②颅内血肿、挫裂伤、蛛网膜下腔出血的急性期；
③脑疝；
④脑出血或脑梗死复查，出血或梗塞程度加重，与近期片对比超过15%以上；
⑤急性重度脑积水。

循环系统
①心脏破裂；
②心包填塞；
③主动脉夹层；
④大量心包积液；
⑤纵隔血管破裂及出血。

呼吸系统
①气管、支气管异物；
②压缩90%以上的液气胸，尤其是张力性气胸；
③肺栓塞、肺梗死；
④纵隔摆动；
⑤急性肺水肿。

消化系统
①肝、脾、胰、肾等腹腔脏器出血；
②肠系膜上动脉栓塞；
③急性出血坏死性胰腺炎；
④急性消化道穿孔，急性肠梗阻；
⑤食管异物；
⑥急性胆管梗阻；
⑦肠套叠。

五官
①颌面部、颅底骨折；
②眼球破裂；
③眼眶及眼球内异物；
④视神经管骨折。

骨关节系统
①多发性脊柱爆裂性骨折；
②多发性肋骨骨折伴中到大量液气胸；
③骨盆环多处粉碎性骨折；
④脊柱骨折伴脊柱长轴成角畸形。

第二章 急诊影像
第一节 颅脑急诊
一、颅脑急诊的分类与创伤观察的注意事项

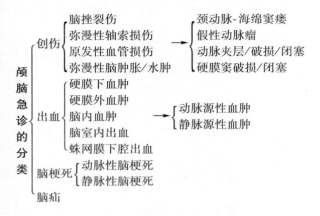

颅脑急诊观察分析注意事项:

①头皮软组织是否肿胀 (受伤的部位肿胀越重,伤势越重);

②颅骨是否骨折 (一般发生于软组织肿胀部位);

③脑沟密度是否正常 (少量蛛网膜下腔出血可仅表现为脑沟密度稍高);

④脑室形态大小是否正常 (等密度病变可仅表现为占位性征象);

⑤颅骨下方是否有微量或少量出血 (注意与假影或伪影区别);

⑥受伤的方式、部位、时间 (车祸、高处坠落与一般斗殴伤不同);

⑦是否存在复合型损伤 (注意其他部位的损伤,争取一次性检查);

⑧是否存在颅底骨折 (注意蝶窦是否积血及乳突密度是否改变);

⑨有不少患者病情是动态变化的,且有的变化很快,因此应嘱其短期复查;

⑩急诊可发临时报告,次日发正式报告;

⑪切记留下患者的联系电话,以备应急之用。

二、基底节少量出血与钙化的鉴别

	基底节少量出血	基底节钙化
好发年龄	中老年男性	中老年女性
相关病史	多有高血压、糖尿病病史	多有代谢性病变史
病理	多为豆纹动脉和穿通支破裂	终末血管壁钙盐沉积
临床表现	肢体活动受限、口角歪斜等	无症状或智能障碍，锥体系、锥体外系损害及癫痫发作等
常见部位	多为单侧，内囊区多见	多为对称性，主要分布在苍白球
水肿	灶周可见水肿	无灶周水肿
CT 表现	高密度，CT 值 50～70HU	高密度，CT 值 80～115HU
动态观察	密度逐渐减低	无明显变化
MRI 表现	信号随血红蛋白演变而变化	T_1WI 多为低或高信号，T_2WI 低信号，不随时间变化

三、幕镰区蛛网膜下腔出血的 CT 辨别

正常幕镰 正常幕镰厚度≤5mm，正常幕镰 CT 值常在 50HU 以下，钙化时 CT 值 >100HU，正常幕镰其厚度与密度的个体差异大。

幕镰区蛛网膜下腔出血 出血时厚度 >5mm，出血时 CT 值约 50～80HU。①纵裂池出血：前纵裂池高密度线样影延长；侧裂池上方 10mm 层面上纵裂池线影前后连贯；纵裂池高密度"之"字征；纵裂池边缘毛刷状，出血多时呈羽毛状。②小脑幕出血：轴位后颅凹呈"八""U""V"形沿小脑幕分布的高密度影，累及大脑镰时呈"镰刀形"或"Y形"。③幕镰区出血需与正常幕镰鉴别，出血多较宽，边缘多较模糊；难以判定时，短期复查，出血短期内形态、密度有改变。

四、硬膜外血肿、硬膜下血肿及蛛网膜下腔出血的鉴别

	硬膜外血肿	硬膜下血肿	蛛网膜下腔出血
发生机制	青少年多见，多为冲击伤，多为脑膜中动脉破裂所致	中年多见，多为对冲伤，着力点在血肿对侧，暴力冲击引起皮层血管、桥静脉等撕裂出血，形成血肿范围较大	成人多见，有外伤性和自发性两类。自发性多是颅内动脉瘤破裂、血管破裂等血液进入蛛网膜下腔
与骨折、其他脑外伤的关系	大多并发颅骨骨折，骨折多位于血肿的同侧，且位置邻近。多无脑挫裂伤和脑血肿	约三分之一的患者有颅骨骨折，骨折常位于血肿对侧。严重者常合并脑挫裂伤和脑血肿	外伤性常伴硬膜下血肿及脑损伤；自发性常在责任病灶部位血液较多。可引起血管痉挛，致大脑皮质和髓质质水肿
血肿范围	可跨越硬脑膜反折（如大脑镰和天幕），不跨越颅骨缝。占位效应轻，范围小	可跨越颅缝，但不跨越硬脑膜反折（如大脑镰和天幕）。占位效应明显，范围大	多见于基底池、侧裂池和脑沟内，取决于出血原因。大动脉瘤出血量大而广，一般外伤出血量少而局限
血肿形态	梭形或双凸透镜形，边缘清楚	急性期呈新月形，亚急性期逐渐转变为过渡形（血肿内缘回缩，平直或突出），慢性期可呈双凸形	呈线形，填充脑沟、脑裂和脑池。大动脉瘤出血呈铸形，密度较高，凸面出血呈条索状，密度稍高
出血位置	出血积聚于颅骨和硬脑膜之间两层硬脑膜之间	出血积聚于硬脑膜和蛛网膜之间，常合并蛛网膜下腔出血	出血积聚于硬膜和蛛网膜之间，以颅凸面为主，外伤性出血以颅凸面为主
临床症状	典型病例呈原发性昏迷-中间清醒期-继发性昏迷	多有昏迷，单侧瞳孔散大和其他脑压迫症状，常缺乏定位征	多有昏迷，单侧瞳孔散大和其他脑压迫等症状，常缺乏定位征

五、外伤性硬膜下积液、慢性硬膜下血肿及脑萎缩蛛网膜下腔增宽的鉴别

	外伤性硬膜下积液	慢性硬膜下血肿	蛛网膜下腔增宽脑萎缩
病因	颅外伤时，蛛网膜被撕裂，脑脊液经裂孔流至硬膜下与蛛网膜之间的硬脑膜下间隙聚集而成。伤后7天内即可出现	颅内出血，血液积聚于硬脑膜下，时间超过3周的血肿	生理性退行性变或继发于各种病理损害。在一定程度全脑萎缩基础上其顶上部位更明显。多为病理性（脑外伤后遗症）
部位	多见于额颞半球凸面	多见于额颞顶半球凸面	多见于额叶、颞叶
病史	有外伤史，发生率约为颅脑损伤的10%	轻微外伤史或无明显外伤史	外伤后3～6个月可发生外伤性脑萎缩
症状	大量积液可有头痛、呕吐、视乳头水肿等，可轻度偏瘫、失语。①稳定型：4周内无改变；②消退型：积液逐渐减少；③进展型：积液逐渐增多；④演变型：演变为慢性硬膜下血肿	仅有钝性头痛及轻度眩晕，多在伤后数月甚或数年才出现神经精神症状	可有头晕，记忆力差，在额叶中者可诱发癫痫，小脑者可出现共济失调
病理	CT为均匀的低密度，T_1WI高信号，T_2WI高信号，FLAIR低信号	多为颅内静脉系统受损溢出，或与TSH演变相关。其包膜富血可致血肿扩大。与血管脆弱及凝血机制有关	脑组织体积减小，继发蛛网膜下腔和脑室扩大，可分别或同时累及灰质和白质
影像	CT为均匀的低密度，T_1WI低信号，T_2WI高信号，FLAIR低信号	CT为均匀的低密度，T_1WI等或稍低信号，高于脑脊液，低于脑组织，T_2WI等或稍高信号，低于脑脊液，FLAIR等或稍高信号	邻近脑沟增宽；合并脑室、脑池增宽等其他脑萎缩征象

六、脑挫伤与脑梗死的鉴别

		脑挫伤	脑梗死
病因		外伤引起脑皮层和深层的散发小小出血灶、脑水肿和肿胀	动脉粥样硬化性或心源性脑栓塞，低血压和高凝状态等
部位		常见于顶背骨折部或对冲部位、额、颞叶常见，范围小	与梗死血管有关，大脑中动脉最常见，范围较大
临床		有头痛、恶心、呕吐等，有明确头部外伤史	发病较急，常于休息时发病。轻者肢体瘫痪，重者肢体瘫痪。轻者可无症状
形态		无特征形态	与闭塞血管供血区相一致
峰值时间		3～5天	1～7天
影像表现	CT	早期（数日内）：不规则低密度，脑水肿内不规则高密度出血灶 中期（数日～数周）：出现低密度软化灶，水肿及占位可能加重 晚期（数周～数年）：水肿及出血吸收、软化灶呈脑脊液密度，伴脑萎缩	急性期（<24小时）：无阳性发现，部分可见动脉致密征，豆状核轮廓模糊或消失，灰白质分界消失（如岛带征） 亚急性期（24小时后）：与闭塞血管供血区相一致的低密度梗死灶，局灶性皮层梗死的脑回回避征等基底节回避征 慢性期（2～3周）：模糊效应病灶呈等密度，水肿消退 后期：脑萎缩、脑软化、坏死组织清除形成囊腔
	MR	水肿、T_1、T_2延长并其中出血灶的异常信号号及变化，早期DWI等实质高信号	DWI<6小时超急性期及急性期为高信号，>6小时T_1、T_2延长。亚急性期肿占位效应加重，T_1渐短。慢性期水肿消退。后期脑萎缩、脑软化
	MRS	乳酸峰轻度增高	乳酸峰增高明显

七、脑挫裂伤与出血性脑梗死的鉴别

	脑挫裂伤	出血性脑梗死
病因及年龄	颅脑外伤，无明显年龄差异	常在大面积脑梗死后，老年人多见
病理	外伤致脑散发小出血及脑与脑膜血管断裂	脑梗死后血管再灌注而发生梗死区内出血
症状	头痛、恶心、呕吐、意识障碍等，多无神经功能障碍	突发三偏征等神经功能障碍得定位体征
部位	创伤着力点或对冲部位，多见于额、颞叶	与闭塞大动脉供血区相一致，大脑中动脉最常见
出血时间	多为24小时内，少数迟发性者可在24～72小时	24小时后
影像	单发或多发，形态不一、边缘模糊，白质区明显的水肿表现（CT为低密度，MRI为长 T_1 长 T_2 信号），同时出现其中散在点片状出血灶，可合并蛛网膜下腔出血	早期梗塞区呈楔形低密度及长 T_1 长 T_2 缺血表现，同时累及皮髓质，增强呈脑回状强化。24小时后在缺血病灶内发生出血，3天内出血为重型，4～7天为中型，8天后为轻型。血栓证移出现为中心型，表现为边缘型，两者均有混合型
伴随征象	颅骨骨折、脑外血肿、颅内积气等	可有动脉硬化等表现

八、常见脑血肿病因及鉴别

外伤性脑出血 有脑挫裂伤史，急性期密度高，慢性期密度降低，最后形成软化灶，不规则脑水肿区内有不规则出血灶，可伴有脑内、蛛网膜下腔、硬膜外或硬膜下血肿，颞叶、额叶皮质区多见。

高血压性脑出血 微动脉瘤、血管玻璃样变，有高血压史，起病急性，可有"三偏征"等。表现为均一的高密度，急性期水肿明显，慢性期水肿消失，出血常破入脑室（脑室积血）。多位于基底节，呈肾形。

动脉性脑梗死 闭塞血管再通时血液渗出，多为老年，常大面积脑梗死 24～48 小时后出血。原有低密度梗死区内混杂形状不规则、密度不均匀的高密度影，无占位效应。以动脉供血区分布，呈扇形分布，多灰白质同时受累。

静脉性脑梗死 与脑静脉血栓有关，感染或血液高凝状态，有颅内感染或高颅压表现，严重者昏迷、抽搐。血栓形成而呈高密度"带征"，弥漫性脑水肿，静脉窦血栓形成，白质或灰白质交界区，多见于颞叶或丘脑。

肿瘤出血 原发或转移性肿瘤，高颅压及局部神经功能受损症状。密度或信号较混杂，占位效应明显，水肿范围大。

脑血管病

海绵状血管瘤 可有癫痫，等、稍高或高密度灶，多不均匀，可伴随静脉血管瘤，脑桥多见。

脑 AVM 可有癫痫，均匀性等密度或稍高密度，无占位效应，伴有蛛网膜下腔出血。

颅内动脉瘤 中年多见，常急性脑出血或偶然发现。稍高均匀密度，未破裂的动脉瘤较隐匿，破裂动脉瘤部位血液聚积较多，偶可形成血肿或破入脑室，Willis 动脉环周围的大血管最常累及。

血栓化巨大动脉瘤 可压迫邻近神经或脑而产生相应的表现，稍高均匀密度，压迫邻近神经或脑部结构，好发于特殊性部位，如外侧裂。

淀粉样血管病变 多见于老年，进行性痴呆，分叶、多腔状和特征性的"手指样放射"状，常累及皮质及皮质下，好发于大脑皮质和髓质的中小动脉。

九、外伤性脑梗死与自发性脑梗死的鉴别

外伤性脑梗死

微循环障碍：①多为穿支动脉损伤，与血管、颅骨发育不全等有关，外伤轻，多见于儿童及青少年，见于外伤后 24～48 小时，或伤后 72 小时后；②梗死位于基底节内囊区，范围小，以腔隙性为主，外伤后出现与病情不一致的偏瘫以及失语等神经功能障碍，原发损伤可不明显，<6 小时常无脑梗死表现；③后常出现中线旁一侧基底核区单发腔梗，<10mm 类圆形梗死灶，边界清楚。

供血动脉血栓形成：①外伤致局灶占位及脑疝使脑血管受压和损伤、血管痉挛、高凝状态等引起闭塞，外伤重，多见于成人与老人，外伤后 24～48 小时，或伤后 72 小时后；②范围较大，多有皮质性梗死，外伤后出现与病情不一致的偏瘫以及失语等神经功能障碍，可见颈部动脉损伤、脑挫裂伤、颅底骨折等，脑挫裂伤，伴 SAH、颅内血肿等，且与梗死部位一致或相邻；③CTA 有血管损伤和痉挛征象，与脑疝关系：大脑镰下疝→胼周动脉受压→同侧旁中央小叶及额上回梗死，小脑幕切迹疝→PCA 受压→枕叶内囊或丘脑梗死。

自发性脑梗死：①血栓脱落阻塞脑血管或动脉硬化等导致脑内动脉血管壁损伤，管腔变窄，加之血液成分改变或血流动力学影响，致急性血管闭塞，无外伤史，多见于 50 岁以上的中老年患者，男性多见，起病急，多在休息或睡眠中发病；②病灶与闭塞血管供血区一致，范围多较大，常见有头晕、头痛、恶心、肢体障碍及失语等，主要取决于梗死的部位和程度；③临床症状在发病后数小时或 1～2 天达到高峰，原发损伤可不明显，与闭塞动脉供血区一致，边界清楚，密度信号较均匀，多按病程分期演变表现。

十、脑疝的分型与影像表现

脑疝的分型及影像表现

小脑幕裂孔上疝（小脑蚓部疝）

①脑疝途径：小脑蚓部的上部及小脑前叶经小脑幕裂孔逆行向上疝入四叠体池。

②组织受压情况：大脑大静脉和小脑上动脉。

③临床：上睑下垂，上视困难，瞳孔改变，听力及意识障碍，去大脑强直。

④影像表现：A. 中脑受压呈螺旋形；B. 中央导水管和四脑室狭窄或闭塞，四叠体池填塞；C. 双侧侧脑室对称扩大及Ⅲ脑室扩大。

枕（骨）大孔疝（小脑扁桃疝）

①脑疝途径：小脑扁桃体和部分延脑向下方经枕骨大孔后缘疝入椎管。

②组织受压情况：交感神经和颈脊神经。

③临床：剧烈头痛，反复呕吐，生命体征紊乱，呼吸骤停。

④影像表现：A. 小脑扁桃体低于枕大孔 5mm（成人）或 7mm（儿童）；B. 第四脑室变小或拉长下移；C. 延髓及上段脊髓受压。

大脑镰（下）疝（扣带回疝）

①脑疝途径：扣带回和额叶上部经大脑镰前下缘的 2/3 处疝入对侧胼胝体池。

②组织受压情况：大脑前动脉和胼胝体周围动脉。

③临床：对侧下肢轻瘫，排尿障碍。

④影像表现：A. 胼胝体受压下移；B. 同侧额角受压狭窄或闭塞；C. 大脑镰前份向对侧移位；D. 透明隔移位。

蝶骨嵴疝

①脑疝途径：额眶回经蝶骨嵴疝入中颅窝；或颞叶前部经蝶骨嵴疝入前颅窝。

②临床：临床价值不大。

颅外疝（穿颅疝）

①脑疝途径：脑组织和（或）脑膜经颅骨缺损疝出颅外；

②临床：可有相应脑组织受压的表现；

③影像表现：颅骨缺损，脑组织突出。

小脑天幕疝 {
　小脑幕切迹疝 {

脚间池疝（颞叶前疝）
①脑疝途径：海马钩回经小脑幕游离缘疝入脚间池内。
②组织受压情况：A. 动眼神经；B. 大脑后动脉与小脑上动脉。
③临床：颅压增高，意识改变，瞳孔变化，运动障碍，生命体征紊乱。
④影像表现：A. 中脑移位、旋转及受压变形；B. 脑池变形、移位及闭塞：通常鞍上池的肿瘤侧变小，部分填塞；脚间池和环池的肿瘤侧部被疝出的脑组织填塞，其他部分侧增宽，对侧环池变窄；C. 病变侧脑室多有变形、移位及闭塞，病变对侧的脑室扩大。

四叠体池疝（颞叶后疝）
①脑疝途径：海马回后部、胼胝体压部、扣带回后部经小脑幕游离缘疝入四叠池；
②组织受压情况、临床、影像表现同上。

环池疝（海马回疝）
①脑疝途径：海马回和部分舌回经小脑幕游离缘疝入环池；
②组织受压情况、临床、影像表现同上。
　}

小脑幕正中疝
①脑疝途径：间脑及脑干下移至小脑幕切迹部。
②组织受压情况：A. 动眼神经；B. 大脑后动脉与小脑上动脉。
③临床：恶心呕吐，意识障碍。
④影像表现：中脑下压变短，前后径可显得较厚；松果体及乳头体下移；脑干周围脑池明显变窄。
　}

注：①以上两种以上情况同时存在称"复合脑疝"。
　　②当中脑移位≥3mm；大脑镰移位≥6mm；第三脑室移位≥9mm；透明隔移位≥12mm需警惕脑疝的存在。

十一、弥漫性轴索损伤

原因：①大脑灰、白质质量的差异及脑的不易屈性；②突然加减速运动使脑组织间产生相对位移，形成剪切力。

形态：局限性、非对称性、多发的白质损伤。

临床：持续性昏迷，可达数周以上，死亡率高，存活者常有严重神经系统后遗症，意识丧失。

分型及部位：Ⅰ型：较轻，大脑灰白质交界处的白质（额、颞叶常见）；Ⅱ型：较重，胼胝体及基底节；Ⅲ型：严重，中脑背外侧、脑干上部、大小脑脚等。

病理：轴索广泛水肿、断裂、回缩以及轴索并行小血管破裂引起多发性微出血灶，轴索断裂使皮层和皮层下中枢失去联系。

影像：长轴与受累轴突方向一致的 5～15mm 椭圆形微小病灶（非出血灶和出血灶），外周病灶通常小于中心病灶。

①非出血灶占 80%：CT：稍低或等密度影，显示率低。MRI：T_1WI 稍低或等信号，T_2WI 稍高信号。FLAIR 及 DWI 高信号（非常敏感）。SWI 低信号，显示范围更清晰，DTI：FA 值下降提示白质髓鞘损伤，明显下降提示预后不良。

②出血灶占 20%：微出血灶的检出对诊断和预后判断很重要。CT：高密度，周围水肿轻。微小出血病灶显示不佳。MRI：血肿信号随出血时间及血红蛋白的演变而改变。微出血灶的检出，3.0T 比 1.5T 效果好。SWI：显著低信号，非常敏感，特别是微小病灶的检出。

鉴别：外伤后脑脂肪栓塞：常见于长管状骨折者，主要表现为皮层下多发小缺血灶。

第二节 胸部急诊

一、气管、支气管异物与食管异物的鉴别

气管异物
①多见于儿童，少数可见于老年人。可导致咳嗽和呼吸困难，堵塞支气管可出现呼吸系统并发症，如肺气肿、肺不张和肺炎等。
②如为金属硬币，矢状面可见硬币的侧面，呈条状。儿童气管异物多为笔帽、硬币。老年人异物多为义齿、鱼刺等动物骨片。

食管异物
①询问是否有异物吞入史、吞入何种异物及疼痛的部位；
②异物常停留在食管的三个生理性狭窄处，尤以第一狭窄处多见。

食管内异物
临床： 当异物嵌顿于食管处，食管局部可出现炎症、肿胀，继而发生溃疡或者穿孔，形成食管周围炎、纵隔炎和脓肿等可发生食管狭窄。少数可破溃进入气管，形成气管-食管瘘。若异物靠近大血管，尚可腐蚀穿破血管壁，发生坏死性大出血。
X线： 可透X线异物者，选用少量钡棉便于显示异物。对疑有穿孔者禁用。不透X线异物者可行X线正、侧位。
CT： 可显示异物的位置、大小、形态。

气管支气管异物
临床： 好发于6个月~3岁；食物（花生、瓜籽、糖果）、笔帽等。
梗阻： ①完全梗阻型：异物体积大，吸气与呼气均不能，易发生肺不张；②双向通气型：异物体积小，呼气和吸气均可；③单向通气型：呼气型阻塞者，气流不能呼出，易发生阻塞性肺气肿。吸气阻塞型者，气流不能进入，易发生阻塞性肺不张。
影像： ①X线：不透X线异物者为高密度影；透X线异物者在气管内：对称性肺气肿，双侧横膈活动幅度减小。②在支气管内可见肺气肿、纵隔摆动、肺不张、肺部感染。③MSCT多平面重组可立体显示异物。

二、大血管病变的鉴别

	真性动脉瘤	假性动脉瘤	主动脉夹层	马方综合征
临床	老年男性多见，胸背疼痛、咳嗽、气短	可触及收缩期震颤，听到收缩期杂音	>40岁多见，突感胸部疼痛，严重者休克或猝死	肢体细长、蜘蛛痣、晶状体脱落、高度近视
病理	动脉硬化、创伤等致主动脉壁薄弱扩张，瘤壁为正常动脉壁的三层结构	外伤等致动脉壁破裂后形成血肿，"瘤壁"由机化的结缔组织构成，无正常动脉壁的三层结构	高血压、动脉粥样硬化致动脉壁中膜弹力组织和平滑肌病变，血液从内膜破口进入中膜，将主动脉壁分为双层，内膜多有破裂口	遗传性结缔组织病，主动脉中层囊性坏死、弹力纤维断裂和黏液性变等致主动脉瘤扩张，少数并发主动脉夹层
部位	可侵犯主动脉任何部位	动脉韧带水平的主动脉峡部	破裂口位于升主动脉或主动脉远端，病变局限或至腹主动脉根部	主动脉窦或主动脉根部
形态	主动脉梭形或囊状扩张	主动脉局限性囊状膨出，慢性者常有血栓或钙化	伴或不伴主动脉扩张，可见内膜片、双腔主动脉结构	扩张动脉呈囊状、矢状或冠状位呈大蒜头状
CT	直径大于其近心端正常血管径的1/3，管径>4cm，梭形、囊状扩张，可见附壁血栓或管壁穿漏破溃	主动脉呈偏心性肥厚，壁囊状扩张，瘤内可见不规则血栓	可见撕裂的内膜片、真假两腔，破裂口、血栓的形成，主动脉局限或广泛扩张	具有真性动脉瘤和主动脉夹层的表现

三、胸痛三联征的鉴别

急性心肌梗死

临床：常有高血压、糖尿病史；胸骨后剧痛，向肩背放射。

病因：冠状动脉急性狭窄、冠状动脉闭塞。

冠脉造影：可明确病变狭窄程度及有无侧支循环形成。

CT冠脉造影：可显示冠脉的狭窄程度及评估斑块危险性。

CT冠脉狭窄分级：无狭窄；轻度狭窄（<50%）；中度狭窄（50%~75%）；重度狭窄（>75%）。

CT上斑块分类
- ①非钙化性斑块；
- ②混合性斑块；
- ③钙化性斑块（CT值>130HU）。
- ①稳定性斑块（大的钙化性斑块、纤维性斑块）；
- ②不稳定性斑块（含脂质、偏心、斑点状钙化）。

主动脉夹层

临床：常有高血压病史；突发胸痛，向胸前及背部放射。

分型
- DeBakey Ⅰ型：破口位于升主动脉，可延至腹主动脉；
- DeBakey Ⅱ型：破口位于升主动脉，并局限于升主动脉；
- DeBakey Ⅲ型：内膜破口位于降主动脉。

X线造影：显示病变范围及对比剂在破口处外溢。

CT：钙化的内膜移位>5mm提示夹层可能，增强可见主动脉呈双腔改变，之间见线状内膜片；真腔强化明显；可显示破口、病变范围。

肺栓塞

临床：深静脉血栓的并发症；呼吸困难、胸痛、咯血。

分型：急性肺栓塞、慢性肺栓塞。

X线：无梗死者肺血减少，合并梗死为局灶性实变影。

CT增强：①直接征象：肺动脉内出现充盈缺损，凸面向腔内及中心性充盈缺损为典型表现；②间接征象：局部肺血流灌注减少。

MRI：可以显示肺动脉内的血栓；适用于较大血管的栓塞。

四、主动脉夹层

病因： 多源于动脉粥样硬化内膜破裂，血液进入中膜，将内膜与中膜分离，形成壁内血肿，导致双腔。

特点： ①入口多位于主动脉右侧壁，顺行撕裂；

②累及头臂干、左颈总动脉及左锁骨下动脉常见；

③撕裂一直延续到动脉硬化斑块较多的部位，夹层终止或通过另一破口与主动脉腔相通。

临床： 急性者突发性剧烈疼痛（90%），严重者可休克，慢性者可无表现。

病理： ①按 **DeBakey 分型**：Ⅰ型夹层局限于升主动脉；Ⅱ型夹层起源于升主动脉并累及头臂动脉；Ⅲ型夹层起源于降主动脉，向下未累及腹主动脉者称ⅢA，累及腹主动脉者称ⅢB。②按 **Stanford 分型**：A 型：无论夹层起源于哪一部位，只要累及升主动脉者称为 A 型，相当于 DeBakey Ⅰ、Ⅱ型；B型：夹层起源于胸降主动脉且未累及升主动脉称 B 型，相当于 DeBakeyⅢ型。

影像：

X 线： 主动脉增宽、主动脉内壁钙化内移、心影增大。

CT： ①显示双腔、内膜片和破口；②增强：内膜片表现为线形、V 形或半弧形的低密度分隔双腔；真假腔同时增强，强化后真腔密度大于假腔显影或排空较真腔缓慢；假腔有血栓形成表现密度不均，并压迫真腔变小、变直；内膜破口表现为连续性的内膜片中断伴对比剂喷入假腔。

MRI： ①MRI 对主动脉夹层的显示率同 CT，但对于夹层破口和主动脉瓣关闭不全高于 CT，且无需增强扫描；②主动脉双层及内膜片显影，SE 序列 T_1WI 双层均为血流低信号，假腔信号较高，若附有附壁血栓，则信号混杂；③内膜破口在 SE 序列 T_1WI 示内膜片突然中断而不连续，呈缺损性或尖角状流空低信号。

诊断思路： 典型的突感胸部疼痛→影像学检查明确诊断，进一步分型→显示内膜片和真假腔、内膜破口、夹层范围、主动脉关闭不全及外渗等。

五、肋骨骨折

特点：①第 1～3 肋粗短，一旦骨折说明致伤暴力巨大；②第 4～7 肋长而薄，最易折断；③第 8～10 肋前端肋软骨形成肋弓与胸骨相连；④第 11～12 肋前端游离，弹性都较大，均不易骨折。

临床：①局部疼痛：随咳嗽、深呼吸等加重→骨摩擦感→呼吸受限→肺泡通气障碍→痰潴留→呼吸道分泌物梗阻或肺不张；②若为连枷胸可出现反常呼吸运动→使两侧胸腔压力不平衡，纵隔随呼吸而向左右来回移动→纵隔摆动→影响血流回流→循环功能紊乱→休克。

受伤方式：①直接暴力：断端向内移位→刺破肋间血管、胸膜和肺→产生血胸和（或）气胸；②间接暴力：前后挤压时，骨折多在中段，断端向外移动→刺破胸壁软组织→产生胸壁血肿。

影像表现：
X 线：可观察骨折部位、骨折线或断端错位。
CT：对肋软骨的重建图像能显示其形态及内部结构，可显示肋软骨骨折，显示细微骨折，被认为是目前诊断肋骨骨折最准确的方法。

重点观察：诊断思路：是否有外伤史→局部疼痛及呼吸受限→ X 线胸片检查→可疑骨折及肋软骨骨折可行 MSCT 及重建。
①肋骨骨折很常见；②中年男性多见；③多见于车祸伤；④胸部平片观察有限，常漏诊。

重点提示：①不同的扫描设备、扫描层厚、重建方法及不同时间扫描显示的效果可不一样；②不同的人观察其结果也可不一样；③一般在伤后约 2～3 周显示效果最好，在伤后约 5 个月后多难于推测以前外伤的时间；④鉴于肋骨骨折常涉及司法鉴定，报告及解释宜慎重。
由于肋骨走行特别，骨折的诊断尤为困难，因此下述情况属正常：
①胸片上与 CT 片上肋骨骨折显示可不一致；
②常规扫描与薄层扫描肋骨骨折显示可不一致；
③常规 CT 与多层 CT 肋骨骨折显示可不一致；
④常规 CT 与三维重建肋骨骨折显示可不一致。

六、气胸、纵隔血肿及支气管断裂

气胸

临床：胸痛、胸闷、呼吸困难。

X线：①胸腔内气体密度影、肺见压缩、双膈征；②张力性气胸：患侧胸腔极度扩大，见横膈低平，纵隔健侧移位；③Kircher公式：肺压缩比率 =（患侧胸廓面积 – 患侧肺的面积×100%）。

CT：①胸腔内见气体密度影；②肺组织不同程度的压缩；③三维重建直观显示气胸部位。

纵隔血肿

临床：①血肿小：一般无明显症状；②血肿大：压迫周围器官，可有呼吸困难、吞咽困难及心血管症状。

X线：①弥漫性出血：纵隔增宽，其内可见斑片状密度增高影；②局限性血肿：纵隔内可见局限性不均密度增高影；③动脉破裂：主动脉结不能显示或气管右移。

CT：①纵隔增宽；②斑片状密度不均增高影：新鲜出血的密度均匀，CT值与主动脉接近。

MRI：①急性期（出血1~3天）：T_1WI 低信号、T_2WI 稍低信号；②亚急性期（出血3~14天）：T_1WI 和 T_2WI 均呈高信号。

支气管断裂

临床：主支气管损伤多见、左侧多于右侧，咯血、可合并肺不张，可分为部分性断裂、完全性断裂。

X线：支气管不连续，及大量气胸、纵隔气肿、萎陷肺坠落征。

CT：显示气管壁的局部破裂、气管腔变形错位，气管管径突然改变或成角，可见萎陷肺坠落征。

七、肺挫伤与肺炎的鉴别

	肺挫伤	肺炎
病理	挫伤区含气少，重者易并发肺不张、血气胸等	炎症病变可侵及各级支气管、肺泡、间质组织
病因	胸部外伤史，时间短	有受寒、着凉、过劳等诱因及感染史，时间较长
临床	胸痛、胸闷、气短、咳嗽、咳血、皮下气肿、呼吸浅快及口唇发绀	突发寒战、高热、咳嗽、咳痰、胸痛、呼吸困难等，化验白细胞增多
形态	小斑片状	大小不定，多较大
大小	范围多较小	范围多较大
数目	单发，严重外伤可多发	可多发

密度	较淡（纵隔窗不可见）	较致密（纵隔窗可见）
部位	外伤部位	不确定
邻近	多有骨折，胸壁肿胀	无骨折，无肿胀
胸水	可有少量积液	可无
动态观察	短时间吸收	变化较慢

八、急性肺动脉栓塞

病因：①原发性危险因素：遗传因素、抗凝血酶缺乏、先天性异常纤维蛋白原血症、血栓添加因子异常；②继发性危险因素：髋部或大腿骨折、大的创伤、大型外科手术。

临床：①呼吸困难，活动后明显；②胸痛：呼吸或咳嗽时加重；③咯血（少见）：提示肺梗死；④咳嗽：多呈干咳；⑤呼吸困难、低血压、心动过速、发热、发绀。

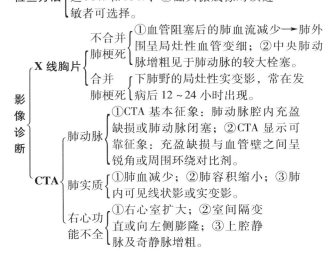

病理 ①来源：下腔系栓子（栓塞）肺动脉；
②肺动脉机械性阻塞及神经-体液因素→肺动脉痉挛→肺动脉高压→右心室后负荷增加心腔扩大；
③心脏和肺的反射效应→肺栓塞→肺血流减少→栓塞区内有通气而无血流→不能进行气体交换。

影像学检查方法 ①X线可排除如气胸、肺炎、肋骨骨折等疾病；②CT增强敏感性和特异性可达90%和95%；③磁共振成像对碘过敏者可选择。

影像诊断
X线胸片
　不合并肺梗死 ①血管阻塞后的肺血流减少→肺外围呈局灶性血管变细；②中央肺动脉增粗见于肺动脉的较大栓塞。
　合并肺梗死 下肺野的局灶性实变影，常在发病后12~24小时出现。
CTA
　肺动脉 ①CTA基本征象：肺动脉腔内充盈缺损或肺动脉闭塞；②CTA显示可靠征象：充盈缺损与血管壁之间呈锐角或周围环绕对比剂。
　肺实质 ①肺血减少；②肺容积缩小；③肺内可见线状影或实变影。
　右心功能不全 ①右心室扩大；②室间隔变直或向左侧膨隆；③上腔静脉及奇静脉增粗。

第三节　腹部急诊

一、急腹症的分析

腹痛的分析

部位
- **上腹痛**：胃十二指肠穿孔
- **右上腹痛**：胆囊炎、胆石症
- **上腹或左上腹**：急性胰腺炎
- **下腹部**：卵巢囊肿扭转、宫外孕
- **转移性右下腹痛**：阑尾炎
- **放射痛**：胆道疾病→右肩部
  急性胰腺炎→左腰背部
  泌尿系结石→会阴部或大腿内侧

性质
- **持续性腹痛**：炎性渗出物、空腔脏器内容物和血液刺激腹膜所致，如阑尾炎、胃十二指肠溃疡穿孔、肝及脾破裂内出血等。
- **阵发性腹痛**：腹痛非常剧烈而短促，中间有间歇期，为空腔脏器平滑肌痉挛所致，如胆道蛔虫症、机械性肠梗阻、胆石症、输尿管结石等。
- **持续性腹痛，阵发性加重**：多为空腔脏器炎症与梗阻并存，如肠梗阻发生绞窄时，胆石症合并胆道感染等。
- **疼痛症状与体征不符**：肠系膜血管栓塞、肾绞痛、急性胃肠炎。

诱因
- ①**暴饮暴食**：胃肠道穿孔，胆囊炎、胆石症；
- ②**大量饮酒**：急性胰腺炎；
- ③**饮食后剧烈活动**：肠扭转，泌尿系结石；
- ④**饮食突变**：肠套叠；
- ⑤**腹内压增加**：嵌顿性疝。

伴随症状
- ①**腹胀、呕吐、肛门停止排气排便**：肠梗阻；
- ②**血便**：肠套叠、绞窄性肠梗阻、急性出血坏死性肠炎、肠系膜动脉栓塞或静脉血栓形成；
- ③**血尿**：泌尿系结石；
- ④**腹泻**：急性胃肠炎、细菌性痢疾、急性阑尾炎、急性盆腔炎；
- ⑤**寒战、发热**：胆道系统炎症、腹腔脏器脓肿。

二、常见的急腹症类型

炎症性
- ①急性胆囊炎：突发右上腹剧烈疼痛；
- ②急性胰腺炎：突发剧烈腹痛，向左腰背部放射（血尿淀粉酶对确诊有重要意义）；
- ③急性梗阻性化脓性胆管炎：右上腹痛、寒战、高热、黄疸；
- ④急性阑尾炎：转移性右下腹痛。

消化道穿孔
- ①胃十二指肠溃疡穿孔：腹立位平片见膈下游离气体；
- ②胃癌急性穿孔：全身状况差，明显消瘦；
- ③急性肠穿孔：多见于肠伤寒、肠结核、急性出血坏死性肠炎。

梗阻或绞窄性疾病
- ①胆系结石：胆总管结石、胆囊结石、肝内胆管结石，伴发热黄疸可继发感染；
- ②急性肠梗阻：常见机械性肠梗阻，判断单纯性还是绞窄性，明确病因；
- ③腹腔脏器急性扭转：胃、大网膜、卵巢、小肠、乙状结肠。

腹腔血管性疾病
- ①肠系膜血管缺血性疾病：包括肠系膜动脉栓塞或血栓形成及肠系膜静脉血栓，腹痛剧烈，体征较轻；
- ②腹主动脉瘤：急性腹痛、腰背痛，迅速发生休克。

腹腔脏器破裂出血
- ①外伤性主要见于肝脾的破裂；
- ②肿瘤性的破裂主要见于肝癌；
- ③突发腹痛、脸色苍白等结合病史。

其他疾病
腹外脏器疾病和全身性疾病所致急性腹痛，如肺炎、肋间神经痛、急性心包炎、急性心肌梗死、慢性铅中毒、腹型紫癜等。

三、急性肠梗阻的 X 线诊断思路

根据腹痛、呕吐、腹胀、停止排气排便和腹部肠形、肠鸣音亢进作出初步判断，结合实验室检查和 X 线检查

是否存在肠梗阻

机械性肠梗阻还是动力性肠梗阻

具肠梗阻典型表现，梗阻以上肠管扩张

肠蠕动及肠鸣音微弱或消失，腹胀明显，多有手术感染史，大小肠均充气扩张

机械性肠梗阻

动力性肠梗阻

具有肠梗阻典型表现

腹痛发作急，病情发展快，呕吐早而频繁，可见孤立扩大肠襻，非手术治疗无效

单纯性肠梗阻

绞窄性肠梗阻

呕吐频繁，腹胀不明显

腹胀明显，呕吐较少，扩张肠襻在腹中

高位肠梗阻

低位肠梗阻

排气排便停止，肠襻明显扩张，梗阻以下肠内无气体

肠襻充气扩张较轻，结肠可内见气体

完全性肠梗阻

不完全性肠梗阻

综合分析梗阻原因

四、单纯性肠梗组与绞窄性肠梗阻的鉴别

	单纯性肠梗阻	绞窄性肠梗阻
发病	较缓慢，阵发性腹痛为主	急，腹痛剧烈，为持续性绞痛
腹胀	均匀全腹胀	不对称；晚期出现麻痹性肠梗阻
肠鸣音	气过水声、金属音	气过水音
压痛	轻，部位不固定	固定压痛
腹膜刺激征	无	有
一般情况	良好	中毒症状
休克	无	中毒性休克，进行性加重
腹穿	阴性	可见炎性或血性液体
血便	无	可有，尤其乙状结肠扭转或肠套叠
X 线	立位片见阶梯状液平，小肠扩张，直径多＞3cm，弯曲呈拱门状；卧位片示小肠呈连续管状扩张、积气，尚可见腹腔积液、肠壁门静脉积气	闭襻肠管有特征性，可见假肿瘤征，咖啡豆征，小跨度蜷曲肠襻（花瓣征或香蕉征），小肠内长液面征，空回肠换位征，尚可见腹腔积液、肠壁门静脉积气

五、绞窄性肠梗阻与肠系膜动脉栓塞的鉴别

	绞窄性肠梗阻	肠系膜动脉栓塞
病史	多有肠梗阻或消化道病史	多有冠心病、动脉硬化、心房颤动病史
发病	发病急，症状重，体征明显，主要为腹胀	发病急，早期症状明显而体征轻，症状与体征不相称，主要为腹痛
腹胀	不对称腹胀	逐渐腹胀
肠鸣音	气过水音	肠鸣音可消失
压痛	固定明显压痛	开始轻，后明显
血便	可有，尤其乙状结肠扭转或肠套叠	部分有腹泻、暗红色血便
CT	可见假肿瘤征，观察腹腔内是否有积液有助于诊断，若发现肠系膜血管扭曲（漩涡征）、移位、变形，则有利于小肠扭转的诊断	平扫可见肠系膜动脉密度增高，肠系膜根脂肪密度增高，具有一般肠梗阻的表现；增强扫描可见肠系膜上动脉无强化或管腔内局限性充盈缺损，肠管扩张、积液，发生急性小肠坏死时，肠壁可见积气
肠梗阻	程度重，气液平面常见	程度较轻

<table>
<tr>
<td rowspan="2">肠系膜上静脉栓塞</td>
<td>

重点提示：

①肠系膜上静脉栓塞并不少见；

②多见于中、老年男性；

③主要症状是持续腹痛；

④急性者病情进展快；

⑤延误诊断可危及生命；

⑥对此病认识不足易漏诊。
</td>
</tr>
<tr>
<td>

应注意观察的征象：

①与腹主动脉、下腔静脉密度比，肠系膜上静脉密度是否增高；

②肠系膜上静脉形态是否规则，密度是否均匀；

③腹腔是否可见少量积液征象；

④肠系膜根部是否模糊不清；

⑤小肠肠壁是否有水肿（增厚）；

⑥可疑者应立即行 CT 增强扫描。
</td>
</tr>
</table>

六、乙状结肠扭转与卵巢囊肿合并蒂扭转的鉴别

<table>
<tr>
<td rowspan="2">乙状结肠扭转</td>
<td>

X 线：

①征象：乙状结肠内气液比 ≥2∶1，可见扩张的结肠袋肠袢，可见乙状结肠重叠征；

②位置：乙状结肠顶端位于左膈下或高于第十胸椎水平，乙状结肠内壁贴近真性骨盆线，下端汇聚点低于腰骶角。
</td>
</tr>
<tr>
<td>

CT：

①漩涡征：扭转的肠管、肠系膜、肠系膜血管围绕某中心点呈螺旋状排列形成漩涡状改变；

②咖啡豆征：扩张的乙状结肠升支和降支合并形成咖啡豆样表现；

③"Y"形征：扩张的乙状结肠内壁形成；

④圆腹征阳性：腹腔前后径与横径之比 >0.8；

⑤闭袢性肠梗阻：扭转的乙状结肠肠袢形成；

⑥鸟喙征：扭转后两端的肠管呈鸟嘴样变尖；

⑦"U"或"S"征：扭转的肠管形态改变；

⑧"靶环征"：肠壁血管扭转受压，肠壁缺血引起，肠壁强化减弱，腹腔积液。
</td>
</tr>
</table>

卵巢囊肿合并蒂扭转	**典型征象**：囊实性"双肿块"，囊性肿块指卵巢囊肿，实性肿块即瘤蒂，由输卵管、盆腔漏斗韧带、卵巢固有韧带增粗扭曲或呈螺旋状所致；CT/MRI 表现为绳索状或不规则实性肿块，密度/信号不均匀，合并出血时密度（T_1WI 信号）增高，囊实性双肿块与扭转的子宫相连，系膜缩短，子宫向患侧移位。 **常见征象**：囊壁均匀或不均匀增厚，均匀增厚 >3mm 或局限性增厚 >10mm。盆腔内积血：CT 值 >40HU，MR：短 T_1 长 T_2 信号。 **合并囊肿感染**：囊肿与周围组织不同程度粘连。 **合并囊肿破裂**：边缘不规则凹陷或呈皱缩状，囊内密度增高或出现低高密度的液平面。

七、急性胰腺炎胰液渗出流注的方向

急性胰腺炎胰液渗出流注方向

胰周
①水肿：主要是肾旁前间隙内，脂肪密度增高；
②出血或血管病变：破坏相邻血管所致；
③胃肠道壁水肿增厚，若穿破致胰-胃肠肠瘘。

腹膜腔
①胰液破坏邻近腹膜直接致大腹膜腔积液或网膜囊积液经网膜孔再入大腹腔；
②大腹腔积液再分布于各腹腔间隙和隐窝中：网膜囊下隐窝、脾隐窝、下腹腔和盆腔；
③胰液在肾旁前间隙内，向上、下及对侧扩散。

腹膜后
①向前扩散至横结肠系膜及小肠系膜根部和系膜内；
②向外侧扩散到升、降结肠后及周围；
③肾前筋膜受累并进而使肾后筋膜及锥侧筋膜受累；
④肾前筋膜或同时也破坏肾后筋膜，使胰液扩散到肾旁后间隙和（或）肾周间隙。

胸腔
①腹膜后间隙的渗出可沿腹膜后间隙、通过淋巴引流从膈下到膈上至胸腔；
②通过食管、主动脉裂孔而进入纵隔、心包腔、胸腔；
③通过胰胸膜瘘到达胸腔，引起胸腔积液。

腹腔
①可向肝包膜下及脾包膜下流注，形成肝包膜下及脾包膜下积液；
②亦可沿肝门或脾门血管进入肝、脾内，在肝内或脾内形成液化性病灶。

八、重度急性胰腺炎的评分

		指标	CTSI	MCTSI
胰腺炎症	A	正常胰腺	0	0
	B	局部或弥漫性胰腺增大	1	2
	C	胰腺变形伴有胰周脂肪的炎症	2	2
	D	一处胰周积液、蜂窝织炎	3	4
	E	两处或以上区域胰周积液，或胰腺内、胰周炎症内积气	4	4
胰腺坏死	无		0	0
	≤30%		2	2
	30%～50%		4	4
	>50%		6	4
并发症	一处或多处胸水、血管性并发症、实质器官并发症及胃肠道的累及		0	2

　　Ⅰ级0～3分、Ⅱ级4～6分、Ⅲ级7～10分，CTSI>4分为重症。重症急性胰腺炎CT严重指数（CTSI）评分、修正CT严重指数（MCTSI）评分标准（Balthazar和Ranson CT分级系统）。

九、腹部外伤的分类与征象分析

腹壁损伤
- 闭合性
  - 单纯腹壁伤
  - 腹腔脏器伤
    - ①实质性脏器损伤
    - ②空腔脏器损伤
    - ③血管损伤
- 开放伤
  - 穿透性（腹膜损伤）
  - 贯穿伤、盲管伤
  - 非穿透性（腹膜无破裂）
- 医源性

腹腔脏器损伤征象分析

实质性脏器

临床：腹腔移动浊音、失血性休克、疼痛性包块。

CT：①挫伤与撕裂伤：挫伤表现为实质内斑片状低密度；裂伤为裂隙状、条带状低密度；可伴有点状稍高密度灶，增强病灶无强化或轻度强化，界限更清楚。碎裂为器官形态不完整、分离。②实质出血：类圆形稍高密度（早期 50～70HU）。③被膜下血肿：新月形稍高密度。④腹腔内积血：30～50HU。

分级：轻度损伤 AAST Ⅰ～Ⅱ级，主要表现为较小的包膜下血肿，厚度/裂伤及实质内血肿，多保守治疗。重度损伤：Ⅲ级及以上损伤，需要手术。

空腔脏器

临床：腹膜炎、气腹、胃肠道症状、泌尿道症状。

CT：①挫裂伤：肠壁及系膜水肿、增厚、血肿，撕裂无穿孔；管壁破裂、穿孔、对比剂外渗；管腔横断，膀胱撕裂分层。血管断裂、管壁缺血梗死，腹腔内积气、积液，腹膜炎。②膀胱破裂：膀胱挛缩、盆腔内大量积液。

血管

临床：血压下降，失血性休克，腹腔积血。

CT：血管壁不规则、对比剂外渗、血管无增强和管径改变；血栓形成、内膜瓣形成、动脉夹层形成、动脉鞘内血肿，假性动脉瘤、动脉破裂或横断等，损伤周围有软组织密度影。

十、腹部实质脏器挫伤与撕裂伤分级（AAST）

脏器 分级	肝	胰	脾	肾
I级	包膜裂，无出血，实质深度<1cm，血肿干包膜下，不扩张，<10%表面积	浅表裂，不累及胰管	包膜裂，无活动性出血，深度<1cm，血肿干包膜下，不扩张，<10%脾表面积	包膜裂，无活动性出血，深度<1cm，血肿干包膜下，不扩张
II级	包膜撕裂，活动性出血，实质深度1～3cm，血肿干包膜下，不扩张，10～50%表面积	较重撕裂，不累及胰管，浅表	包膜撕裂，深度1～3cm，未累及小梁血管，血肿干包膜下，不扩张，10～50%表面积	皮质裂伤<1cm，无尿外渗，血肿干腹膜后肾周
III级	包膜下血肿>50%表面或有扩大，血肿破裂伴活动性出血；实质内>2cm或扩张	远端横断或有挫伤累及胰管	包膜下血肿>50%脾表面有或有扩大，实质内血肿破裂；裂伤深度>3cm或累及小梁血管	实质裂伤>1cm，无集合系统裂伤及尿外渗
IV级	实质内血肿破裂伴活动性出血，实质破裂，涉及<50%肝叶	近端横断累及及壶腹实质	脾内血肿破裂，出血，累及段血管，引起缺血	贯穿皮髓质及集合系统，肾动、静脉及分支损伤
V级	撕裂>50%肝叶；近肝静脉损伤	胰头严重毁损	碎裂，脾门血管破裂引起脾缺血	碎裂，肾门断裂，肾无血供
VI级	肝血管撕脱			

注：I～II级为轻度，III级及以上为重度，双肾III级为IV级

十一、妇产科急腹症类型与影像表现

卵巢病变

巧克力囊肿破裂：①突发剧烈下腹痛，形态不规则；②囊肿内及腹腔内血性液体 T_1WI 高信号，CT 稍低或高密度。

黄体囊肿破裂：囊肿（壁不完整）存在于血块内或血块旁，急性出血 T_2WI 呈低信号；增强可见对比剂外溢；CT 盆腹腔内见大量低或稍高密度积液。

卵巢囊肿及肿瘤蒂扭转：①肿瘤与子宫间"蒂"（输卵管、系膜）增粗，形成双肿块影；蒂周见淤张的血管影；②子宫向患侧移位；肿瘤出血、栓塞 T_1WI 高信号，无增强；③囊性肿瘤囊壁均匀或偏心性增厚；④儿童可因卵巢系膜长而发生卵巢扭转。鉴别：①输卵管扭转，多因积水、妊娠等；②带蒂的子宫肌瘤扭转。两者均可见正常卵巢，且子宫无患侧移位，出血、坏死可见短 T_1 信号。

卵巢囊性肿瘤破裂：①囊壁凹陷、松弛；②囊壁模糊，囊壁外液体潴留；③囊壁断裂，内容物外流，可见脂肪块或脂肪滴、脂液平面；④化学性腹膜炎。

子宫病变

宫外孕

临床：停经、妊娠反应阳性，下腹痛及阴道出血。

CT/MR：①附件区混合性包块内见有孕囊：包块呈高密度（血肿），以短 T_2 信号新鲜出血多见；孕囊残腔（直径约 2.0cm）CT 示小圆形水样低密度影，短 T_1 长 T_2 信号，囊壁增强，囊周见血管流空。②输卵管扩张，输卵管壁厚。③常伴大量血性腹水。④子宫增大，内膜增厚，子宫内妊娠囊缺如。

子宫积脓穿孔：出现气腹，子宫积脓、子宫壁薄而不整。

其他

包括输卵管炎、卵巢周围炎、输卵管卵巢脓肿等非特异性感染性或炎症性疾病、输卵管扭转；输卵管、卵巢积脓及破裂。

CT/MR：输卵管扩张、扭曲，可见多房性的囊性病灶，有间隔，壁不规则增厚（＞3mm）、不规则环形或网格样明显强化，T_2WI 可见囊内液平，破裂引起腹腔内广泛积脓，DWI 呈高信号。周围炎性改变：子宫骶骨韧带增厚，直肠周围、骶前脂肪密度增高。

第四节 骨与关节急诊

一、骨折的分类

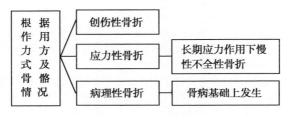

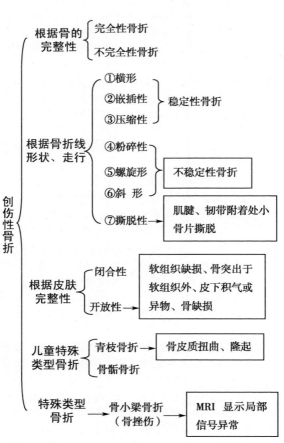

二、易漏诊的骨折

股骨颈骨折

重点提示:

①临床上老年人股骨颈骨折很常见。

②尤其是老年女性多见,患侧疼痛。

③嵌顿性股骨颈骨折X线片常漏诊。

应注意观察的征象:

①借用健侧股骨颈行对比观察。

②两侧沈通线是否对称及自然。

③两侧股骨颈的密度是否对称。

④两侧股骨颈的骨纹理走行是否对称。

⑤两侧股骨颈内外缘是否对称及连续。

⑥两侧大转子最高点与髋臼的水平距离是否对称。

⑦高龄外伤者(尤其女性)有症状者应高度重视。

⑧可疑骨折者应用CT检查,最好应用MR检查。

股骨颈骨折分型:

按骨折是否稳定

①无错位嵌入型骨折:占10%,比较稳定,常由于X线上不易显示骨折线而漏诊,有时仅表现为部分骨小梁中断及重叠,要仔细观察张力骨小梁、应力骨小梁和皮质是否连续;

②错位型骨折:多见。

按解剖部位

①头下型:指位于股骨颈中部的骨折;

②经颈型:属于关节囊内骨折;

③基底型:指位于股骨颈基底部与粗隆见间的骨折。

按骨折线方向(Pauwels 分型)

① I 型骨折线与水平线夹角为30°;

② II 型骨折线与水平线夹角为50°;

③ III 型骨折线与水平线夹角为70°。

按骨折移位程度(Garden 分型)

① I 型:不全骨折,股骨颈下方骨小梁完整,该型包括所谓"外展嵌插型骨折";

② II 型:完全骨折,但无移位;

③ III 型:完全骨折,部分移位,该型骨折X线片上可以看到骨折远端上移,外旋,股骨头常后倾,骨折端尚有部分接触;

④ IV 型:完全骨折,完全移位,该型骨折X线片上表现为骨折端完全无接触,而股骨头与髋臼相对关系正常。

重点提示：

①中年男性胫骨平台骨折常见。

②主要见于车祸伤或高空坠落伤。

③骨折多见于外侧胫骨平台部位。

④塌陷性胫骨平台骨折(Ⅲ型)X线常漏诊。

应注意观察的征象：

①借用健侧胫骨进行对比观察。

②两侧胫骨平台高度是否对称。

③两侧胫骨平台密度是否对称。

④两侧平台骨纹理走行是否对称。

⑤两侧髁间隆突的形态是否对称。

⑥患侧腓骨上段是否合并有骨折。

⑦疑诊细微损伤尽可能应用CT，最好行MR检查。

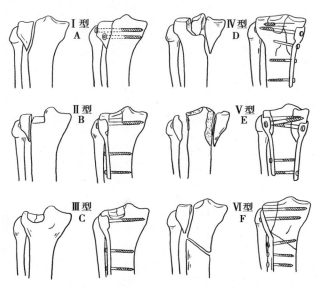

胫骨平台骨折分型

三、骨折愈合的病理过程

骨折愈合的过程是一个动态连续演变的过程，很难截然分期，只能大致分为以下四个期。

分期	病理	征象
血肿形成期（1~2周）	骨折致骨内、外膜及附近软组织损伤或撕裂，骨膜下、断端之间及骨髓腔出血，填充在骨折断端与邻近软组织间，形成血肿	骨折线清晰、锐利，断端周围软组织肿胀
纤维性骨痂形成期	骨折后2~3天，从骨内膜及骨外膜增生的纤维母细胞及新生毛细血管侵入血肿，血肿开始机化。增生的纤维母细胞（为软骨母细胞及骨母细胞的前身）逐渐融合、填充并且连接骨折断端，形成纤维性骨痂。1周左右肉芽组织及纤维组织分化，形成透明软骨，多位于骨外膜骨痂区	不显影，骨折断端周围梭形肿胀的软组织影
骨性骨痂形成期（12~24周）	骨母细胞产生新生骨质取代纤维骨痂形成类骨组织，继而钙盐沉着，形成编织骨；骨痂内软骨组织经软骨内化骨，分化为骨样组织。共同形成骨性骨痂。骨痂分为外骨痂和内骨痂，外骨痂在长骨骨折时为主，内骨痂可参与软骨形成，数量少	骨折断端周围不均匀钙化影，骨折线逐渐模糊直至消失
骨痂改造塑形期（1~2年）	骨折骨性愈合，为适应机体活动、负重需要，骨骼重建，承重部分骨小梁增粗，不承重部分骨痂吸收，皮质与髓腔恢复正常	骨折线消失，骨骼塑形，皮质、髓腔结构恢复

四、肱骨髁上骨折类型

肱骨髁上骨折

伸展型 常见（约95%）
- 机制
  - 摔倒时手着地，肘部处于伸展位，同时肘关节过伸及前臂旋前所致。
  - 严重骨折易造成肱动脉、正中神经、桡神经损伤及肘内翻畸形。
- 征象
  - 前后位：骨折线横向走行，断端不同程度移位、成角。
  - 侧 位：骨折线沿斜上方延伸，远端骨折块向后上方移位，近端骨折块突向肘窝（造成肱动脉及正中神经损伤的原因）。

屈曲型 少见（约5%）
- 机制
  - 摔倒时肘部着地，骨折远端向前移位。
  - 合并神经、血管损伤少见。
- 征象
  - 前后位：骨折线横向走行，断端不同程度移位、成角。
  - 侧 位：骨折近端向后移位，远端向前移位，骨折线由前上斜向后下。

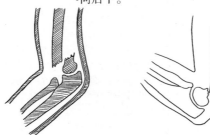

伸直型和屈曲型肱骨髁上骨折

五、儿童骨骺损伤分型

Salter-Harris 分型	Ⅰ型 骨骺分离	骨折线通过骺板软骨的薄弱区域，生长带留在骨骺一侧，骺分离而无骨折
	Ⅱ型 骨骺分离型骨折	骨折线通过骺板，再向干骺端延伸，引起干骺端的小撕脱骨折，即骺分离加干骺端骨折
	Ⅲ型部分 骨骺骨折	骨折线从关节面开始，穿过骨骺和骺软骨，再穿过骺板全层，不累及干骺端

Salter-Harris 分型	**IV型 骨骺与骺板骨折**	骨折线从关节面开始，穿过骨骺和骺软骨，再穿过骺板全层，延伸至干骺端，易发生骺早闭和成角畸形
	V型骺板挤压损伤	暴力使骺板部分或全部的软骨细胞压缩而严重破坏，相当于骺板软骨的压缩骨折
	VI型骺板边缘 Ranvier 区损伤	此型可导致骨生长不均，形成骨干弯曲畸形（此型是在 V 型基础上增加）
	VII型	骨折线经骺软骨或骨骺骨化中心

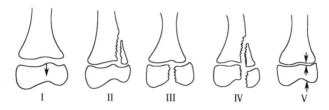

骨骺骨折分型示意图

六、肩关节与膝关节损伤及影像表现

关节囊周围的一个肌肉肌腱结构 } 肩袖组成 {
1. 肩胛下肌
2. 冈上肌
3. 冈下肌
4. 小圆肌

肩袖损伤分级 {

0 级	MRI 显示正常；
I 级肌腱炎	急性期肌腱肿胀，肌腱内信号增高，但不累及滑膜面或关节囊面；
II 级部分撕裂	肌腱连续性存在，肌腱变细或边缘不规则，肌腱的滑膜面或关节囊面破损；
III 级完全撕裂	肌腱连续性中断，肌肉、肌腱结合处回缩，肩峰下滑囊积液并与关节腔相通。

正常半月板 MRI 表现 {
①低信号结构；
②呈领结征，中心为对称三角形（矢状位）；
③三角形或楔形（冠状位）。

	0 级	半月板在所有序列信号均匀，形态规整
	Ⅰ 级	半月板内出现局灶性的小结节状或球状高信号影，且不达半月板关节面
		病理：为早期黏液样变性
膝关节半月板损伤Stoller 分级	Ⅱ 级	为半月板内出现线条状高信号影，未达半月板的关节面缘
		病理：黏液样变性范围较Ⅰ级大，镜下可见纤维断裂
	Ⅲ 级	半月板内高信号区累及到半月板的关节面
		病理：纤维软骨撕裂

半月板撕裂的形态学改变

水平撕裂　水平状高信号达半月板表面或游离缘。
纵向撕裂　垂直高信号达关节面。
放射状撕裂　短三角征、裂缝、游离半月板（消失）。
根部撕裂　典型的放射状撕裂，多有半月板挤出。
复杂撕裂　放射状、水平或纵向的复合撕裂，半月板多为碎片状。
移位　游离碎片、移位的瓣状撕裂，需手术治疗。
桶柄状撕裂
①领结征消失
②髁间隆突碎片
③双后交叉韧带征象
④双前角或半月板翻转
⑤不相称的小后角

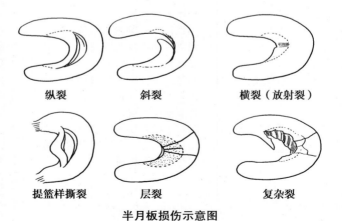

纵裂　　　　　　斜裂　　　　　　横裂（放射裂）

提篮样撕裂　　　层裂　　　　　　复杂裂

半月板损伤示意图

膝关节前后交叉韧带的正常表现与损伤表现

正常前交叉韧带	**MR表现**	①矢状位：前缘紧张平直的低信号，股骨胫骨附着处可显为条纹状，可见与条纹平行的稍高信号（脂肪）； ② 冠状位：走行表现类似"口袋里的手"，从后上外走向前下内
前交叉韧带损伤	**直接征象**	信号异常：前交叉韧带内局限性或弥漫性信号增高
		Blumensaat角异常：指向前下方时，是前交叉韧带损伤的阳性征（Blumensaat角指平行于股骨髁间沟顶的线与前交叉韧带远段部分延长线所形成的角）
		韧带不连续：韧带之间有小裂隙或韧带破碎、消失
	间接征象	骨挫伤：股骨外侧髁、胫骨平台后外侧单独或同时出现
		胫骨前移：在股骨外侧髁中央矢状位上，股骨外侧髁后皮质后缘的切线与经过胫骨平台后缘平行于长轴的线之间的垂直距离 >5mm 为异常
		外侧半月板后角暴露征：通过外侧胫骨平台后缘骨皮质的切线与外侧半月板后角相交，前交叉韧带正常时不相交
		后交叉韧带线：通过后交叉韧带远段部分的后侧缘向近侧端作的延伸线，若此延长线与股骨骨髓腔不能在 5cm 内相交，则为阳性
		后交叉韧带角：后交叉韧带近段部分与远段部分所形成的夹角，前交叉韧带撕裂时，此角变小
正常后交叉韧带	**MRI表现**	后交叉韧带自胫骨后缘关节面下方斜向内前上方止于股骨内髁的外侧面，在所有序列中均呈低信号。矢状面后交叉韧带为凸面向后的弓形，边缘光滑与胫骨平台呈 40°~50°角，当膝关节屈曲时后交叉韧带呈扭曲状
后交叉韧带完全撕裂	**直接征象**	后交叉韧带连续性中断，残余的交叉韧带退缩、扭曲
		后交叉韧带缺如，多见于慢性损伤后吸收
		后交叉韧带在 T_1WI、T_2WI 上呈不规则高信号，其内未见连续完整的纤维条索
	间接征象	内侧胫骨平台的撕脱骨折
		膝关节屈曲时，外力作用于胫骨近端前方，胫骨前方水肿，偶可见髌骨后方水肿
		膝关节过伸时，胫骨前部撞击股骨髁前部，形成对称性骨挫伤，如同时有外翻力，膝关节内侧可出现对称性挫伤

后交叉韧带部分撕裂	①有外伤史，无完全撕裂的 MRI 表现；②后交叉韧带内有信号异常改变；③MRI 示后交叉韧带部分纤维连续中断而其余部分纤维完整	
侧副韧带损伤	直接征象	①完全撕裂：撕裂部位信号增高，韧带连续性中断，常有断端回缩；②不完全撕裂：韧带内出现高信号，韧带走行无改变，关节间隙正常
	间接征象	关节间隙增宽、积液、半月板撕裂、交叉韧带撕裂和骨挫伤等

七、儿童肱骨髁上骨折、内上髁骨折、髁间骨折的鉴别

肱骨髁上骨折	肱骨内上髁骨折	肱骨髁间骨折
①多见于 10 岁以下儿童，约占 60%；②外伤后肘关节的等腰三角形解剖关系存在；③骨折线位于肱骨下段鹰嘴窝水平或其上方，方向为前下至后上，骨折向前成角，远端向后移位；④肱骨小头位于肱骨前线后方（肱骨前线：侧位片上沿肱骨干皮质前划线应与肱骨小头中 1/3 处相交）；⑤"X 形"泪滴变形；正常泪滴征：侧位片鹰嘴窝和冠突窝皮质聚合处，呈"X 形"	①多见于小儿及青少年；②常伴前臂屈肌腱和尺侧副韧带的损伤；③一般都有不同程度的骨骺分离和向下移位，并可发生旋转移位；④内上髁骨折易伤尺神经	①多见于成人。肘部肿胀明显，肘关节呈半伸直位，不敢屈伸活动；②伸直型：骨折近端向前移位，肱骨下段裂成两部分向后并向侧方移位；③屈曲型：骨折近端向背侧移位，骨折远端裂成两块向侧方方向前移位
需注意肘部的 6 个骨化中心（CRITOE）及其出现时间（对鉴别正常骨骺及撕脱骨折片有意义）		

骨骺出现时间段	
肱骨小头（capitellum，C）	1 岁
桡骨小头（radial head，R）	3 岁
内上髁（internal（medial）Epicondyle，I）	5 岁
滑车（trochlea，T）	7 岁
鹰嘴（olecranon，O）	9 岁
外上髁（external（lateral）epicondyle，E）	11 岁
上述骨骺大概出现于每一奇数年龄 1，3，5，7，9，11	

八、腕关节脱位的鉴别

月骨脱位：月骨脱出桡腕关节之掌侧。

月骨周围脱位 { 月骨原位不动，头状骨与其他诸腕骨一起向背侧脱位。X 线：正位示头月关节间隙重叠或消失，侧位见头状骨脱出于月骨关节面之背侧。

舟骨月骨周围脱位 { 经过舟状骨骨折而发生的月骨脱位。X 线：舟状骨骨折 + 月骨周围脱位。

桡腕关节脱位 { 近侧列腕骨关节面与桡骨腕关节面失去正常对应关系。

下尺桡关节脱位 { 尺骨远端桡侧缘与桡骨远端尺骨切迹间距 > 3mm。

九、颅骨骨折与颅缝、颅血管压迹的鉴别

	颅骨骨折线	颅缝	颅血管压迹
位置	不固定	固定对称	多固定对称
形态	直线状	锯齿状	树枝状、条带状
边缘	无硬化、锐利	交错硬化、欠清楚	可硬化、清楚
密度	低	较低	较低
分支	无	有	有
软组织肿胀	有	无	无

十、颅底骨折与脑脊液漏分析思路

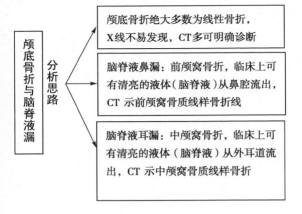

颅底骨折与脑脊液漏 — 分析思路：

- 颅底骨折绝大多数为线性骨折，X线不易发现，CT多可明确诊断
- 脑脊液鼻漏：前颅窝骨折，临床上可有清亮的液体（脑脊液）从鼻腔流出，CT示前颅窝骨质线样骨折线
- 脑脊液耳漏：中颅窝骨折，临床上可有清亮的液体（脑脊液）从外耳道流出，CT示中颅窝骨质线样骨折

十一、鼻骨骨折分型与鼻骨骨缝的鉴别

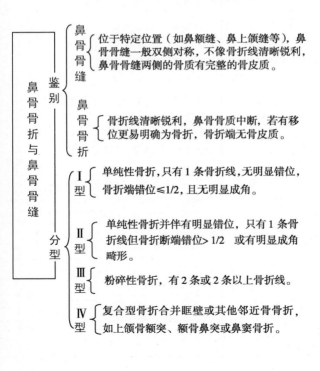

鼻骨骨折与鼻骨骨缝

鉴别：

- 鼻骨骨缝：位于特定位置（如鼻额缝、鼻上颌缝等），鼻骨骨缝一般双侧对称，不像骨折线清晰锐利，鼻骨骨缝两侧的骨质有完整的骨皮质。
- 鼻骨骨折：骨折线清晰锐利，鼻骨骨质中断，若有移位更易明确为骨折，骨折端无骨皮质。

分型：

- Ⅰ型：单纯性骨折，只有1条骨折线，无明显错位，骨折端错位≤1/2，且无明显成角。
- Ⅱ型：单纯性骨折并伴有明显错位，只有1条骨折线但骨折断端错位>1/2 或有明显成角畸形。
- Ⅲ型：粉碎性骨折，有2条或2条以上骨折线。
- Ⅳ型：复合型骨折合并眶壁或其他邻近骨骨折，如上颌骨额突、额骨鼻突或鼻窦骨折。

十二、鼻骨骨折分析观察的重点

鼻骨骨折 {

重点提示：
①很常见，有外伤史，易误诊、漏诊；
②临床局部软组织可无或仅有轻微肿胀；
③多需CT检查，必要时需行CT三维重建；
④由于个体差异及正常变异有时难明确是否骨折；
⑤不少情况下骨折与鼻骨骨缝难于鉴别；
⑥如果涉及刑事等，根据目前的司法条例，单纯骨折与粉碎骨折量刑是不同的，因此，在解释或出具报告时要特别慎重，尽可能结合多种检查综合分析。

重点注意：
①不同的扫描设备显示的效果可不一样；
②不同的扫描层厚显示的效果可不一样；
③不同的重建方法显示的效果可不一样；
④不同的成像方位显示的效果可不一样；
⑤不同的人观察得出的结果也可不一样。
因此下述情况属正常：
①X线平片上与CT片上鼻骨骨折显示可不一致；
②常规扫描与薄层扫描鼻骨骨折显示可不一致；
③常规CT与多层CT鼻骨骨折显示可不一致；
④常规CT与三维重建鼻骨骨折显示可不一致；
⑤轻微的鼻骨骨缝骨折医生间的判断可不一致；
⑥有时新旧鼻骨骨折医生间的判断可不一致；
⑦有时单纯骨折与粉碎骨折的判断可不一致；
⑧有的对新旧鼻骨骨折的判断比较难。

十三、髌骨骨折与二分髌骨鉴别

鉴别点 {

髌骨骨折 { X线示髌骨骨质不完整，骨折线清晰锐利，骨折端无骨皮质，骨折各部分可精确对合。

二分髌骨 { 为先天变异，X线示两块髌骨骨质完整，有完整的骨皮质。

十四、胸、腰椎骨折分类与分级

胸腰椎骨折的分类

Denis 分型
- 压缩性骨折 ⎰前柱破坏，中柱保持完整，⎱椎体后部皮质完整。
- 爆裂性骨折 ⎰前柱与中柱破坏，椎体各缘均⎱见骨折线，骨折片后移入椎管。
- 牵拉性 Chance 骨折 ⎰常发生于在车祸中仅系着大腿安全⎱带的人。特征为横行骨折不伴脱位⎰或半脱位。
- 骨折脱位 ⎰由不同外力单独或联合作用于胸腰段⎱脊柱上，造成三柱的破坏。

AO 分型
- A 型（椎体屈曲压缩损伤）⎰A1 型压缩骨折；⎰A2 型分离骨折；⎱A3 型爆裂骨折。
- B 型（牵张性双柱损伤）⎰B1 型韧带为主的后柱损伤；⎰B2 型骨性为主的后柱损伤；⎱B3 型经椎间盘前方损伤型。
- C 型（旋转性双柱损伤）⎰C1 型为 A 型骨折伴旋转分型；⎰C2 型为 B 型骨折伴旋转分型；⎱C3 型为旋转-剪切损伤分型。

十五、胸、腰椎损伤分类及严重程度评分

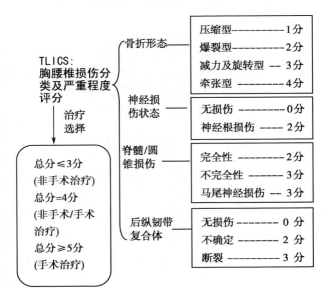

TLICS: 胸腰椎损伤分类及严重程度评分

治疗选择

总分≤3分（非手术治疗）
总分=4分（非手术/手术治疗）
总分≥5分（手术治疗）

骨折形态
- 压缩型————1分
- 爆裂型————2分
- 减力及旋转型 -- 3分
- 牵张型————4分

神经损伤状态
- 无损伤————0分
- 神经根损伤————2分

脊髓/圆锥损伤
- 完全性————2分
- 不完全性————3分
- 马尾神经损伤 -- 3分

后纵韧带复合体
- 无损伤————0分
- 不确定————2分
- 断裂————3分

十六、椎体生理性楔形变与椎体压缩性骨折的鉴别

椎体楔形变常见原因
- **压缩性骨折** 椎体楔形改变，断端嵌顿，嵌顿处显示带状或齿带状的密度增高影，皮质小梁断裂、相叠，易伴椎体滑脱，同时可伴有附件的骨折。
- **转移瘤** 老年人多见，有恶性肿瘤史，椎体多为一致性塌陷或变扁，有椎体边缘或椎弓根骨质破坏，局部有软组织肿块，MRI 有助于鉴别，椎体前后缘膨隆。
- **骨质疏松** 老年人多见，尤其是女性，骨皮质完整，骨质密度减低，骨小梁稀疏，椎体多呈双凹变形，累及椎体范围广泛。
- **结核** 临床症状不明显，青壮年多见，常为两个以上椎体的溶骨性破坏，椎间隙变窄或消失，脊椎后凸畸形，常伴椎旁脓肿形成及软组织钙化。
- **楔形变** 多见于中老年男性，多见于重体力劳动者，多有上下几个椎体不同程度楔形变，多为轻度楔形。

生理性	压缩性
多为多发，多为上下椎体连续	可单发或多发，多发可跳跃
前后缘、上下缘连续	前缘、上缘不连续
楔形变程度多较轻	压缩程度多较重
椎管无变形、变窄	椎管可变形、变窄
无软组织肿胀	有软组织肿胀
多伴较明显的骨质增生	可不伴骨质增生
多见于中老年	可见任何年龄
多见于负重工作的人群	无特定人群
多伴有骨质疏松	可无
多为胸 12、腰 1 椎体	不确定

第三章 中枢神经系统
第一节 概论

一、颅内钙化

生理性钙化

①松果体钙化：位于四叠体池中线区，成人常见，小儿少见；呈点状或斑片状，>10mm应视为异常，超过12mm×12mm，应怀疑松果体病变。

②脉络丛钙化：主要见于侧脑室三角区，条索状，多为双侧对称性。

③基底节钙化：多发生在苍白球，中老年多见，常双侧对称，多在5mm。30岁以下出现，应警惕病理性。

④大脑镰钙化：多位于大脑镰前部，可为梭形或球形或多发结节状，10岁之前不会发生。

⑤小脑齿状核钙化：常呈弥漫模糊无定形状或呈小点状，可为生理性或病理性。

代谢及内分泌疾病钙化

①甲状旁腺功能减低症：血清钙降低，磷增高。常在基底节区、小脑齿状核等处多发对称性，大小不等，点状、斑片状或条状。

②继发性甲状旁腺功能亢进：常表现为硬脑膜广泛钙化，大多对称分布，血清钙升高。

③维生素D中毒：长期服用维生素D，双侧对称性分布的多发斑片状钙化。

感染性疾病钙化

①TORCH综合征：病毒或原虫感染，室管膜下线条状钙化和脑实质斑片状。

②脑囊虫病：常为多发、散在不对称圆形钙化，大小不一。

③脑棘球蚴病：弧形、壳状或环形，多可见囊壁。

④脑包虫病：完整或不完整的蛋壳样。

⑤脑肺吸虫病：点状、结节状或环形，伴有软化灶或局灶性脑萎缩。

⑥脑结核病：斑片状或环状钙化。

家族性疾病钙化	①Fahr病：特发性家族性脑血管亚铁钙质沉着症，广泛分布、较对称多见，多见于基底节、齿状核、大脑灰白质。 ②结节性硬化：皮脂腺瘤、癫痫和智力低下三联症；为室管膜下或皮层、皮层下多发结节状，可合并巨细胞型星形细胞瘤。 ③神经纤维瘤病：Ⅱ型较常见，脉络丛、小脑及大脑皮质的表面，室管膜下及基底节区少见。 ④基底细胞痣综合征：Gorlin综合征，大脑镰、小脑幕及硬脑膜等部位的板层样钙化。
血管性疾病钙化	①动脉瘤：多发生在动脉瘤壁，呈壳状或弧状。 ②动静脉畸形：条状或斑片状钙化。 ③Sturge-Weber：脑颜面血管瘤病，顶枕叶皮层宽。大脑回样、弯曲条带样或锯齿状钙化。 ④脑梗死：少见，可呈点状、斑片状或不规则状。
肿瘤性钙化	①少突胶质细胞瘤：常见，为弯曲条带状或团块状；恶性度越低钙化越常见。 ②弥漫性星形细胞瘤：肿瘤周围，呈小点状或斑片状。 ③颅咽管瘤：很常见，为断续的蛋壳样钙化。 ④室管膜瘤：常见于儿童，幕下多见，约占38%，分布及形态无特征性。 ⑤脑膜瘤：散在斑点状、沙砾状、结节状。 ⑥节细胞胶质瘤：常见，囊壁、颞叶底部常见。 ⑦DNET：较常见，点状或小斑片状。 ⑧转移瘤：少见，以肺腺癌、肠癌、甲状腺癌前列腺癌及骨肉瘤转移多见，团块状或不规则斑片状。

二、脑膜增厚与异常强化病变

肿瘤性病变	①脑膜瘤 ②血管外皮细胞瘤 ③孤立性纤维瘤 ④弥漫性黑色素细胞增生症 ⑤转移瘤

感染性
病变
- ①化脓性脑膜炎
- ②病毒性脑膜炎
- ③结核性脑膜炎
- ④真菌性脑膜炎
- ⑤特发性肥厚性硬脑膜炎
- ⑥颅内积脓

肉芽肿
性病变
及其他
- ①颅脑术后
- ②低颅压综合征
- ③肉芽肿性病变

三、双侧基底节病变

血管源
性疾病
- ①深部脑静脉血栓
- ②穿支动脉闭塞

中毒
- ①一氧化碳
- ②甲醇
- ③氰化物

代谢性
疾病
- ①慢性肝病
- ②高氨血症
- ③非酮症高血糖
- ④低血糖
- ⑤缺氧缺血性脑病
- ⑥Wilson 病
- ⑦Leigh 病
- ⑧渗透性脱髓鞘
- ⑨Wernicke 脑病

神经退
行性变
- ①退行性变伴铁沉积
- ②克雅病（CJD）
- ③Fahr 病

炎症和
感染性
疾病
- ①神经白塞病
- ②黄病毒脑炎
- ③CNS 弓形体病

肿瘤
- ①原发性中枢神经系统淋巴瘤
- ②原发性双侧丘脑胶质瘤
- ③神经纤维瘤病Ⅰ型

四、大脑半球对称性病变

先天或
遗传
- ①肾上腺脑白质营养不良
- ②异染性脑白质营养不良
- ③类球状细胞型脑白质营养不良
- ④海绵状脑病

炎性
或
感染
{
①HIV 感染
②进行性多灶性脑白质病
③亚急性坏死性全脑炎
④克雅病（CJD）
⑤结节病
}

中毒
{
①海洛因
②可卡因
③慢性甲苯吸入
④甲醇
⑤抗肿瘤及免疫抑制药物中毒
}

血管性
{
①CADASIL
②CARASIL
③Fabry 病
④线粒体神经胃肠脑肌病
⑤皮层下动脉硬化性脑病
}

代谢性
{
①可逆性后部白质脑病综合征
②糖尿病
}

肿瘤性{淋巴瘤

五、颅内囊性病变

脑实质
内囊性
病变
{
①扩大血管周围间隙
②神经上皮囊肿
③小脑单纯囊肿
④良性非肿瘤性脑实质囊肿
}

感染性
囊性
病变
{
①脑包虫病或脑包虫囊肿
②脑囊虫病
③脑脓肿
}

肿瘤性
囊性
病变
{
①囊性脑转移瘤
②血管母细胞瘤
③囊性星形细胞瘤
④毛细胞星形细胞瘤
⑤室管膜瘤
⑥表皮样囊肿
⑦皮样囊肿
⑧生殖细胞瘤
}

脑实质
内其他
病变
{
①脑穿通畸形囊肿
②囊性脑软化
③慢性扩展性脑内血肿
}

脑室内囊性病变
①侧脑室神经上皮囊肿
②第三脑室胶样囊肿
③脑室型脑囊虫病
④透明隔囊性病变
⑤脑室内表皮样囊肿
⑥中枢神经细胞瘤
⑦脑室内皮样囊肿

脑外囊性病变
①Dandy-Walker综合征
②蛛网膜囊肿
③脑囊虫病
④脉络膜裂神经上皮囊肿
⑤表皮样囊肿
⑥皮样囊肿
⑦颅咽管瘤
⑧囊性垂体
⑨Rathke囊肿

六、颅内单发环形病变

颅内单发环形病灶
肿瘤性
①多形性黄色星形细胞瘤
②间变性星形细胞瘤
③胶质母细胞瘤
④颅咽管瘤
⑤单发神经鞘瘤
⑥毛细胞星形细胞瘤
⑦单发转移瘤
⑧原发淋巴瘤
⑨室管膜瘤囊变
⑩神经节细胞瘤
⑪血管母细胞瘤

感染性：单发脑脓肿

七、颅内多发环形病变

肿瘤性病变及脑白质病变
①多发转移瘤
②神经纤维瘤病Ⅱ型
③原发淋巴瘤
④脑白质病变

感染性病变
①脑结核
②脑真菌感染
③多发脑脓肿
④寄生虫

八、脊髓肿胀病变的鉴别

脊髓空洞
①多伴 Chiari 畸形。②CT 示髓内境界清晰的低密度囊腔。脊髓外形膨大，伴发脊髓肿瘤时，脊髓不规则膨大，密度不均，空洞壁较厚。肿瘤可呈结节、斑片状、环形强化。③MR：空洞与正常脊髓界限清晰，先天或外伤等脊髓空洞症，病灶区无强化；继发于肿瘤的脊髓空洞症病灶多不均匀强化。

急性脊髓炎
①病毒感染及其所致的自体免疫反应，发病前数天或 1～2 周上呼吸道或消化道感染，或疫苗接种史。②MR 扫描病变多累及 5 个椎体平面以上，病变呈连续性，脊髓轻度肿胀，均匀一致，与正常脊髓逐渐过渡，矢状位 T_1WI 显示清晰，T_2WI 呈高信号，轴位 T_2WI 病变累及脊髓全部或大部，均匀或不均匀高信号，异常高信号与正常脊髓境界多较清晰，多无强化。

放射性脊髓
①多见于鼻咽癌放疗后，颈髓多见。②CT 难以显示脊髓所发生的放射性病理改变。③MR 早期 T_1WI 显示为脊髓增粗，边缘不整齐，T_1WI 低信号、T_2WI 条状或斑片状高信号，信号较均匀，边界不清。急性、亚急性期，增强后可见强化。

室管膜囊肿
①多位于脊髓下段或圆锥部，为中央管末端先天性扩张。②MR 扫描脊髓下段增粗，呈囊性改变，长椭圆形或圆形，边缘光滑，各序列与脑脊液信号相同，不强化。

脱髓鞘病变

视神经脊髓炎
①多见于视神经和脊髓。②急性期累及脊髓弥漫性肿胀、明显强化，T_2WI 混杂信号，有空洞或坏死且常位于脊髓中央。累及多个节段，病灶相互邻近，强化明显。

急性播散性脑脊髓炎
①多见 10 岁以下，多近期有感染或疫苗接种史。②中枢有播散性脱髓鞘改变，脑室周围白质、颞叶、视神经较著，多以小静脉为中心。③起病急，头痛、呕吐常为首发症状，发热。④CT 显示脊髓白质区弥漫性低密度。⑤T_1WI 等或低信号，T_2WI 高信号，灶周水肿，占位效应明显。受累脊髓局限性肿胀，一般无强化。

多发性硬化
①多在 20～40 岁，10 岁以下和 50 岁以上少见，女性多见。②累及脑室周围白质、视神经、脊髓、脑干和小脑。③CT 平扫可为阴性，增强扫描急性期可见不均匀斑片状强化。④急性期 T_1WI 仅显示脊髓增粗，T_2WI 可见一个或数个高信号病灶，多伴不同程度占位效应；横断面病灶面积常小于脊髓面积的一半，灰白质同时受累。⑤增强扫描脱髓鞘斑块呈斑片状强化。

九、脑室扩大病变的鉴别

侧脑室局部扩大

正常变异
- ①多见于中青年;
- ②临床无症状,偶然发现;
- ③邻近脑实质无异常,无脑沟和蛛网膜下腔扩大。

局限脑萎缩
- ①多见于中老年,男性多见;
- ②原因可为梗死、出血、外伤、感染后等;
- ③CT见扩大脑室邻近脑实质片状低密度影;
- ④MR上T_1WI呈低信号,T_2WI呈高信号。

侧脑室神经上皮囊肿
- ①多位于侧脑室三角区;
- ②囊壁薄因此常显示不清;
- ③CT和MRI上呈脑脊液密度或信号。

孤立性侧脑室下角
- 侧脑室颞角脑脊液流动受阻所致,常见原因为侧脑室病变(包括出血及肿瘤等),也可为侧脑室三角区周围病变压迫。

单侧侧脑室扩大

正常变异
- ①多见于中青年,多为偶然发现;
- ②侧脑室多较均匀扩大;
- ③无临床意义。

一侧大脑半球脑萎缩
- ①梗死、出血、外伤、手术后等,先天性一侧大脑发育不全;
- ②大脑半球体积小,中线向患侧移。

脑三叉神经血管瘤病
- ①即脑颜面血管瘤综合征;
- ②患侧半球见脑回样、轨道样、弧带状或锯齿状钙化;
- ③由于患侧血供障碍,常有脑实质的萎缩;
- ④患侧颅腔变小,颅板增厚。

室间孔阻塞
- ①室间孔附近的占位及炎性粘连等;
- ②脑室张力性扩大,透明隔可向对侧移。

白质软化症
- ①主要与缺血缺氧及感染有关;
- ②常见于早产儿,是早产儿脑瘫的主要原因;
- ③双侧侧脑室常同时扩大,单侧少见;
- ④病灶在CT上为低密度,MR上T_1WI呈低、T_2WI呈高信号。

侧脑室及三脑室扩大

导水管狭窄
- 先天发育性狭窄、导水管周围胶样变、导水管粘连、导水管周围占位性病变的压迫等。

小脑扁桃体下移畸形
- ①Chiari畸形;
- ②可分为3型,均常见脑积水、第三脑室及侧脑室扩大。

54

双侧侧脑室扩大
- 先天性大脑发育异常
  - ①临床上少见，多见于青少年男性；
  - ②多有相应的临床症状；
  - ③可伴巨脑畸形、前脑无裂畸形、脑裂畸形。
- 早产儿侧脑室扩大：侧脑室在胚胎早期相对较大，随发育逐渐变小，到胚胎 36 周时达正常大小，故早产儿常有双侧侧脑室轻度对称性扩大。
- 普遍脑萎缩
  - ①多见于老年人，男性多见；
  - ②可有记忆力下降等症状；
  - ③为代偿性脑室扩大，多为轻度扩大；
  - ④可见脑萎缩征象；
  - ⑤脑池脑沟普遍增宽。
- 脑室周围白质软化症（见单侧侧脑室扩大）

全脑室扩大
- 交通性脑积水
  - ①第四脑室出口以后脑脊液循环通路障碍；
  - ②原因有脑膜炎、蛛网膜下腔出血等。
- 正常压力脑积水
  - ①常见于 50 岁后，交通性脑积水的特殊类型；
  - ②脑沟脑裂不变窄或有脑沟脑裂增宽。
- 四脑室出口阻塞：原因包括 Dandy-Walker 综合征，第四脑室出口粘连（多为炎症或出血后所致）及第四脑室囊肿及肿瘤等。

十、海绵窦综合征病变的鉴别

海绵窦肿瘤
- 原发
  - ①脑膜瘤：多呈等密度（信号），增强后明显均匀强化，可见脑膜尾征；
  - ②神经鞘瘤：多呈等密度（信号），增强后明显均匀强化，少数可见脑膜尾征；
  - ③脊索瘤：以枕骨破坏为主，密度（信号）不均，T_2WI 呈高信号，增强扫描呈明显不均匀强化；
  - ④海绵状血管瘤：T_2WI 明显高信号，增强后呈渐进性强化；
- 继发
  - ①垂体瘤：侵袭性者，易侵犯海绵窦，增强后呈明显强化；
  - ②鼻咽癌：多经破裂孔、卵圆孔或直接破坏颅底骨质侵犯海绵窦，增强后中度强化。

颈动脉-海绵窦瘘
- ①外伤性多见；
- ②海绵窦宽度 >15mm，密度增高，同侧眼上静脉 >3mm；
- ③增强扫描后海绵窦明显强化；

海绵窦内动脉
- ①CT 上呈高密度，表现为病变海绵窦侧缘凸出；
- ②无血栓型 T_2WI 低信号，血栓型呈混杂信号。

| 海绵窦血栓性静脉炎 | ①多由眼、鼻周围局部感染沿静脉播散引起；
②增强扫描出现充盈缺损，可见周围炎症所致的颈内动脉海绵窦段狭窄。 |

Tolosa-Hunt综合征
①又称痛性眼肌麻痹；
②病变侧海绵窦较对侧增宽，可见梭形软组织影，T_1WI 呈等或稍低信号，T_2WI 呈等或稍高信号；
③增强后病灶明显均匀强化。

肥厚性硬脑膜炎
①CT 平扫可见小脑幕、大脑镰及颅底肥厚的硬脑膜呈高密度，可伴钙化，增强后明显强化；
②MRI 显示肥厚的硬脑膜 T_1WI 呈等、稍低信号，T_2WI 呈明显低信号，增强扫描脑膜明显强化；
③激素治疗后病变可缩小。

十一、颅内 T_1WI 高信号的病变

含脂类成分

脂肪瘤
①多位于中线区，如胼胝体周围、外侧裂、四叠体池、脚间池、桥小脑角池等；
②T_1WI 及 T_2WI 均呈高信号，脂肪抑制序列信号降低；
③常合并中线部畸形如胼胝体发育不良或缺如。

皮样囊肿
①好发于鞍区、鞍旁，小脑蚓部第四脑室区；
②T_1WI 为高信号，T_2WI 信号可不同，增强扫描无强化；
③囊肿渗漏或破裂 MRI 可示脑沟及脑池内脂肪滴。

畸胎瘤
①松果体区最常见，其次为后颅凹；
②囊实性，可见脂肪、骨化或钙化。

含蛋白成分

颅咽管瘤
①好发于儿童期及 40~59 岁；
②位于鞍内或鞍上；
③囊性部分 T_1WI 高信号。

胶样囊肿
①多发生于第三脑室前部，边缘清楚；
②T_1WI 和 T_2WI 常呈高信号；
③囊肿周边可见环状强化，代表纤维包膜。

Rathke 囊肿
①为鞍区 Rathke 囊袋残余组织，位于鞍内和（或）鞍上；
②约半数的 Rathke 囊肿在 T_1WI 上呈高信号。

含黑色素病变 { ①包括黑色素瘤、脑膜黑色素细胞瘤及神经皮肤黑色素病等；
②黑色素瘤 T_1WI 高、T_2WI 低信号，成分不同可呈混杂信号。

凝固性坏死或胶质增生 {
缺血性脑梗死 { ①T_1WI 高信号主要见于亚急性期；
②皮质层状坏死呈线状或脑回状高信号。

缺血缺氧性脑病 { ①多见于围生期因素引起的脑缺氧或缺血；
②发病后 2～3 周，T_1WI 皮质可见散在层状高信号，尾状核和壳核亦可见高信号，T_2WI 呈边缘模糊的高信号；
③病灶层状分布于脑沟基底部及分水岭区。

含矿物质 {
肝性脑病 { ①常表现为基底节区 T_1WI 高信号，T_2WI 信号正常，多双侧对称分布；
②T_1WI 高信号可能与锰沉积有关。

糖尿病 { ①单或双侧基底节 T_1WI 高信号，T_2WI 稍低信号；
②病变可能与局部短暂缺血导致的锰蓄积有关。

长期胃肠外营养 { ①双侧基底节区 T_1WI 高信号，T_2WI 及 CT 上无异常；
②可能为锰沉积所致，恢复营养后异常信号可吸收或消失。

其他 { ①有时钙盐沉积在 T_1WI 上为高信号（如甲旁减）；
②基底节 T_1WI 高信号可见于 Wilson 病等。

含正铁血红蛋白的病变

脑出血
①病因有高血压、淀粉样变及脑血管畸形等，高血压性脑出血最常见，好发于基底节、丘脑和内囊。
②超急性期 T_1WI 为等或稍低信号、T_2WI 为稍高信号；急性期 T_1WI 仍为等或稍低信号，T_2WI 为低信号；亚急性早期 T_1WI 呈高信号、T_2WI 呈低信号，亚急性晚期 T_1WI 和 T_2WI 均为高信号；慢性期由于含铁血黄素的形成血肿周边 T_1WI 呈稍低信号，T_2WI 为低信号。

出血性脑梗死
①可能为闭塞血管再通或再灌注所致；
②MRI 表现多样，信号变化类似脑实质出血表现。

静脉窦血栓
①常见于上矢状窦，局部血管流空影消失；
②T_1WI 呈高信号，可合并脑静脉或静脉窦血栓及脑实质出血表现。

动脉瘤
①Willis 环是最好发部位；
②同心圆形异常信号，瘤内血栓 T_1WI 可呈高信号。

颅脑外伤
①包括脑挫裂伤、脑内血肿等；
②亚急性期在 T_1WI 上均可出现高信号。

病毒性脑炎合并出血
①单纯疱疹病毒脑炎常见（颞叶前部及额叶眶面）；
②病灶内灶状出血 T_1WI 呈高信号、T_2WI 呈低信号。

肿瘤合并出血
①原发有垂体瘤、胶质瘤，继发有转移瘤；
②与一般出血性疾病的出血信号（或密度）相似。

十二、颅内 DWI 高信号的病变

脑梗死
①早期为细胞毒性水肿，后为血管源性水肿；
②超急性期和急性期 DWI 呈高信号、ADC 值减低；
③亚急性期 DWI 呈高信号、ADC 值可出现"假正常化"；
④慢性期 DWI 呈低信号、ADC 值增高。

缺血缺氧性脑病
①ATP 减少致细胞毒性水肿及血管通透性的增加，严重时引起神经元坏死和白质软化；
②病变早期在 DWI 上呈高信号，ADC 值减低，此后白质 T_1WI 可出现迂曲条状、点状高信号，严重者可出现囊变坏死（T_1WI 低、T_2WI 高信号）。

弥漫轴
索损伤
{
①弥散成像对外伤后弥漫性轴索损伤的检出非常敏感，比常规 MRI 能更早地发现病变；
②病灶在 DWI 及 T_2WI Flair 呈高信号，ADC 值明显降低。
}

多发性硬化
{
①可能与自身免疫反应及病毒感染有关；
②好发于脑室周围白质，病灶呈条状垂直于侧脑室，胼胝体常受累；
③T_1WI 低信号，T_2WI 高信号，DWI 呈等或高信号（T_2WI 透射效应）、ADC 值增高（偶见值降低）急性活动期病灶可明显强化。
}

代谢性及中毒性脑病
{
①代谢性包括肝性脑病、胰性脑病及肾性脑病等；
②中毒性包括 CO 中毒性、有机磷中毒性脑病等；
③主要累及白质，为弥漫对称性肿胀，可为细胞毒性或为血管源性脑水肿；
④T_1WI 低信号，T_2WI 及 DWI 为高信号，细胞毒性水肿 ADC 值减低，血管源性水肿 ADC 值升高。
}

可逆性后部白质脑病
{
①与高血压脑病、子痫、免疫抑制药物等有关；
②多发生于双顶枕叶皮质下白质区，可进展为梗死和出血；
③病灶 T_1WI 低信号，T_2WI 高信号，ADC 值增高，DWI 信号多正常或轻度增高。
}

脑出血
{
超急性期 DWI 呈高信号、ADC 呈低信号，急性期 DWI 呈极低信号、ADC 呈低信号，亚急性早期 DWI 呈低信号，ADC 上信号不定，亚急性晚期 DWI 呈高信号、ADC 上信号不定，慢性期 DWI 呈低信号、在 ADC 上呈高信号。
}

病毒性脑炎
{
①为多发，常对称性分布，多累及颞叶、边缘系统及额叶，也可累及基底节和丘脑；
②T_1WI 呈低信号，T_2WI 呈高信号，DWI 呈高信号，ADC 值减低（细胞毒性水肿）增强扫描可见带状、脑回样强化。
}

脑弓形虫感染 ①主要发生于免疫抑制或免疫缺陷者，与艾滋病相关；
②病灶常多发，多累及基底节，各个脑叶也常受累；
③病灶类圆形或结节状为主，周围均见范围不等水肿；
④CT 平扫呈低密度，T_1WI 低、T_2WI 高信号，病灶中心凝固性坏 DWI 呈高信号、ADC 值降低，周围水肿在 DWI 上呈低信号、ADC 值增高，增强扫描病灶多呈环状强化。

脑脓肿 ①多位于灰白质交界区或深部，囊变部分 DWI 高信号，ADC 值减低，周围水肿 DWI 低或等信号，ADC 值增高；
②增强扫描典型表现为环形强化；
③需与肿瘤鉴别，后者坏死囊变区 DWI 呈低信号，ADC 值增高。

表皮样囊肿 ①好发于中线区，如鞍旁及桥小脑角池等处；
②形态规则或不规则，沿蛛网膜下腔匍匐生长；
③T_1WI 多低、T_2WI 高信号，DWI 高信号。

肿瘤

　胶质瘤：高级别胶质瘤 DWI 表现为不同程度高信号。

　转移瘤：转移瘤在 DWI 上呈等或稍高信号，ADC 值降低。

　淋巴瘤 ①好发于深部脑白质，额叶及基底节区；
②T_1WI 稍低或等信号，T_2WI 等或稍高信号，信号较均匀，DWI 明显高信号，ADC 值降低，增强多明显均匀强化。

　脑膜瘤 ①大多数良性脑膜瘤 DWI 及 ADC 图均呈等信号；
②恶性脑膜瘤 DWI 呈高信号，ADC 值降低。

　其他 ①髓母细胞瘤、PNET 在 DWI 上呈高信号，ADC 值降低；
②垂体瘤在 DWI 可为高信号，可能与细胞排列紧密有关。

第二节　颅内肿瘤

一、2016 WHO 中枢神经系统原发性肿瘤分类

弥漫性星形细胞和少突胶质细胞肿瘤
- 弥漫性星形细胞瘤，IDH 突变型　9400/3
  - 肥胖型星形细胞瘤，IDH 突变型　9411/3
- 弥漫性星形细胞瘤，IDH 野生型　9400/3
- 弥漫性星形细胞瘤，NOS　9400/3
- 间变性星形细胞瘤，IDH 突变型　9401/3
- 间变性星形细胞瘤，IDH 野生型　9401/3
- 间变性星形细胞瘤，NOS　9401/3
- 胶质母细胞瘤，IDH 野生型　9440/3
  - 巨细胞型胶质母细胞瘤　9441/3
  - 神经胶质肉瘤　9442/3
  - 上皮样胶质母细胞瘤　9440/3
- 胶质母细胞瘤，IDH 突变型　9445/3
- 胶质母细胞瘤，NOS　9440/3
- 弥漫性中线胶质瘤，H3 K27M 突变型　9385/3
- 少突胶质细胞瘤，IDH 突变型和 1p19q 共缺失　9450/3
- 少突胶质细胞瘤，NOS　9450/3
- 间变性少突胶质细胞瘤，IDH 突变型和 1p19q 共缺失　9451/3
- 间变性少突胶质细胞瘤，NOS　9451/3
- 少突星形细胞瘤，NOS　9382/3
- 间变性少突星形细胞瘤，NOS　9382/3

其他星形细胞肿瘤
- 毛细胞型星形细胞瘤　9421/1
  - 毛细胞黏液样星形细胞瘤　9425/3
- 室管膜下巨细胞型星形细胞瘤　9384/1
- 多形性黄色星形细胞瘤　9424/3
- 间变性多形性黄色星形细胞瘤　9424/3

室管膜肿瘤
- 室管膜下瘤　9383/1
- 黏液乳头型室管膜瘤　9394/1
- 室管膜瘤　9391/3
  - 乳头型室管膜瘤　9393/3
  - 透明细胞型室管膜瘤　9391/3
  - 伸展细胞型室管膜瘤　9391/3
- 室管膜瘤，RELA 融合基因阳性　9396/3
- 间变性室管膜瘤　9392/3

其他神经胶质瘤
- 第三脑室脊索样胶质瘤　9444/1
- 血管中心性胶质瘤　9431/1
- 星形母细胞瘤　9430/3

脉络丛肿瘤
- 脉络丛乳头状瘤　9390/0
- 非典型脉络丛乳头状瘤　9390/1
- 脉络丛癌　9390/3

神经元和混合性神经元|神经胶质肿瘤
- 胚胎发育不良性神经上皮肿瘤　9413/0
- 神经节细胞瘤　9492/0
- 节细胞胶质瘤　9505/1
- 间变性节细胞胶质瘤　9505/3
- 小脑发育不良性神经节细胞瘤　9493/0
- 婴儿多纤维性星形细胞瘤/节细胞胶质瘤　9412/1
- 乳头状胶质神经元肿瘤　9509/1
- 菊形团形成性胶质神经元肿瘤　9509/1
- 弥漫性柔脑膜胶质神经元肿瘤
- 中枢神经细胞瘤　9506/1
- 脑室外神经细胞瘤　9506/1
- 小脑脂肪神经细胞瘤　9506/1
- 副神经节瘤　8693/1

松果体区肿瘤
- 松果体细胞瘤　9361/1
- 中间分化的松果体实质瘤　9362/3
- 松果体母细胞瘤　9362/3
- 松果体区乳头样瘤　9395/3

鞍区肿瘤
- 颅咽管瘤　9350/1
  - 釉质型颅咽管瘤　9351/1
  - 乳头型颅咽管瘤　9352/1
- 鞍区颗粒细胞瘤　9582/0
- 垂体细胞瘤　9432/1
- 梭形细胞嗜酸性细胞瘤　8290/0

颅神经和脊神经肿瘤
- 神经鞘瘤　9560/0
  - 细胞型神经鞘瘤　9560/0
  - 丛状神经鞘瘤　9560/0
  - 黑色素性神经鞘瘤　9560/1
- 神经纤维瘤　9540/0
  - 典型神经纤维瘤　9540/0
  - 丛状神经纤维瘤　9550/0
- 神经束膜瘤　9571/0
- 混合性神经鞘瘤
- 恶性周围神经鞘瘤　9540/3
  - 上皮样型 MPNST　9540/3
  - 神经束膜分化型 MPNST　9540/3

胚胎源性肿瘤

髓母细胞瘤，遗传学定义的髓母细胞瘤

　　髓母细胞瘤，WNT 活化　9475/3

　　髓母细胞瘤，SHH 激活和 TP53 突变型　9476/3

　　髓母细胞瘤，SHH 激活和 TP53 野生型　9471/3

　　髓母细胞瘤，非 WNT/非 SHH　9477/3

　　　髓母细胞瘤，3 组

　　　髓母细胞瘤，4 组

髓母细胞瘤，组织学定义的髓母细胞瘤

　　髓母细胞瘤，经典型　9470/3

　　髓母细胞瘤，多纤维性/结节增生性　9471/3

　　髓母细胞瘤，广泛小结节性　9471/3

　　髓母细胞瘤，大细胞性/间变性　9474/3

髓母细胞瘤，NOS　9470/3

多层菊形团样胚胎源性肿瘤，C19MC 改变　9478/3

多层菊形团样胚胎源性肿瘤，NOS　9478/3

髓上皮瘤　9501/3

中枢神经系统神经母细胞瘤　9500/3

中枢神经系统神经节神经母细胞瘤　9490/3

中枢神经系统胚胎源性肿瘤　NOS　9473/3

非典型性畸胎样/横纹肌样瘤　9508/3

具有横纹肌样特征的中枢神经系统胚胎源性肿瘤　9508/3

脑膜瘤

脑膜瘤　9530/0

上皮型脑膜瘤　9531/0

纤维型（纤维母细胞型）脑膜瘤　9532/0

过渡型（混合型）脑膜瘤　9537/0

砂粒型脑膜瘤　9533/0

血管瘤型脑膜瘤　9534/0

微囊型脑膜瘤　9530/0

分泌型脑膜瘤　9530/0

淋巴细胞丰富型脑膜瘤　9530/0

化生型脑膜瘤　9530/0

脊索样型脑膜瘤　9538/1

透明细胞型脑膜瘤　9538/1

非典型性脑膜瘤　9539/1

乳头型脑膜瘤　9538/3

横纹肌样型脑膜瘤　9538/3

间变性（恶性）脑膜瘤　9530/3

分类	内容
淋巴瘤	中枢神经系统弥漫大 B 细胞淋巴瘤　9680/3 免疫缺陷相关的中枢神经系统淋巴瘤 AIDS 相关的弥漫大 B 细胞淋巴瘤 EBV 阳性的弥漫大 B 细胞淋巴瘤，NOS 淋巴瘤样肉芽肿病　9766/1 血管内大 B 细胞淋巴瘤　9712/3 中枢神经系统低级别弥漫大 B 细胞淋巴瘤 中枢神经系统 T 细胞和 NK/T 淋巴瘤 间变性大细胞淋巴瘤，ALK 阳性　9714/3 间变性大细胞淋巴瘤，ALK 阴性　9702/3 硬脑膜 MALT 淋巴瘤　9699/3
间叶细胞、非脑膜上皮肿瘤	孤立性纤维瘤/血管外皮细胞瘤 　　1 级　8815/0 　　2 级　8815/1 　　3 级　8815/3 血管母细胞瘤　9161/1 血管瘤　9120/0 上皮样血管内皮瘤　9133/1 血管肉瘤　9120/3 卡波西肉瘤　9140/3 原始性神经外胚层肉瘤　9364/3 脂肪瘤　8850/0 血管脂肪瘤　8861/0 蛰伏脂瘤（冬眠瘤）　8880/0 脂肪肉瘤　8850/3 韧带样型纤维瘤病　8821/1 成肌纤维细胞瘤　8825/0 炎症性肌纤维母细胞瘤　8825/1 良性纤维组织细胞瘤　8830/0 纤维肉瘤　8810/3 未分化多形性腺瘤/恶性纤维组织细胞瘤　8802/3 平滑肌瘤　8890/0 平滑肌肉瘤　8890/3 横纹肌瘤　8900/0 横纹肌肉瘤　8900/3 软骨瘤　9220/0 软骨肉瘤　9220/3 骨瘤　9180/0 骨软骨瘤　9210/0 骨肉瘤　9180/3

黑色素瘤	脑膜黑色素细胞增生症　8728/0
	脑膜黑色素细胞瘤　8728/1
	脑膜黑色素瘤　8720/3
	脑膜黑色素瘤病　8728/3

组织细胞肿瘤	朗格汉斯组织细胞增生症　9751/3
	脂质肉芽肿病　9750/1
	巨淋巴结病性窦组织细胞增生症
	幼年性黄色肉芽肿
	组织细胞肉瘤　9755/3

生殖细胞肿瘤	生殖细胞瘤　9064/3
	胚胎性癌　9070/3
	卵黄囊性瘤　9071/3
	绒毛膜癌　9100/3
	畸胎瘤　9080/1
	成熟型　9080/0
	未成熟型　9080/3
	畸胎瘤恶变　9084/3
	混合性生殖细胞肿瘤　9085/3

> **注：** 肿瘤名称后 4 位数字为肿瘤学国际疾病分类肿瘤学部分和医学名词分类的形态学编码。肿瘤的行为编码中，/0 为良性肿瘤，/1 为低度恶性、恶性倾向不肯定或边界性恶性，/3 为恶性肿瘤。/2 为原位病灶，神经系统无原位病灶。

二、脑肿瘤的影像诊断思路

脑瘤定位诊断 { ①判定脑内或脑外；
②判定脑室内或脑室外；
③判定幕上或幕下、脑室内或外；
④颅内、颅外。

脑瘤基本征象 {
直接征象 { ①肿瘤部位；
②肿瘤数目和大小；
③肿瘤形态和边缘；
④肿瘤信号或密度；
⑤肿瘤增强程度。

间接征象 { ①瘤周水肿；
②占位效应；
③邻近颅骨变化；
④脑疝；
⑤脑池脑沟的改变。

脑肿瘤定性诊断 { ①发病年龄；
②肿瘤部位；
③肿瘤发病率；
④临床表现；
⑤肿瘤影像学特征。

三、脑内外肿瘤的鉴别

	脑内肿瘤	脑外肿瘤
定位	肿瘤位于脑皮质和脑髓质内	肿瘤位于脑室内、蛛网膜下腔、硬脑膜或颅骨
常见肿瘤	胶质瘤或淋巴瘤	脑膜瘤、血管内皮瘤或外皮瘤、颅骨肿瘤、垂体瘤、颅咽管瘤、神经源性肿瘤等
肿瘤边缘	边界不清	边界清晰
脑灰白质交界面	外移或消失	内移
脑回	膨大	压平
软脑膜血管	外移	内移
肿瘤最大截面蛛网膜下腔	变窄或消失	扩大
肿瘤周围脑脊液间隙	无	有
颅骨变化	罕见	变薄、外隆、破坏或硬化（增生）

四、脑内囊性肿瘤的鉴别

囊性星形细胞瘤
- ①原发肿瘤中最为常见;
- ②多见于青年人;
- ③可出现大的囊变区,囊壁及间隔形态不规则;
- ④增强后轻度或中度强化;
- ⑤肿瘤占位效应明显,瘤周水肿不显著,依肿瘤病理级别不同,水肿不同。

囊性转移瘤
- ①肺癌脑转移最多见;
- ②常见于中老年患者;
- ③好发于脑皮层和皮层下区;
- ④瘤周水肿明显;
- ⑤囊壁可光整或厚薄不一,增强后囊壁明显强化;
- ⑥多数为多发,少数为单发;
- ⑦短期复查变化大。

毛细胞型星形细胞瘤
- ①儿童和青少年好发;
- ②多见于小脑和鞍区;
- ③较大壁结节的囊实性肿块;
- ④实性部分明显强化,囊壁可强化也可不强化;
- ⑤瘤周水肿轻或无;
- ⑥瘤周水肿较轻。

囊性室管膜瘤
- ①多见于儿童和青少年;
- ②多位于额顶叶及颞顶枕叶交界区;
- ③可伴斑点状钙化或出血;
- ④肿瘤大部由囊性构成,实性部分位于肿瘤一侧,多位于脑表面一侧;
- ⑤多呈环形强化或仅实质部分。

血管母细胞瘤
- ①多见于30~40岁成人;
- ②好发于中线旁小脑半球;
- ③附壁结节内或肿瘤周围可见流空血管影;
- ④大囊小结节型多见,增强扫描附壁结节显著强化,囊性部分无强化;
- ⑤瘤周水肿较轻或无。

多形性黄色瘤型星形细胞瘤
- ①多见于30岁以前,尤其是儿童;
- ②好发于颞叶;
- ③典型表现为大囊性及壁结节;
- ④增强扫描壁结节明显强化,囊壁可强化或不强化。

五、颅内外沟通性肿瘤的鉴别

颅内

脑膜瘤
①根据起源可分为颅源性、眶源性和转移性；②瘤多呈哑铃状；③信号较均匀，呈等或稍长 T_1、T_2 信号；④肿瘤周围骨可发生骨质硬化、吸收和破坏；⑤增强扫描明显强化；⑥可见脑膜尾征。

神经源性肿瘤
①多沿脑神经走行，神经根部可增粗，与瘤主体相延续；②瘤多跨颅窝生长；③信号不均匀，呈混杂长 T_1、T_2 信号；④可伴骨质的吸收和破坏；⑤增强明显强化。

转移瘤
①好发于老年人；②多位于中颅窝底鞍旁、斜坡、颞骨岩部向颅内侵犯；③CT 表现为颅底骨质破坏并有形态不规则的软组织肿块影；④T_1WI 呈等低信号，T_2WI 呈等高信号；⑤增强扫描呈明显强化。

颅骨

脊索瘤
①多见于中年人，好发于斜坡；②肿瘤呈圆形、分叶状或不规则状；③CT 可见膨胀性、溶骨性骨质破坏，内可见散在不规则钙化；④长 T_1 长 T_2 信号，信号不均，可伴陈旧性出血短 T_1 信号；⑤增强扫描轻中度强化，呈"蜂房状""颗粒状"。

郎格汉斯细胞组织细胞增生症
①多见于 5～10 岁儿童；②好发于眼眶外上壁交界区；③典型表现为溶骨性破坏，无硬化边，伴密度不均匀的软组织肿块；④增强扫描呈中度到明显不均匀强化。

软骨肉瘤
①好发于中年人；②常见于颅底岩、枕部软骨联合处；③形态不规则，呈浸润性生长，侵犯范围较广，多伴囊变、出血、钙化；④局部颅骨破坏显著，瘤周水肿少见；⑤T_1WI 呈等低信号，T_2WI 呈高信号，其内可见片状低信号或更高信号；⑥明显不均匀强化。

来源于颅外软组织的肿瘤：

鼻咽癌
①好发于中老年男性患者；②边界欠清，中晚期肿瘤通过侵犯中线部分的蝶骨和斜坡或破裂孔、颈动脉孔、颈静脉孔等孔隙侵入颅内，可引起相应孔隙扩大，溶骨性骨质破坏，并出现脑神经损害症状；③肿瘤形态不规则，CT 呈等密度肿块，内无钙化；④T_1WI 呈低信号，T_2WI 呈等或稍高信号；⑤增强扫描明显强化。

嗅神经母细胞瘤
①好发于 12 岁以上；②起于鼻腔中后部，向上破坏筛板或沿嗅神经向颅内扩展侵犯前颅窝；③CT 示肿瘤较大且密度不均，内可见点状坏死、钙化；④T_1WI 呈稍低信号，T_2WI 呈不均匀稍高信号；⑤肿块明显强化。

鼻窦癌
①好发于老年人；②肿瘤广泛浸润邻近鼻窦并侵入颅内；③肿瘤坏死明显，密度和信号不均匀；④增强扫描呈中度强化；⑤受累鼻窦骨壁破坏明显。

六、小脑常见肿瘤的鉴别

毛细胞型星形细胞瘤
①病程进展较慢，脑积水少见，10岁以下多见；②好发小脑蚓部，继发性侵犯小脑半球；③圆形或类圆形；囊性、部分囊性、实性，多表现为较大壁结节的囊实性肿块，囊变多见；④增强扫描实性部分明显强化，囊壁可强化也可不强化；⑤钙化少见；⑥瘤周无水肿或轻度水肿。

髓母细胞瘤
①病程进展较快，脑积水较重，常见脑脊液种植转移；②4~8岁常见；③好发小脑上蚓部，向四脑室生长并充填，前方可见脑脊液间隙；④分叶状、实性；⑤囊变少见；⑥增强扫描明显较均匀强化；⑦罕见钙化；⑧瘤周水肿明显。

室管膜瘤
①发生于第四脑室，易引起梗阻性脑积水；②5岁以前和40岁左右较多；③好发第四脑室底部，肿瘤后方和侧方可见脑脊液间隙；④球形、分叶状或乳头状，可延外侧孔、正中孔向周围脑池延伸呈"溶蜡状"；⑤囊变多见；⑥轻度不均匀强化；⑦偶见囊内出血；⑧瘤周水肿较轻或无。

血管母细胞瘤
①病程进展较慢，脑积水较轻；②好发年龄30~40岁；③好发小脑半球；④大囊小结节，MRI可见附壁结节内有血管流空现象；⑤囊变多见；⑥附壁结节明显强化，囊性部分无强化；⑦偶见囊内出血；⑧瘤周水肿较轻或无。

脑膜瘤
①病程进展缓慢，早期多无症状；②中年女性多见；③好发桥小脑角区；④类圆形，与颅内板或小脑幕呈广基底连接，瘤周可有脑脊液间隙；⑤囊变少见；⑥明显均匀强化，脑膜尾征；⑦钙化较常见；⑧瘤周水肿较轻或无。

转移瘤
①原发肿瘤病史，可合并幕上转移；②50岁以上中老年；③好发小脑半球；④表现多样，可单发或多发；⑤囊变多见；⑥不规则环形强化；⑦钙化罕见；⑧瘤周水肿常较明显。

七、大脑半球常见肿瘤的鉴别

间变性星形细胞瘤
①WHO Ⅲ级；癫痫和局部定位症状常见；②40～50岁；③好发于大脑半球额叶、颞叶及与顶叶交界区；④弥漫性生长，边界不清；⑤占位效应明显；⑥囊变少见；⑦明显不均匀强化或不规则环形强化；⑧可出血，钙化罕见；⑨瘤周水肿较明显。

胶质母细胞瘤
①WHO Ⅳ级；肿瘤进展快，颅内高压症状和局部定位症状常见；②50岁以上常见；③好发于深部脑白质，以额叶和颞叶最常见；④沿白质束扩展，通过胼胝体扩展到双侧大脑半球呈蝴蝶样；⑤占位效应明显；⑥囊变常见；⑦不规则花环状明显强化；⑧出血常见，钙化罕见；⑨瘤周水肿明显。

少突胶质细胞瘤
①WHO Ⅱ～Ⅲ级；肿瘤生长缓慢，表现为局灶性癫痫；②35～40岁；③好发大脑半球，额叶最常见；④肿瘤位于脑白质，向脑皮层扩展；⑤占位效应相对较轻；⑥囊变常见；⑦斑片状轻到中度强化；⑧钙化发生率80%，出血少见；⑨瘤周水肿轻微。

节细胞胶质瘤
①WHO Ⅰ～Ⅱ级；神经元和混合性神经元-神经胶质肿瘤中最常见，癫痫多见；②30岁以前；③好发大脑半球，颞叶最常见；④单个大囊加壁结节；⑤占位效应较轻；⑥囊变常见；⑦强化方式变化很大，可不强化到明显强化；⑧壁结节常见钙化；⑨瘤周轻微或无水肿。

淋巴瘤
①分原发和继发两种，多为继发；②50岁以下青壮年及儿童多见；③好发额颞叶、基底节、胼胝体及脑室周围白质；④多发病灶较多见，呈弥漫性浸润性生长，形态不规则；⑤占位效应较轻；⑥囊变少见；⑦均匀显著强化；⑧钙化出血罕见；⑨瘤周水肿轻微。

转移瘤
①占颅内肿瘤的40%，男性多来源于肺癌，女性多来自乳腺癌，颅内高压征候群；②40～70岁；③好发大脑中动脉供血区的灰白质交界处；④形态多变，呈肿块、结节、环形或囊状；⑤占位效应明显；⑥囊变常见；⑦增强明显强化；⑧常见出血，钙化罕见；⑨瘤周水肿明显。

八、脑膜瘤的分类

少复发的脑膜瘤	易复发和侵袭性生长的脑膜瘤
脑膜上皮型脑膜瘤 WHO（Ⅰ级）	脊索瘤样脑膜瘤 WHO（Ⅱ级）
纤维型脑膜瘤 WHO（Ⅰ级）	透明细胞型脑膜瘤 WHO（Ⅱ级）
过渡型脑膜瘤 WHO（Ⅰ级）	不典型性脑膜瘤 WHO（Ⅱ级）
砂砾型脑膜瘤 WHO（Ⅰ级）	乳头型脑膜瘤 WHO（Ⅲ级）
血管瘤型脑膜瘤 WHO（Ⅰ级）	横纹肌样脑膜瘤 WHO（Ⅲ级）
微囊型脑膜瘤 WHO（Ⅰ级）	间变型（恶性）脑膜瘤 WHO（Ⅲ级）
分泌型脑膜瘤 WHO（Ⅰ级）	
富于淋巴浆细胞型脑膜瘤 WHO（Ⅰ级）	
化生型脑膜瘤 WHO（Ⅰ级）	

脑膜瘤的好发部位
- 幕上
  - ①大脑凸面
  - ②矢状窦旁
  - ③蝶骨嵴
  - ④脑室内
  - ⑤蝶鞍
- 幕下
  - ①桥小脑角区
  - ②枕大孔区

九、鞍区肿瘤的鉴别

鞍内：

垂体腺瘤
- ①垂体微腺瘤：直径≤1cm，多有分泌功能，临床有内分泌功能异常表现。多见于成人。垂体上缘多膨隆，垂体柄移位或弯曲缩短，CT上垂体内可见低密度区，垂体微腺瘤 T_1WI 低或等信号，T_2WI 高信号，增强后相对低信号。
- ②垂体巨腺瘤：直径>1cm，一般无分泌功能，临床表现为肿瘤向上压迫视交叉造成视力障碍。多发生于成人。垂体呈实质性明显增大，多呈类圆形或不规则形，多见"雪人征"，CT平扫为等或略高密度；增强明显强化，T_1WI/T_2WI 信号与脑灰质相似或略低，可有坏死、囊变、出血，钙化少见。

垂体转移瘤
罕见，原发灶多为肺癌、乳腺癌。先发生于垂体后叶，垂体增大，CT见鞍内圆形或不规则结节状肿块，等或稍高密度，与正常垂体边界不清。T_1WI 呈等、低信号，T_2WI 呈高信号，增强均匀强化、不均匀或环形强化。

鞍上：

颅咽管瘤
①20 岁以前，40 岁左右多见；
②男性多见；
③临床症状多为压迫症状，视力下降；
④多为囊性或囊实性，囊壁光滑，厚薄不均，实性部分和囊壁钙化多见；
⑤囊液因成分不同呈不同密度/信号，实性部分 T_1WI 呈等、T_2WI 高信号，增强扫描实性成分明显强化。

生殖细胞瘤
①起源于第三脑室底部或垂体柄，多与松果体区生殖细胞瘤合并存在；
②儿童和青少年多见，高峰年龄 10 ~ 12 岁；
③与松果体区生殖细胞瘤不同，鞍上生殖细胞瘤女性多见；
④多有内分泌紊乱，以中枢性尿崩症多见；
⑤肿瘤多呈类圆形，边界清楚，CT 呈等或稍高密度，显著均匀强化，T_1WI 等或低信号，T_2WI 高信号。

视交叉胶质瘤
①青春期女性多见；
②临床表现为视神经萎缩、视力障碍；
③类圆或不规则，边界清楚，CT 呈等或稍高密度，T_1WI 等或稍低、T_2WI 稍高信号，增强呈明显均匀强化。

下丘脑胶质瘤
①多为毛细胞型星形细胞瘤（WHO I 级）；
②多见于儿童及青少年，男性多见；
③多较大不规则分叶状，多见小囊变，CT 稍低或低密度，T_1WI 等低混杂信号，T_2WI 等高混杂信号，增强扫描不均匀明显强化，囊壁强化明显。

畸胎瘤
①多为囊性，囊内可含脂质、毛发和牙齿等结构；
②CT 不均匀混杂密度，MRI 不均匀混杂信号，囊性部分不强化，实性部分轻度或不强化。肿瘤边界清楚，周围无水肿；
③脂肪和钙化并存时易于诊断。

灰结节错构瘤
①多见于 6 岁，表现为性早熟、癫痫、智力障碍和精神异常；
②圆形或卵圆形，边界清楚，CT 等密度，T_1WI 类似灰质信号，T_2WI 稍高于灰质信号，无强化；
③可合并胼胝体、大脑半球发育不良、视路畸形等。

脑膜瘤
①多起源于鞍结节，少数起源于鞍隔；
②临床多表现为头痛及视力障碍；
③形态多不规则，边界清楚，钙化较少见，CT 等或稍高密度，T_1WI 和 T_2WI 均呈等信号，增强呈明显均匀强化，可见硬脑膜尾征。

转移瘤
①较少见，多见于中老年男性；
②CT 为均质等密度，T_1WI 等或低信号，T_2WI 高信号，增强明显均匀强化。

鞍旁：

脑膜瘤
①多见于成年女性。
②平扫，多为略高密度，少密度，多数肿瘤密度均匀，边界清楚。大部分有瘤周水肿。增强扫描均匀显著强化，边缘锐利。
③T_1WI 等或稍低信号、T_2WI 等或稍高信号，增强扫描明显均匀强化，可见脑膜尾征。邻近骨质多有硬化，肿瘤内可有钙化、出血、坏死及囊变少见。

三叉神经瘤
①青壮年多见。
②表现为三叉神经痛、面部麻木、咀嚼肌萎缩等。肿瘤呈哑铃状，沿三叉神经走行。
③CT 示呈等或稍低密度，T_1WI 等或稍低、T_2WI 较均匀高信号，边界清楚，增强呈均匀显著强化，发生囊变时可呈环形或不规则强化。邻近骨质可见吸收或破坏。

海绵状血管瘤
①鞍旁多见；
②多见于 40 岁左右女性；
③肿瘤多较大，呈哑铃状，靠外侧大，靠内侧小，多无钙化或血管流空现象；
④CT 呈等或稍高密度，T_1WI 稍低或低信号，T_2WI 高信号，信号较均匀，增强呈均匀强化。

动脉瘤
①起源于颈内动脉海绵窦段的动脉瘤约占颅内动脉瘤的 3% ~11%，多为原发性。
②无血栓的动脉瘤呈圆形或分叶状血管密度样均质肿块，均匀显著强化，MRI 可见血管流空现象。瘤周可有弧线形或薄环样钙化。血栓在 CT 平扫血栓呈等密度，增强后不强化，血液部分及血管壁明显强化。MRI 可因血栓形成表现复杂。

软骨瘤
①少见，好发于鞍旁蝶骨；
②CT 斑点状或环状钙化，T_1WI 呈不均匀低信号，T_2WI 呈混杂信号，增强呈不均匀中度强化。

脊索瘤
①好发于斜坡及蝶鞍。
②多见于 40 ~60 岁。
③CT 呈等或稍低密度，内可见斑点状钙化。MRI 信号不均，T_1WI 呈等或低信号，T_2WI 呈高信号，内可见不规则低信号区，增强呈持续缓慢逐渐强化，典型者呈"蜂房样"强化。斜坡、蝶鞍骨质破坏明显。

转移瘤	①多见于鼻咽癌颅内侵犯； ②CT 呈均匀等密度或稍低密度，T_1WI 呈均匀等或稍低信号，T_2WI 呈均匀等或稍高信号，增强呈均匀明显强化。邻近骨质破坏明显。

十、桥小脑角占位性病变的鉴别

听神经瘤	①桥小脑角区最常见；②多为神经鞘瘤；③常发生于听神经的内听道段，表现为耳鸣、听力障碍、眩晕等；④可见听神经增粗，内听道开口扩大，较大者可见囊变坏死，实性部分呈明显强化。
脑膜瘤	①起源于岩锥尖部后方脑膜；②以宽基底与岩锥或小脑幕相连，密度或信号较均匀，增强明显均匀强化；③边界清楚，钙化多见，周围骨质多有硬化，与小脑间有脑脊液间隙。
三叉神经瘤	①起源于三叉神经根部或向根部生长的瘤灶可表现为桥小脑角区肿块；②以青壮年多见；③临床表现为三叉神经痛、面部麻木、咀嚼肌萎缩等；④肿瘤可沿三叉神经向前生长，跨中后颅窝，呈哑铃状。CT 示肿瘤呈等密度或稍低密度，T_1WI 呈等信号或稍低信号，T_2WI 呈较均匀的高信号，增强呈均匀显著强化，发生囊变时可呈环形或不规则强化。邻近骨质可见吸收或破坏。
面神经瘤	①好发于膝状神经节；②CT 可见面神经管扩张和破坏以及周围软组织肿块形成；③发生于内听道段的表现与听神经瘤相似，区别要点为面神经瘤可沿面神经扩展到膝状神经节窝及面神经水平段。
颈静脉球瘤	①又称副神经节瘤，源于颈静脉球和鼓室副神经节；②中年女性多见，临床多表现为搏动性耳鸣和听力障碍；③CT 平扫呈等或稍高密度，均匀显著强化。T_1WI 呈等低混杂信号，T_2WI 呈高低混杂信号，增强后明显强化，可见特征性的"胡椒盐"征。
软骨瘤	①少见；②CT 见斑点状或环状钙化，T_1WI 不均匀低信号，T_2WI 混杂信号，增强呈不均匀中度强化。
转移瘤	①多为鼻咽癌颅内侵犯；②CT 均匀等或稍低密度，T_1WI 均匀等或稍低信号，T_2WI 均匀等或稍高信号，增强呈均匀明显强化。邻近骨质破坏明显。
表皮样囊肿	①约半数发生于桥小脑角；②以成年人多见，男多于女；③右钻孔缝的生长特点，边缘光滑；④CT 密度和 MRI 信号因囊内成分表现各异。DWI 呈高信号，增强扫描不强化。

十一、松果体区占位性病变的鉴别

生殖细胞分化的肿瘤：

生殖细胞瘤
①松果体区最常见肿瘤，约占松果体肿瘤的50%；②好发于青少年，15岁为最高峰龄，约80%是男性；③临床多表现为颅内压增高症状；④可多发，其他部位有肿瘤存在时应考虑生殖细胞瘤；⑤肿瘤呈类圆形，边界光整，CT呈等密度，MRI接近脑灰质信号，增强呈明显均匀强化。本身钙化及囊变出血少见，钙化松果体可被压向一侧。肿瘤可沿三脑室两侧壁向前浸润性生长，使第三脑室后部呈"V"形狭窄，较具特征性。

畸胎瘤
①松果体区第二常见肿瘤也是其最常见的好发部位；②儿童多见，男多于女；③多呈囊实性，囊内成分复杂，可含脂质、毛发和牙齿等结构，瘤内多见出血和钙化。密度和信号混杂，增强后囊性部分不强化，实性部分轻度或不强化，明显强化多提示恶变。

绒毛膜癌
①罕见，占生殖细胞肿瘤的3%；②多见于青少年男性；③绒毛膜癌恶性程度高，病程短，易早期出现转移；④临床多表现为性早熟，实验室检查HCG明显升高；⑤密度和信号多混杂，可合并出血，增强后呈明显不均匀强化。

内胚窦癌
①极为罕见，多见于儿童；②高度恶性，易转移和复发；③实验室检查AFP明显升高；④影像学表现类似绒毛膜癌，无特征性。

松果体主质细胞分化的肿瘤：

松果体细胞瘤
①多见于青年女性；②肿瘤边界清，周围无水肿，内可见散在钙化；③CT等或稍高密度。T_1WI等低信号，T_2WI等高信号，增强呈轻中度强化。

松果体母细胞瘤
①多为恶性，WHO Ⅲ级，早期可出现脑脊液种植转移；②多见于10岁以内儿童，约占所有松果体肿瘤的15%～25%；③肿瘤体积较大，向周围呈浸润性生长，边界欠清，坏死出血常见。密度和信号混杂，增强呈显著不均匀强化。

其他来源肿瘤：

胶质瘤
①起源于松果体周围的脑实质结构，易压迫中脑导水管引起梗阻性脑积水。②瘤较小时多表现为顶盖增厚增大，边界清楚，T_1WI呈等或稍低信号，T_2WI呈等或高信号，增强扫描多不强化；瘤较大时，与松果体本身实质性肿瘤较难鉴别。

脑膜瘤	①起源于岩锥尖部后方脑膜；②以宽基底与岩锥或小脑幕相连，密度及信号较均匀，增强明显均匀强化。肿瘤边界清楚，钙化多见，瘤周骨质多有硬化，与小脑间有脑脊液间隙。
转移瘤	①少见；②可与脑实质其他部位转移瘤同时存在；③类圆形，边界清楚。CT 等或稍高密度，T_1WI 稍低信号，T_2WI 呈稍高信号，增强呈较均匀强化。
表皮样囊肿	①为先天性肿瘤，生长缓慢。②30～50 岁发现。③形态不规则，有沿脑脊液间隙生长的特点，占位效应较轻。CT 平扫呈脑脊液样低密度，可因囊内出血和角蛋白多呈稍高密度。MRI 平扫类似脑脊液样信号，可因较多胆固醇在 T_1WI 呈较高信号，增强扫描不强化。DWI 序列呈明显高信号，可与松果体囊肿和蛛网膜囊肿相鉴别。
皮样囊肿	①多呈类圆形，边界清楚；②因囊内含较多脂质，CT 平扫呈低密度，可低达 -80HU。囊壁可钙化。T_1WI 高信号，增强扫描不强化。
松果体囊肿	①常见；②成人检查时发生率约 5%；③多无临床症状，少数可压迫导水管出现不同程度脑积水。病灶呈圆形，边界清楚，CT 和 MRI 呈脑脊液样密度和信号，增强囊肿本身不强化，受压残存变薄的松果体组织强化。
脂肪瘤	①发生于胼胝体压部下方或周围的脂肪瘤可表现为松果体区占位，多无临床症状；②CT 和 MRI 为脂肪密度或信号大者可有蛋壳样钙化。
大脑大静脉瘤	是一种少见的动静脉畸形（Galen 静脉瘤），是由于动静脉短路，颅内大动脉分支直接或经畸形血管间接向 Galen 静脉供血，造成 Galen 静脉瘤样扩张。多见于儿童，可压迫导水管引起梗阻性脑积水。扩张的 Galen 静脉在 CT 上表现为第三脑室后部四叠体池内等或稍高密度结节影，密度均匀，增强呈均匀显著强化，边缘常见钙化。MRI 可见血流流空现象，MRA 和 MRV 可直接显示畸形血管。
蛛网膜囊肿	①松果体区蛛网膜囊肿形态规则；②CT 和 MRI 均为脑脊液密度或信号，DWI 呈低信号，增强扫描无强化。

十二、下丘脑肿瘤的鉴别

错构瘤
①又称灰结节错构瘤、下丘脑神经元错构瘤，发病率很低。临床表现为中枢性性早熟（常为同性性早熟）、痴笑样癫痫及不同程度智力低下，多见于儿童早期。②多起自灰结节及乳头体，呈圆形或卵圆形，边界清楚，CT 平扫呈等密度，T_1WI 类似灰质信号，T_2WI 稍高于灰质信号，不强化。

胶质瘤
①常为毛细胞型星形细胞瘤（WHO I 级），临床表现为发育低下、视力障碍或颅内压增高表现，多无垂体或下丘脑内分泌症状；②多见 2～10 岁儿童，男性居多；③多见于鞍区、垂体柄区及第三脑室前部漏斗区，多较大，呈不规则分叶状肿块，内可见小囊变；④CT 呈稍低或低密度，T_1WI 呈等低混杂信号，T_2WI 呈等高混杂信号；⑤增强明显不均匀强化。

颅咽管瘤
①常见肿瘤，儿童多表现为发育障碍及颅压增高，成人表现为视力障碍、垂体功能低下及精神异常。发病年龄呈双峰：20 岁以前，40 岁左右，男性多于女性。②多见于鞍上池，多为囊性或囊实性，囊壁光滑，厚薄不均，实性部分和囊壁钙化多见，囊液因成分不同在 CT 和 MRI 上表现为不同密度/信号，实性部分 T_1WI 呈等信号，T_2WI 呈高信号。

生殖细胞瘤
①多与松果体区生殖细胞瘤合并存在。临床多有表现为内分泌紊乱表现，以中枢性尿崩症多见，多见于儿童及青少年，高峰年龄 10～12 岁，女性多见。②起源于第三脑室底部或垂体柄，多呈类圆形，边界清楚，CT 等或稍高密度，T_1WI 等或低信号，T_2WI 高信号，显著均匀强化。

畸胎瘤
①先天性肿瘤，起源于内、中、外胚层，有时可同时见到骨、软骨、牙齿、毛发、脂肪和皮脂腺等成分；②临床多表现为中枢性尿崩症或视力障碍，儿童多见，女多于男；③位于鞍上池、漏斗或视交叉，形态多样，多无钙化，CT 为均质等密度，T_1WI 等或低信号，T_2WI 高信号，均匀或不均匀强化。

转移瘤
①多由血道转移或脑脊液种植而来。临床多表现为视力障碍，多见于中老年人。②位于鞍上池、漏斗或视交叉，形态多样，多无钙化，CT 为均质等密度，T_1WI 等或低信号，T_2WI 高信号，明显均匀强化。

十三、脑室内外肿瘤病变的鉴别

	脑室内肿瘤	脑室外肿瘤
发病率	较少见	多见
占位效应	轻	明显
脑室大小	可增大，可闭塞	多为受压闭塞
部位	多见于侧脑室后角	可发生于任何脑室周边
大小	一般不大	可较大
密度	多均匀	多不均匀
钙化	常见	少见
边缘	多较清楚	多不清楚
瘤周	多无水肿	多有水肿
增强	多较均匀	多不均匀
症状	较轻	较重
脉络膜丛	不可见	可见

十四、脑室内肿瘤的鉴别

侧脑室肿瘤：

转移瘤
①成人侧脑室最常见肿瘤，好发于三角区；②多见于中年女性，呈类圆形，边界清楚，常见钙化；③CT均质等或稍高密度，T_1WI稍低或等信号，T_2WI等或稍高信号，增强明显均匀强化。

脉络丛乳头状瘤
①多见于5岁前儿童，男性多见；②多位于侧脑室三角区，呈圆形或类圆形，边界清楚，表面呈颗粒状或分叶状（可分泌脑脊液）；③CT等或稍高密度，内可见散在钙化，T_1WI稍低信号，T_2WI高信号，内可见颗粒状混杂信号。增强呈均匀强化。

脉络丛乳头状癌
①占所有脉络丛肿瘤的10%~20%，儿童多见；②好发于侧脑室三角区；③CT和MRI表现类似脉络丛乳头状瘤，侵犯周围脑实质时多提示为乳头状癌。

室管膜肿瘤
①室管膜瘤（WHO Ⅱ级），生长缓慢，早期不易引起脑积水，发现时多较大。多见于5岁前儿童，多位于三角区和体部。形态不规则，边缘不光滑呈分叶状，与侧脑室壁间有广基相连。信号不均匀，多见囊变坏死和出血，CT等或稍高密度，内可见斑点状钙化，T_1WI稍低或等信号，T_2WI稍高信号，增强显著不均匀强化。②室管膜下瘤（WHO Ⅰ级）：少见，多见于中老年人，好发于室间孔附近，仅当肿瘤阻塞脑脊液通道时出现头痛等症状。肿瘤呈类圆形，边界清楚，CT等或稍低密度，T_1WI等或稍低信号，T_2WI稍高信号，多有小囊变，增强不强化。

室管膜下巨细胞星形细胞瘤
①结节性硬化患者约 10%～15% 室管膜下结节可转化为室管膜下巨细胞星形细胞瘤。②肿瘤常位于侧脑室孟氏孔附近，呈圆形或不规则形，边界清楚。③CT 等或稍高密度，T_1WI 稍低信号，T_2WI 稍高信号，内可因钙铁沉积信号不均匀。增强后呈均匀强化，未转化为该瘤的结节不强化。

中枢神经细胞瘤
①少见，好发于青壮年。②临床表现为头痛、恶心、呕吐等梗阻性脑积水症状。③肿瘤位于透明隔孟氏孔附近，向侧脑室内突入。形态不规则，多有分叶。④CT 等或稍高密度，多见散在钙化灶。T_1WI 等或稍低信号，T_2WI 等或稍高信号，内可见囊变和血管流空现象。增强轻中度强化。

海绵状血管瘤
①少见；②呈类圆形，边界清楚，内多见钙化；③因肿瘤内多有出血，CT 呈高密度，MRI 各序列均呈高信号。

转移瘤
①可完全位于侧脑室内或部分位于侧脑室部分位于脑实质，可单发或多发；②呈圆形，边缘光整，境界清楚，CT 等或稍高密度，T_1WI 等或稍低信号，T_2WI 高信号，增强均匀显著强化，中心有坏死时可环形强化。

畸胎瘤
①少见；②多自由透明中隔同时向两侧侧脑室内生长；③肿瘤形态不规则，边界清楚，内可见牙齿、骨和脂肪成分。CT 呈中等或混杂等密度，内可见囊变及钙化。T_1WI 和 T_2WI 信号不均匀，增强呈轻度强化或不强化。脂肪与钙化的存在是 CT 与 MRI 诊断畸胎瘤的重要依据。

神经上皮囊肿
①多见于成年人，平均年龄 30 岁左右；②神经上皮囊肿好发于侧脑室后部，多无临床症状；③囊壁菲薄，内含脑脊液，CT 可清楚显示局部侧脑室扩大，MRI 可清楚显示囊壁，增强扫描囊壁不强化。

第三脑室肿瘤：

脉络丛乳头状瘤
①为起源于脑室内壁的原始神经上皮-脉络膜丛上皮的良性肿瘤；②具有分泌脑脊液的功能；③少见于第三脑室，临床缺乏特征性，大多见于 5 岁前儿童。肿瘤细胞可脱落并沿脑脊液循环种植播散；④CT 呈等或稍高密度，内可见散在钙化。T_1WI 呈稍低信号，T_2WI 呈高信号，内可见颗粒状混杂信号，增强呈均匀显著强化。

室管膜瘤
①生长缓慢，早期不易引起脑积水，发现时肿瘤多体积较大；②多见于 5 岁前儿童；③肿瘤形态不规则，边缘不光滑呈分叶状；④信号不均匀，多见囊变坏死和出血，CT 等或稍高密度，内可见斑点状钙化。T_1WI 稍低或等信号，T_2WI 稍高信号，增强显著不均匀强化。

脑膜瘤	①多见于中年女性；②类圆形，边界清楚，常见钙化。CT呈均质等密度或稍高密度。T_1WI稍低或等信号，T_2WI等或稍高信号，增强明显均匀强化。
中枢神经细胞瘤	①少见，好发于青壮年；②临床表现为头痛、恶心、呕吐等梗阻性脑积水症状；③肿瘤形态不规则，多有分叶。CT等或稍高密度，多见散在钙化灶。T_1WI等或稍低信号，T_2WI等或稍高信号，内可见囊变和血管流空现象。增强肿瘤呈轻到中度强化。
生殖细胞瘤	①起源于第三脑室底部；②多与松果体区生殖细胞瘤合并存在；③儿童和青少年多见，高峰年龄10～12岁，鞍上生殖细胞瘤女性多见；④临床多有内分泌紊乱表现，以中枢性尿崩症多见；⑤多呈类圆形，边界清楚，CT呈等或稍高密度，显著均匀强化。T_1WI等或低信号，T_2WI高信号。可见脑脊液种植转移灶。
胶样囊肿	①多见于25～40岁中青年；②常位于第三脑室前上方，靠近室间孔附近，偶可因阻塞室间孔出现颅压增高表现；③囊肿呈圆形，多为单发，囊内为胶样物质，可合并出血、胆固醇结晶或顺磁性物质。CT上囊肿呈高密度。MRI信号变异较大，增强扫描不强化。

第四脑室肿瘤：

髓母细胞瘤	①起源于小脑上蚓部，常向第四脑室生长并填塞四脑室，引起梗阻性脑积水；②多见于15岁以前，4～8岁最常见，男多于女；③高度恶性，发展快，早期即可沿脑脊液播散；④肿瘤呈分叶状实性脑块，边界清楚，肿瘤前方可见脑脊液环绕，CT呈等或稍高密度。T_1WI呈等或稍低信号，T_2WI呈高信号，增强呈明显均匀强化。
室管膜瘤	①多起自第四脑室底部，向第四脑室生长引起梗阻性脑积水；②2个发病高峰，5岁以前和40岁左右；③肿瘤呈球形、分叶状或乳头状，可沿外侧孔、正中孔向周围脑池延伸呈"溶蜡状"，常见囊变坏死，半数可见钙化。CT等或稍高密度，肿瘤后方和侧方可见脑脊液环绕。T_1WI等或稍低、T_2WI高信号，增强轻度不均匀强化。
脉络丛乳头状瘤	①少见；②多见于成人，可沿脑脊液播散；③肿瘤呈圆形或类圆形，边界呈颗粒状，可分泌脑脊液；④CT等或稍高密度，内可见散在钙化。T_1WI稍低信号，T_2WI高信号。增强均匀显著强化。
血管母细胞瘤	①好发于30～40岁成人，肿瘤进展较慢，幕上脑积水较轻；②肿瘤易囊变，多表现为大囊小结节型，MRI可见附壁结节内有血管流空现象，增强后附壁结节明显强化。

80

表皮样囊肿	①先天性，生长缓慢；②多于30～50岁发现；③囊肿较大时可使第四脑室不规则扩张，脑干受压前移；④CT和MRI呈脑脊液样密度或信号，增强囊肿不强化，DWI序列囊肿呈高信号。
皮样囊肿	①少见；②多见于20岁以下；③发生于小脑蚓部并向第四脑室突入，囊内多含脂肪物质，偶见牙齿及钙化；④CT呈脂肪样密度。T_1WI和T_2WI均呈高信号，增强扫描无强化。DWI呈高信号。
转移瘤	①40岁以上中老年人多见；②多合并幕上转移瘤；③转移瘤多有不规则囊变坏死，CT实性部分等密度，坏死部分低密度。MRI混杂信号，肿瘤实性部分明显强化。

十五、颅底常见肿瘤的鉴别

前颅底：

脑膜瘤	①前颅底最常见肿瘤，主要发生于前颅底嗅沟、蝶骨嵴及鞍结节；②好发于中年女性，瘤体多较大，以广基底附着于颅底；③CT和MRI呈等密度或等信号，增强明显均匀强化，多见脑膜尾征。
恶性鼻窦肿瘤	①多好发于中老年人；②肿瘤广泛浸润邻近鼻窦并侵入颅内，肿瘤坏死明显，密度和信号不均匀，增强呈中度强化，受累鼻窦骨壁破坏明显。
嗅神经母细胞瘤	①起源于嗅神经上皮，肿瘤常较大；②好发于鼻腔、筛窦，向上破坏筛板或沿嗅神经向颅内扩展侵犯前颅窝；③多见于青年人和成年人；④CT上密度不均，内可见点状坏死、钙化。T_1WI稍低信号，T_2WI不均匀稍高信号。增强后肿块明显强化。
转移瘤	①好发于中老年人；②多为肺癌转移，可伴颅内多发转移；③肿瘤形态不规则，边界不清，多伴周围骨质破坏，增强肿瘤明显均匀或不均匀强化。
淋巴瘤	①多起源于鼻腔，常为非霍奇金淋巴瘤。②成年男性多见，平均发病年龄50～60岁。临床多表现为鼻塞、鼻区肿胀、流涕、复视、视物模糊、头痛、脑神经麻痹等症状。③肿瘤表现为鼻腔中线区及邻近鼻窦明显骨质破坏伴软组织肿块，多累及邻近面部、眼眶、颞下窝及翼腭窝等组织。CT密度及MRI信号不均匀，增强后轻、中度强化。

中颅底：

骨软骨瘤	①好发于10～50岁；②多起源于蝶骨体部和蝶枕联合处，肿瘤生长缓慢；③临床症状多表现为邻近脑神经受损，以第Ⅴ、Ⅵ对脑神经受损最常见；④CT平扫等高混合密度，内可见钙化骨化，邻近骨组织受侵。T_1WI呈等或低信号，T_2WI呈高低混杂信号，增强后不均匀明显强化。

脊索瘤	①多见于中年人，男多于女；②肿瘤以蝶枕联合区为中心生长，向前可侵犯蝶窦和鞍区，向后可压迫脑干；③呈圆形、分叶状或不规则形，膨胀性、溶骨性骨质破坏，内可见散在不规则钙化；④长 T_1 长 T_2 信号，信号不均，可伴陈旧性出血短 T_2 信号。增强后轻中度强化，呈"蜂房状""颗粒状"。
侵袭性垂体瘤	①肿瘤生长超过垂体窝，向颅底、海绵窦、副鼻窦及脑内浸润性生长。②多呈分叶状，突破鞍底向蝶窦内突出；海绵窦正常形态消失，边缘向外膨隆，海绵窦与肿瘤间无明显分界。③增强早期肿瘤呈明显强化；颈内动脉被包绕，管径变窄；斜坡信号异常，边缘不光整；向上突破鞍隔长入鞍上池、三脑室甚至侧脑室；长入中颅窝；长入周围脑实质。
鼻咽癌	①常侵犯颅底及颅内结构，好发于中年人，男性多见；②临床上多有涕血、鼻塞、颈部包块等表现，侵犯颅底及脑神经时可引起声嘶、吞咽困难、面麻、舌偏斜等神经症状；③形态不规则，信号不均匀，增强呈明显不均匀强化。肿瘤侵犯翼腭窝表现为局部正常脂肪消失，翼腭窝扩大或周围骨质破坏；向上直接侵犯颅底及海绵窦、颞叶、桥小脑角等结构；向后可侵及颈动脉鞘、颈静脉孔及舌下神经管。
颅底软骨瘤	①少见，多位于颅底联合处，以颞骨岩尖部和枕大孔区最常见。②肿瘤侵犯颞部可引起岩骨尖综合征，侵犯枕大孔可引起后组脑神经损害。肿瘤形态不规则呈分叶状，边界较清楚，邻近骨质可见增生硬化。③CT 呈混杂密度，其内多见斑点状散在钙化。T_1WI 呈不均匀低信号，T_2WI 呈不均匀高信号，增强明显强化，其内钙化成分不强化。
颅底软骨肉瘤	①好发于中年人，多位于颅底岩、枕部软骨联合处；②肿瘤形态不规则，呈浸润性生长，侵犯范围较广，多伴囊变、出血、钙化，局部颅骨破坏显著，瘤周水肿少见；③CT 上病灶密度不均匀，内可见斑点状钙化。T_1WI 呈等低信号，T_2WI 呈高信号，其内可见片状低信号或更高信号，增强呈明显不均匀强化。
颅底巨细胞瘤	①好发于 20~40 岁，多见于女性；②易发生于蝶骨，可侵犯三叉神经或累及颞骨岩部损伤听神经。表现为蝶骨溶骨性骨质破坏，多为单房或多房性膨胀性生长，边缘可见致密硬化带；③CT 呈稍高密度，可见点片状钙化、条状骨间隔，T_1WI 呈低信号，T_2WI 低或稍高信号，内可见分隔，增强扫描肿瘤呈不均匀强化。

82

后颅底：

颈静脉球瘤
①又称副神经节瘤，起源于颈静脉球和鼓室副神经节；②中年女性多见；③临床多表现为搏动性耳鸣和听力障碍；④CT平扫等或稍高密度，均匀显著强化。T_1WI等低混杂信号，T_2WI高低混杂信号，增强后明显强化，可见特征性的"胡椒盐"征。

骨髓瘤
①多见于50～60岁患者；②临床可出现骨痛、高钙血症、贫血，尿中出现本周蛋白；③可侵及后组脑神经出现神经受损症状；④CT为稍高密度，边缘颅底骨质呈溶骨性破坏，边缘清楚，T_1WI等或稍高信号，T_2WI等或稍低信号，增强后呈明显不均匀强化。

十六、脑干病变的鉴别

胶质瘤
①儿童最常见，3～10岁为发病高峰，男性稍多。②临床多表现为脑神经麻痹，多累及第Ⅵ、Ⅶ对脑神经。脑干胶质瘤以桥脑最多见，多为纤维型星形细胞瘤。③典型CT表现为肿瘤CT呈低密度，边界清楚，水肿不明显。T_1WI低、T_2WI高信号，脑干显著肿大，桥前池狭窄或闭塞，四脑室前份多受压或完全闭塞。增强常无明显强化。

血管母细胞瘤
①多见于30～40岁成人；②肿瘤多位于脑干下部，多表现为大囊小结节型；③增强时附壁结节显著强化，囊性部分无强化，MRI可见附壁结节内或肿瘤周围可见流空血管影，瘤周水肿较轻或无水肿。

转移瘤
①少见；②好发于中老年人，多与其他部位脑实质转移瘤同时存在；③瘤灶周围水肿明显，增强多呈环形或结节状强化。

淋巴瘤
①原发性淋巴瘤发生于脑干者少见，多为非霍奇金淋巴瘤；②多见于50～60岁；③病灶多呈类圆形或分叶状，瘤周水肿较轻，增强呈明显强化均匀强化。

海绵状血管
①多见于20～50岁，桥脑最常见；②临床多表现为一侧肢体麻木、步态不稳、头晕、脑神经功能障碍等；③CT呈类圆形混杂密度，内可见点状钙化。由于肿瘤反复出血，MRI表现多具特征性，病灶中心呈混杂信号或"爆米花样"改变，周围伴低信号环。增强病灶多无强化或轻度强化。

脑干梗死
①较常见，好发于桥脑和延髓；②多见于老年人，发病急；③临床可表现为同侧脑神经及对侧运动功能障碍，双侧感觉运动障碍，双眼协同运动障碍及小脑功能障碍；④病灶边界欠清，DWI急性期病变呈明显高信号，增强可见强化。脑MRA可见椎动脉硬化伴血栓。

脑干出血
①多为高血压性脑出血，可与大脑半球出血同时存在；
②发病突然，患者多有高血压病史，急性期 CT 呈高密度，亚急性期 T_1WI 及 T_2WI 均呈高信号较具特征性。

脑干脓肿
①少见；②临床多表现为头痛、发热、脑干症状等；
③CT 平扫示脑干类圆形低密度灶。MRI DWI 序列示脓腔内明显高信号，增强脓肿呈显著环形强化，环壁薄而均匀，内壁光滑有张力。

病毒性脑干炎
①多见于青壮年；②发病前多有呼吸道感染病史，起病急，逐渐加重，可合并基底节、丘脑或大脑半球多发病灶；③脑干形态可正常或肿胀，MRI 呈稍长 T_1稍长 T_2 信号，增强多无强化或轻度强化。

十七、脑垂体瘤的分类

（一）按肿瘤的内分泌活性分类

1. 分泌型

泌乳素腺瘤
①多见于 20～30 岁，女性明显多于男性；②CT 隐约可见高密度区，增强见鞍区腺垂体组织增强、高度超过正常、垂体柄移位。T_1WI 表现为类圆形的低信号，T_2WI 信号略高。

生长激素腺瘤
①占 20%～30%；②典型表现：肢端肥大和巨人症。T_1WI 低信号及稍低信号，T_2WI 上呈等或低信号，较易向下生长。

促肾上腺皮质激素腺瘤
①促肾上腺皮质激素腺瘤是良性肿瘤，起源于腺垂体促肾上腺皮质激素（ACTH）细胞；②蝶鞍区冠状位增强扫描有助于垂体 ACTH 微腺瘤的术前定位，动态增强扫描，能提高垂体微小腺瘤的术前检出率。

促甲状腺激素腺瘤
①临床较少见，平均发病年龄在 40～50 岁；②临床上有中枢性甲状腺功能亢进（甲亢）症状；③血浆甲状腺激素水平升高，TSH 水平多数增高；④鞍区MRI 显示垂体腺瘤，大腺瘤或巨大腺瘤居多。

促性腺激素腺瘤
①占分泌型垂体瘤的 25%～35%；②血 FSH 升高，绝经前女性患者可表现出卵巢刺激症状，包括月经失调、腹痛以及卵巢增生，男性及绝经后女性患者无血激素改变及内分泌症状；③鞍区 MRI 显示垂体腺瘤，大腺瘤居多。

2. 无功能型

有头痛、视野缺损等垂体占位的表现，无垂体激素过多的临床表现和实验室证据（催乳素除外），可有腺垂体功能减退的表现。无功能型垂体腺瘤的诊断要点为存在垂体腺瘤的影像学证据。

（二）按肿瘤的大小分类：

①垂体微腺瘤（最大径≤1cm）；②大腺瘤（最大径>1cm）；
③巨大腺瘤（最大径>4cm）。

第三节 脑血管性疾病

一、脑梗死的分类

缺血性脑梗死
- 动脉粥样硬化性血栓性脑梗死：大脑皮质或小脑损害，或皮质下、脑干病灶直径 >1.5cm。
- 脑栓塞
  - 心源性：有引起心源性栓子的原因，至少存在一种心源性疾病，多次及多个脑血管供应区短暂性缺血性发作或梗死。
  - 动脉源性：包括主动脉弓和颅外动脉（颈动脉和椎动脉）的动脉粥样硬化性病变、斑块破裂及粥样物溢入血流，形成栓子导致栓塞；同时附壁血栓脱落时也可致脑栓塞。
  - 其他：脂肪滴、空气、肿瘤细胞、寄生虫卵、羊水和异物等。
- 腔隙性梗死：病灶最大径 <1.5cm。穿通动脉小血管疾病。
- 其他病因的脑梗死：
  ①感染性；
  ②免疫性、非免疫血管病；
  ③高凝状态；
  ④血液病；
  ⑤遗传性血管病；
  ⑥吸毒等。
- 不明原因的缺血性梗死

出血性脑梗死：脑梗死引起少量红细胞渗出，发生出血性，也可以大量出血，在梗死区出现血肿。梗死性出血通常发生于脑梗死之后，缺血区域出现出血性改变。

分水岭脑梗死：分为皮层型和皮质下型，影像学因其梗死的部位不同而表现不同。①皮层型：若为大脑前、中或中、后间的梗死，影像学表现为基底朝外，尖朝脑室的楔形低密度灶；若大脑前、中、后的分水岭区梗死，其表现为 C 形分布的低密度区。②皮层下型：表现为条束状低密度灶。

二、缺血性脑梗死的密度及信号演变过程

	分期	T_1WI	T_2WI	DWI	ADC	FLAIR	PWI	MRS
CT	急性期（<24小时）	无阳性发现，部分可见动脉致密征，豆状核轮廓模糊或消失，灰白质交界消失（如岛带征）						
	亚急性期(24小时后)	与闭塞供血管区相一致的低密度梗塞征，如M2栓塞的基底节回避征，局灶性皮层梗死的脑回层丢失征等						
	慢性期（2～3周）	模糊效应病灶呈等密度，水肿消退						
	后期	脑萎缩，脑软化，坏死组织清除形成囊腔						
MRI	动脉流空信号消失，FLAIR表现为高信号，与周围低信号脑脊液形成鲜明对比							
	超急性期(0～6小时)	等/稍低	等/稍高	高	低	等/稍高	灌注减低	乳酸（LAC）峰增高
	急性期(6小时～3天)	稍低	稍高	高	低	等/稍高		
	亚急性(4～10天)	低	高	高/稍高	等	高		
	慢性期（10天以后）	低	高	低	高	低		

三、脑梗死不同病理阶段相应 CT 表现

脑梗死不同病理阶段相应 CT 表现

①患者的CT在发病最初的2小时多表现为阴性，标准更多应用于3~6小时窗；②非增强CT在确定治疗方案时可以发挥的作用是除外脑出血(灵敏度100%)和患者有广泛的缺血性脑梗死（ASPECTS评分用于3小时内，低于7分）或超过1/3大脑中动脉区的大面积的低密度应被认为是溶栓治疗的禁忌证

早期征象：①动脉致密征；②轻微的深部灰质和(或)皮质低密度，如豆状核轮廓模糊、灰白质界面消失（中风窗明显，窗宽、窗位均为35HU）；③脑岛带消失；④累及脑沟变浅

典型表现：起病24小时后，出现与闭塞血管供血区大小和现状一致的低密度区，同时累及灰白质。大脑中动脉区域病灶呈楔形，大脑前动脉供血区呈条带状

2~3周后梗死灶水肿消退、细胞溶解后高蛋白物质渗出和巨噬细胞浸润而呈等密度，为模糊效应，CT增强病灶呈斑片状或脑回状强化

梗死灶密度持续降低，2个月左右形成脑脊液样密度的软化灶

脑缺血后出血性转变的发生率为15%~45%，多发生在起病48小时后，多见于基底节和脑皮层

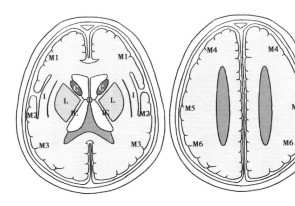

四、脑梗死不同时期 DWI 表现

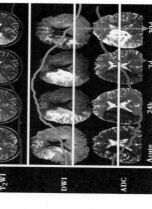

图：脑梗死 DWI 信号改变。

①DWI 最早可在起病后 30 分钟显示缺血灶，表观弥散系数（ADC）下降，DWI 上高信号；②脑缺血后 ADC 值持续下降，约 7 天左右恢复到正常水平，以后脑软化灶形成可有轻度升高；③DWI 高信号逐渐下降，持续到发病后 1 个月余，1 周以后高信号的主要机制为 T_2WI 穿透效应而非 ADC 值改变。

C = 尾状核；
L = 豆状核
IC = 内囊
I = 岛带；
M1 = 前 MCA 供血皮层
M2 = 岛带外侧 MCA 供血皮层
M3 = 后 MCA 供血皮层
M4、M5、M6 为紧邻基底节区上方侧脑室体部层面相应的前、外、后侧大脑中动脉供血区。

①皮层下结构设置三个点（C、L 和 IC）；

②大脑中动脉供血区设置七点（岛叶皮层 I 和 M1、M2、M3、M4、M5、M6）；

③任何一个区域出现早期缺血改变（低密度和肿胀）即视为该处记分点丢失。

④分值分布为 0～10，分别代表所有供血区梗死或完全正常。

早期脑梗死变化的 ASPECT 评分⇨

五、脑血管畸形的种类及鉴别

脑或软脑膜下的动静脉畸形

①构成：一条或多条供血动脉（来自颈内、颈外动脉或椎基底动脉）；畸形血管团；一条或多条引流静脉（不含正常的毛细血管床）。

②CT平扫因病灶内还有血管团、出血、血栓、软化灶和钙化而成混杂密度，AVM组成均出现强化。周围环绕的缺血性改变在CT上为低密度。

③MRI可见蜂窝状流空信号，高信号代表血栓形成或流入增强效应，还有不同时期的出血。

④血管造影可见增粗的供血动脉和引流静脉的早期显影，该征象即提示动静脉分流。

硬脑膜动静脉瘘

①构成：颈外动脉分支或脑血管的脑膜分支和静脉窦之间的直接分流，静脉血栓形成可能是其成因。

②脑内、蛛网膜下腔或硬膜下出血，通常发生在回流到皮层静脉区域的病变。除非有扩大的静脉窦或皮层静脉，否则MRI或CT可能难以发现病灶。

③MRA或CTA可清楚显示异常血管，DSA仍有优势。

脑发育性静脉异常

①构成：并非畸形血管团，为髓静脉发育停滞，原始胚胎性脑深部白质静脉持续存在。由扩大的髓静脉及其引流静脉组成，可引流至室管膜下静脉和（或）脑表浅静脉。可以合并海绵状血管瘤。

②在血管造影静脉期中表现为典型的"海蛇头"样外观，可见数条扩张的髓静脉放射状汇集。并可向浅静脉或深静脉系统引流。

③病灶小不易显示，增强CT或MRI、SWI可显示病灶。

海绵状血管瘤

①构成：由含少量间隔组织的血管腔隙和不同时期出血所组成的桑葚状病灶。②出血多少量且较少见。病变位于或接近大脑皮层时可能引起癫痫。偶尔会发生在脑室内或脑神经。③ CT表现为相对边界清晰、高密度或者钙化病灶，增强后呈片状强化。MRI表现多叶形，T_2WI混合信号，但主要为中心高信号、边缘环绕低信号含铁血黄素环。SWI对病灶显示最为敏感。④病变可多发，可有家族史，多为偶然发现。

脑毛细血管扩张症

①构成：组织相间组成的巢样结构，病变不引起出血，老年人通常多发。②多见于脑干、基底节-丘脑区，也可见于脊髓和皮层下区。③DSA、CT平扫和增强常不能显示病灶。偶在T_2WI可见极微小高信号灶或边界不清强化灶。

六、脑梗死与低级别星形细胞瘤的鉴别

	脑梗死	低级别星形细胞瘤
症状	头痛、头昏、头晕、眩晕、恶心、呕吐、运动性和（或）感觉性失语，甚至昏迷	癫痫，多数患者有头痛、精神运动性肌无力，可出现呕吐与明显意识障碍
年龄	多见于中老年	成年人多见
性别	男女均可，男性多见	男性多于女性
发病率	常见	较少
病情进展	病情变化大	短期内在影像学上无变化
与血管分布的关系	与血管分布一致	与血管分布不一致
动态观察	①面积较大的脑梗死往往合并动脉变窄或闭塞，以流空效应减弱或消失为主要表现；②病变区部位符合动脉的供血区；③灰白质同时受累，基底节区豆状核模糊；④病变往往呈楔形；⑤DWI弥散受限呈高信号，经治疗后在3~4周病变范围缩小	①在 T_1WI 呈低信号，T_2WI 高信号；②MRI 可清楚显示肿瘤浸润脑组织的程度，增强后一般不强化，少数肿瘤周边有斑点状轻度强化影

重点提示：多数星形细胞瘤的影像学表现，具有占位效应等征象，无须与脑梗死鉴别，但少数情况，一些低级别星形细胞瘤仅表现低密度病灶，无占位效应，无强化表现，此时需与脑梗死鉴别

七、脑出血演化机制及 CT 和 MR 表现

血肿时期		血红蛋白变化	CT	T₁WI	T₂WI	Flair	机制
超急性期（<24h）		水分＋氧合血红蛋白	高密度	低信号→等信号	高信号→等信号	高信号	去氧血红蛋白
急性期（1~3d）		脱氧血红蛋白	高密度	等信号	稍低信号	高信号	去氧血红蛋白
亚急性期	早期（4~7d）	细胞内正铁血红蛋白	稍高/等密度	从外向内逐渐增高	稍低信号	高信号	去氧血红蛋白
	晚期（8~14d）	细胞外正铁血红蛋白	等密度	高信号	从外向内逐渐增高	高信号	红细胞碎裂
慢性期	早期（15~30d）	含铁血黄素	等/低密度	周围出现低信号环	周围出现低信号环	等-低信号	无铁含量的血红蛋白片段
	晚期（>30d）	血肿逐渐吸收液化	低密度	低信号＋低信号环	高信号＋低信号环	低信号	巨噬细胞内存在数年

第四节　颅内感染

一、颅内感染性病变的分类

颅内感染性疾病

化脓性脑炎、脑脓肿：①耳源性：化脓性中耳炎；②鼻源性：继发于鼻窦炎；③血源性：全身或局部感染（菌血症或败血症血型播散）；④外伤性：开放性损伤继发感染；⑤隐源性：10%找不到原发灶。

化脓性脑膜炎：多见于脑膜炎球菌、肺炎链球菌和流感杆菌感染。

病毒性脑炎：①单纯疱疹病毒性脑炎；②巨细胞病毒脑炎；③风疹病毒性脑炎；④水痘-带状疱疹病毒性脑炎；⑤HIV性脑炎；⑥其他病毒感染。

真菌性脑膜炎、脑炎：多见于全身性疾病、器官移植术后或免疫功能低下者，常见病原菌为新型隐球菌、白色念珠菌、毛霉菌等感染。

颅内结核：①结核性脑膜炎；②脑实质结核；③混合型结核；④结核并发症。

脑寄生虫病：①脑囊虫病；②脑包虫病；③脑血吸虫病；④脑型肺吸虫病；⑤脑裂头蚴病。

二、脑寄生虫病变的分类及鉴别

分类

脑囊虫病：急性脑炎型、多发小囊型、大囊型、囊虫性小脓肿、钙化型；脑实质型、脑膜型、脑室型、混合型。

脑包虫病：囊型包虫病（多原发或与肝包虫等并存）；泡型包虫病（几乎100%由肝泡型包虫转移而来，常伴有肺转移）。

脑血吸虫病：脑炎型、肉芽肿型、脑梗死、脑萎缩。

脑裂头蚴病：曼氏迭宫绦虫幼虫寄生于脑内。

脑型肺吸虫病：脑炎型、脑梗死、脑萎缩。

脑寄生虫病的鉴别

	流行地区	临床症状	CT	MRI
脑囊虫病	华北、东北、西北、西南高,有区域散发性	常引起癫痫、头痛、质高压、精神症状及疾病,常伴随皮下组织、骨骼肌等部位病变	囊肿在存活期多为小囊状,壁薄、囊壁有头节,增强明显强化,钙化敏感	可清晰显示同类型病变,增强扫描显示囊壁头节多为实质性肿物,退变坏死时周围水肿明显
脑包虫病	流行区生活史或有接触史,西北、西南和东北畜牧业区多见	可发生脑内任何部位,以大脑半球多见。囊型包虫多见于儿童及青少年,泡型包虫多见于成人	囊型包虫为单发大囊,呈圆形,囊内密度均匀,CT值约为0~20HU,囊壁光滑锐利,增强扫描后无强化;泡型包虫的影像学表现复杂多样,CT对钙化敏感	首选。泡型包虫多为脑内多发不规则实性肿物,T_1WI 低信号,T_2WI 等或稍低信号,T_1WI 等为其特征,T_2WI 高信号,多发 3~10mm 左右小囊泡为其特征,T_2WI 高信号,同边水肿重,增强囊壁轻或无强化
脑血吸虫病	主要分布于长江流域及以南地区	急性期多见头痛、昏睡、抽搐及颅内压增高症状、慢性期多出现局灶性癫痫和占位征象	急性期多为脑水肿,实质内可见大小不一、程度不等的低密度灶,无强化。慢性期呈等或略高密度,有占位效应,边界不清,周边水肿,增强可见强化	急性期炎症反应表现为不规则长 T_1、长 T_2 信号,脑水肿和脑肿胀较明显。慢性期肉芽肿表现为 T_1WI 呈低或等信号,T_2WI 呈略高信号
脑型肺吸虫病	在我国华北、华东、西南和华南 22 个省、区均有流行	早期可有质高压,脑膜刺激征,发热,神幻觉、肢体感觉异常,瘫痪,偏盲共济失调等	脑型吸虫 CT 显示钙化更为直观,典型征象为多发的圆形或卵圆形囊样高密度影	主要表现为脑内多发片状、条带状或囊状长 T_1、长 T_2 信号,增强扫描可显示为囊壁无出血灶的病灶,即"隧道征"
脑裂头蚴病	浙江、福建、广东等沿海地区,多因食用含有裂头蚴的蛙肉或饮用含有剑水蚤的野外生水而引起	多见于青壮年,癫痫发作、头痛和偏瘫	多累及额叶或颞叶,病灶位置一般表浅,可单发也可多发,细小点状为钙化是诊断脑裂头蚴病的重要征象	主要表现为脑实质内不同程度长 T_1、长 T_2 水肿信号,占位效应较轻

三、脑脓肿与囊性星形细胞瘤、脑结核、脑转移瘤的鉴别

	部位	形态	临床表现	平扫	增强	灶周水肿
脑脓肿	多位于皮层下区	圆形、椭圆形或不规则形	邻近或全身原发感染表现。急性脑炎期有发热、头痛，吸吐等。脓肿形成期有局灶高压。后期血象、体温正常，但脑脊液压力高	长 T_1 长 T_2 信号，脓肿壁等或稍高 T_1、等 T_2 信号，CT DWI 呈明显高信号。CT 不均片状低密影，有时可见气体密度影	早期不完整环形强化，成熟期较完整，壁平滑、边缘光滑，厚薄均一。可见脓腔、脓肿壁及水肿三部分，有时可见肉芽肿性壁结节，少数多房性脓肿呈星环或多环状相连	病灶明显指状水肿
囊性星形细胞瘤	成人多见于大脑，儿童多为小脑和脑干，常位于白质内，少见于灰质并向白质脑膜浸润	幕上者多形态不规则，与脑实质界限不清，幕下者多呈囊状	颅内最多见的肿瘤，一般病程较长，多有头痛、头晕、呕吐，视力障碍和癫痫发作	长 T_1 长 T_2 信号，DWI 低信号，CT 多均匀低密影，可有斑点状钙化、恶性者密度不均或呈混杂密度	厚壁环状强化，环壁强化程度高，内外壁不规则，有时可见壁结节，周边瘤体部分可强化，肿瘤与周围水肿分界清楚	低级别水肿较轻，高级别多中重度水肿
结核性脑膜炎	脑底部、软脑膜，如鞍上池、环池、桥前池等脑底池，常合并脑实质结核	脑膜线样或不规则则增厚粘连，常合并结核结节或结核瘤	结核杆菌(多为肺结核)经血道播散至脑实质(及脑膜)。表现为发热、盗汗、体重减轻，血沉增快及颅内高压症状，合并结核性脑膜炎时可有脑膜刺激征，脑脊液蛋白升高；葡萄糖和氯化物降低	多为突出性致脑底部脑池脑膜的广泛性粘连增厚及并增殖性、干酪样环死和钙化的脑底结节、结核瘤，脑底池充填而变窄、闭塞	病变处脑膜明显强化、增厚粘连，结核结节呈结节样强化，簇状分布，边界清晰，结核瘤则呈环状强化，常多种病理改变共存	邻近脑组织无或仅有轻度反应水肿

94

脑实质结核	脑实质结核多为结核广泛粟粒性结核病灶,多种病理改变同时存在,如结核瘤、结核结节、结核性脑炎、结核结节合并结核性脑膜肿,常合并结核性脑膜炎	常见结核结节(<5mm),结核瘤(>5mm)或二者混合存在	症状不典型,有的可有头痛,严重者也可有精神萎靡、淡漠、谵妄或妄想,部分性、全身性癫痫发作或痫痫持续状态,昏睡意识模糊	首选 MRI 检查,增强扫描十分重要。平扫多无特异性改变,结核硬死时呈长 T_1 长 T_2 信号,脑积水时见脑室扩大,导水管粘连狭窄等合并症为脑积水、脑梗死	结核结节呈结节状强化,结核瘤中央可有干酪样坏死。增强扫描呈明显环状强化,环壁较厚但多规整,灶周多轻度水肿。结核性脑炎呈弥线状或斑片状强化	结核瘤周围无水肿或轻度水肿
脑转移瘤	幕上最常见,大脑中动脉供血区最多,多数位于皮质交界区,少数可位于皮质或深部白质	多发多灶,圆形或类类圆形病灶,大小相近,单发转移瘤多较大,形态不规则目位置较深。肿瘤生长迅速,易囊变坏死和出血	多见于中老年人,以肺癌、乳腺癌和恶性黑素瘤转移最常见,其次为线毛膜癌,甲状腺癌和肾癌。多有原发肿瘤病史,或其他脏器可见转移,有头痛、恶心、恶心等表现	多呈长 T_1 长 T_2 信号,DWI 瘤体实性部分呈高信号。囊变坏死及出血呈低信号,小脑转移瘤常为等密度	结节状及环状强化,并可以显示平扫不易发现的小病灶	多数病灶周边呈状水肿(小病灶大水肿,占位效应明显)

第五节 颅脑先天性疾病
一、颅底凹陷症测量方法

1. Chamberlain 线：
①硬腭后缘与枕大孔后缘连线；
②齿状突上缘超过此线 3mm 有诊断意义。

2. McGregor 线：
①硬腭后缘与枕骨鳞部外板最低点连线；
②齿状突上缘超过此线 6mm 有诊断意义。

3. Klaus 高度指数：
①鞍结节到枕内粗隆连线，齿状突上缘到此线的垂直距离；②小于 30mm 有诊断意义。

4. 基底角：
①鼻根、蝶鞍中心和枕大孔前缘三点间夹角；
② > 148°为扁平颅底。

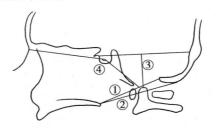

备注：①Chamberlain 线；②McGregor；③Klaus；④基底角

颅底凹陷症 {
常见疾病：枕骨和寰椎发育畸形、颅底软化、成骨不全、佝偻病。
症状体征：颈短、发髻低、头颈痛、眩晕、颈部活动受限、共济失调、颅高压、脑神经损害。
}

二、脑积水的分类

梗阻性脑积水 {
①先天性或后天性，有颅高压症状；
②四脑室出口及以上位置存在梗阻；
③多见于导水管狭窄，四脑室出口粘连；
④表现为梗阻点以上脑室系统扩大；
⑤间质性水肿，脑沟、裂、池变窄或闭塞。
}

交通性脑积水 {
①四脑室出口后循环通路受阻或脑脊液吸收障碍；
②脑膜炎、蛛网膜下腔出血、外伤、手术、静脉窦血栓脑脊液吸收功能障碍；
③早期以幕上脑室扩张为主，无间质性水肿，后期全脑室系统扩大；
④脑沟正常、变窄或消失；
⑤有颅高压症状。
}

正常压力性脑积水
①为交通性脑积水的特殊类型，可继发于蛛网膜下腔出血或感染；
②脑脊液压力正常，脑脊液分泌减少，吸收加强，脑脊液经室管膜吸收，脑实质张力降低；
③脑室系统普遍扩大，脑沟正常或增宽，或仅有脑萎缩。

代偿性脑积水
①多见于正常老年人，缓慢进展的认知功能障碍；
②双侧脑室对称性中度扩大，三脑室扩大相对较轻；
③脑沟、脑裂、脑池增宽；
④脑室周围无间质性水肿；
⑤脑萎缩的常见表现。

三、脑水肿的分类

细胞毒性
①缺血缺氧，钠钾泵失调，水进入细胞内；
②灰白质均受累，常见于急性梗死；
③脑回肿胀，T_1WI 低信号，T_2WI 高信号；
④扩散受限，DWI 高信号；
⑤以局部脑损害症状为主。

血管源性
①血脑屏障破坏，血浆外漏，细胞外液增加；
②见于肿瘤、出血、炎症、梗塞、外伤；
③脑白质区手指状异常信号；
④T_1WI 稍低信号，T_2WI 高信号，无扩散受限；
⑤有高压及脑损害症状。

间质性
①脑室内压力增高，脑脊液外渗，为结合液；
②见于阻塞性脑积水；
③脑室周围边缘光整水肿带；
④T_1WI 低信号，T_2WI 高信号；
⑤有高压症状。

四、大枕大池与蛛网膜囊肿的鉴别

大脑大池
①无症状；
②无囊壁；
③小脑无受压，小脑幕无上移；
④枕骨无异常压迹，板障无变薄；
⑤CT 脑池造影：对比剂进入；
⑥多为偶然发现。

蛛网膜囊肿
①少数较大者可有头晕、颅高压症状；
②有囊壁；
③小脑有受压，小脑幕无上移；
④枕骨弧形压迹，板障变薄，枕内粗隆可消失；
⑤少数较大囊肿可致四脑室变形；
⑥CT 脑池造影：无对比剂进入。

五、神经元移行异常

发病率：占新生儿 CNS 疾病的 15%，顽固性癫痫的 40%。

病因：胚胎发育 8 ~ 14 周时中毒、感染、辐射或遗传因素。

无脑回或巨脑回
- ①皮层厚或粗大脑回，外侧裂变浅、8 字形。
- ②无脑回 6 ~ 18 个月死亡；巨脑回可存活至成年。
- ③可伴小脑畸形、脑积水；癫痫，智力低下。

多小脑回
- **弥漫型**
  - ①双侧额颞顶区脑回迂曲增多；
  - ②皮层增厚。
- **局灶型**
  - ①局限皮层增厚、折叠成裂伴异形血管，其内白质髓鞘形成不良；②常见于外侧裂区。

脑裂畸形
- ①少年发病，癫痫、智力低下、偏瘫；
- ②脑表面至脑室的跨半球裂隙，内衬灰质，可相贴或分离；
- ③脑室边缘尖角状突起，脑表面裂隙开口处呈楔形。

灰质异位
- **非室管膜下型**
  - **局灶型：**皮层下或深部白质区内的局灶性灰质结节。
  - **弥漫型：**皮层下与皮层平行的灰质带，双皮质。
- **室管膜下型**→室管膜下结节状灰质团块。
- 儿童或青春期发病，癫痫、智力低下。

六、神经管闭合障碍

脑膨出
- ①新生儿发病，颅盖搏动性包块，颅底隐匿。
- ②脑膜膨出：中线区颅骨缺损。
- ③脑膜脑膨出：膨出物为脑膜和脑组织。
- ④脑室膨出：脑膜、脑组织及脑室均膨出。

Chiari 畸形
- ① I 型：小脑扁桃体下疝，20% ~ 40% 可伴脊髓空洞；儿童及成人，运动障碍和共济失调。
- ② II 型：I 型 + 小脑蚓部下疝，可伴脊髓脊膜膨出，婴幼儿，进行性脑积水，脑神经损害。
- ③ III 型：II 型 + 后枕部脑膨出，常合并脑积水。

Dandy-Walker 畸形
- ①多见于幼儿，高颅压、共济失调、智力发育迟缓；
- ②四脑室中侧孔先天闭锁，四脑室囊状扩大；多合并脑积水；
- ③小脑蚓部及半球发育不良；
- ④后颅窝扩大，小脑天幕及窦汇上抬。

胼胝体发育不良
- ①完全或部分缺如（压部和嘴部常见）。
- ②侧脑室前角八字分离，后角不对称。
- ③侧脑室体部分离，三脑室上升。
- ④可伴胼胝体周围脂肪瘤、脑膨出、脑积水。
- ⑤部分缺如常无症状；完全缺如有视觉和交叉触觉障碍，半球分离征象。

七、神经纤维瘤病（NF）Ⅰ型与Ⅱ型的鉴别

	NF-Ⅰ	NF-Ⅱ
别名	Von Recklinghausen 病	双侧听神经鞘瘤
分型	外周型	中枢型
发病率	占 NF 90% 以上；1/3000~5000	占 NF 10% 以下；1/50 000
发病期	儿童	成人
性别	无明显性别差异	无明显性别差异
症状体征	癫痫、头大、脊柱侧弯	耳鸣，听力下降，共济失调，颅内高压
遗传	常染色体显性遗传，17号染色体异常	常染色体显性遗传，22号染色体异常
皮肤改变	常见（奶油咖啡斑、雀斑、纤维瘤）	少见
CNS 病变的发生率	15%~20%	100%
脑	胶质增生或错构瘤、星形细胞瘤	神经鞘瘤、脑膜瘤
脊髓	是否发生胶质瘤尚不确定	室管膜瘤、星形细胞瘤
脊神经	神经纤维瘤（体积小、单发）	神经鞘瘤（体积大、多发）
虹膜错构瘤（Lisch 结节）	常见	无
非外胚层病	有（如腹腔和内分泌肿）	无

一、急性脱髓鞘性脊髓病变的鉴别

	临床	病理	影像
多发性硬化（MS）	多见于成年女性；大多累及脊髓，好发于颈髓，其次为胸髓。常见有肢体麻木与运动障碍、感觉障碍等	主要位于与软脊膜静脉相邻的白质区，先有组织间隙水肿及血管周围炎性细胞浸润，继而少突胶质细胞和磷脂细胞丢失	病灶长径与脊髓长轴平行，但很少超过两个椎体节段，偏心性分布。T_1WI等或低信号、T_2WI高或稍高信号，急性期DWI高信号，增强病灶呈斑片状、环状强化
临床孤立综合征（CIS）	早期约半数表现为单纯脊髓型CIS，其中亚急性起病、颈髓受累、感觉障碍较常见	主要累及脊髓白质，少数可累及灰质，部分急性起病的CIS病灶常边界不清、脊髓局部肿胀	一般单个病灶在轴位上<1/2脊髓横径，长度不超过2个椎体高度，多为长条状，T_1WI低或等信号、T_2WI高信号，周围无水肿。急性期病灶出现明显强化
视神经脊髓炎（NMO）及其谱系病（NMOSD）	NMO为视神经与脊髓同时或相继受累，急或亚急性起病的单或双眼失明，同时伴发横贯性或上升性脊髓炎；NMOSD特指一组潜在发病机制与NMO相近，但受累局限	一般多个脊髓节段受累，早期脊髓肿胀和软化，累及脊髓灰质和白质，坏死组织呈灶状或片状，可见小的囊腔形成，轴索和神经细胞丢失，中性粒细胞浸润	以颈或颈胸段同时受累多见，常累及3个或3个以上椎体节段，多位于脊髓中部，累及大部分灰质和部分白质。急性期多伴有脊髓肿胀并可见强化
急性播散性脑脊髓炎（ADEM）	多见于10岁以下儿童。发病数周前有感染或疫苗接种史	中枢播散性脱髓鞘改变，以小静脉为中心，小静脉有炎性细胞浸润，其外层有以单个核细胞为主的围管性浸润，即血管袖套，静脉周围白质髓鞘脱失	T_1WI可改变不明显，T_2WI高信号，局部脊髓增粗或正常，增强后可有强化

二、脊髓非肿瘤性病变的鉴别

	好发人群	好发部位	脊髓形态	病灶形态	出血、坏死、囊变	钙化	CT 表现	MRI 表现	水肿
多发性硬化（急性期）	多见于 20~40 岁，男女患病之比为 1:2	多发	正常或轻度肿胀	斑片样	无	无	密度较低，均匀强化	T_1WI 低信号，T_2WI 高号	轻度
多发性硬化（缓解期）	多见于 20~40 岁，男女患病之比为 1:2	多发	后期萎缩为主	斑片样	无	无	稍低密度，无或轻度强化	T_1WI 低信号，T_2WI 高信号	常无
横断性脊髓炎	多见于青壮年，无性别差异	累及部分或整个横断面	肿胀、晚期萎缩	边界欠清	无	无	急性期斑片状强化	T_1WI 等或低信号，T_2WI 高信号，灰质信号改变明显，逐渐累及及白质	急性期明显
脊髓结核	多见于青壮年	任意	梭形肿胀	边界不清	可有	可有	稍低密度，不规则强化	T_1WI 低或等，T_2WI 低信号或不伴中央高信号，可有环状强化	明显
脊髓脓肿	出生数天~10 岁，20~30 岁	任意	增粗，形态不规则	边界较清	中央液化区	无	稍低密度	未成熟:混杂信号;成熟:囊液 T_1WI 低，T_2WI 高信号;包膜等信号	常有
结节病	中青年多发，40 岁以下多见	任意	明显增粗	边界不清	可囊变	无	稍低密度	T_1WI 信号多变，T_2WI 边缘不清的高信号	常无

101

三、脊髓弥漫肿大病变的鉴别

肿瘤性疾病	室管膜瘤	男多于女，多见于儿童及青年。常累及4～5个椎体节段，位于颈髓和胸髓的室管膜瘤为脊髓梭形膨大；位于圆锥和终丝的室管膜瘤较大，分叶状，常压迫骨质并向外生长。T_1WI低信号，T_2WI高信号。增强实质显著强化，边界清
	星形细胞瘤	好发于儿童和青少年，累及多个脊髓节段，常有囊变和继发空洞，T_1WI为不均匀低信号，T_2WI为不均匀高信号，增强时肿瘤实质部分及囊壁强化明显，继发空洞的壁不强化，肿瘤边界不清
	脊髓内转移瘤	发展快，病史短，水肿及病灶较严重，病灶及水肿均为T_1WI低信号，T_2WI高信号，通常呈显著强化，境界清楚；多发转移灶时，可出现多发斑点强化病灶。通常不合并脊髓空洞
非肿瘤性疾病	急性脊髓炎	青壮年多见。起病急，常有感觉的先驱症状。常累及5个椎体平面以上，病变呈连续性。T_1WI示脊髓肿胀，T_2WI呈均匀高信号，且病变呈异常高信号与正常脊髓间境界清楚。多无强化，少数轻度斑片样强化，有强化时，脊髓稍增粗，散在性有散在病灶
	急性播散性脑脊髓炎	少见，儿童多见。发病急，有发热或感染史。T_1WI改变不明显，T_2WI呈高信号，脊髓稍增粗，脑部同时有散在病灶
	脊髓损伤后水肿	有外伤史，T_1WI可见水肿使脊髓节段脊髓肿大增粗，信号正常或稍低，T_2WI高信号，单纯脊髓水肿信号均匀，与正常脊髓间境界清楚，水肿并有坏死时形态常欠规则，T_2WI高信号呈不均匀，预后较差
	动静脉畸形	多大于60岁，颈胸段多常见，局部脊髓可膨大，增强有助于发现异常血管，病变区多表现为血管流空现象，T_2WI可见病变区脊髓信号增高，预后较好，脊髓间境界清楚，MR上可见脊髓内血管迂曲增粗，增强扫描有血管强化
	急性期放射性脊髓炎	T_1WI可以发现脊髓肿大增粗，病变区多不均匀低信号，T_2WI见病变区脊髓信号增高，多数境界不清楚，但信号较均匀，与放射野对应，增强扫描时一般无强化。可合并对应椎体放射性脂肪变性

四、脊髓血管畸形的鉴别

缺血性疾病

脊髓梗死：①卒中样发病；②主要见于严重动脉硬化和动脉夹层患者；③上胸段或胸腰段脊髓多发，主要为脊髓前动脉梗死，首先累及脊髓中央灰质，常累及数个椎体节段；④T_1WI 见脊髓肿胀增粗，T_2WI 高信号，呈"猫头鹰眼征"；⑤不强化。

脊髓血管畸形

海绵状血管瘤：①多见于中年女性，胸髓最常见，占一半以上，其次为颈髓。②表现为感觉、运动障碍伴进行性痛性麻痹。③CT病灶呈不均匀类圆形高密度区，可见钙化，增强后病灶部分强化。④病灶 T_1WI 等信号或略高信号，T_2WI 不均匀高信号，其内可夹杂低信号，与钙化有关；伴新鲜出血时，T_1WI、T_2WI 均可呈高信号；灶周伴含铁血黄素沉积时，T_1WI、T_2WI 可见低信号环影；增强病灶可见轻度强化。

髓内动静脉畸形：①好发于颈膨大与腰膨大，发病年龄平均 20 岁。②可表现为突发肢体功能障碍，感觉、运动功能消失。③T_2WI 髓内可见血管流空信号。血管畸形较小或不出现血管流空现象的病灶。

髓周动静脉瘘：①多见于青少年；②主要表现为出血所致进行性肢体运动障碍，亦可因盗血造成的脊髓缺血，或因脊髓回流静脉长而迂曲造成脊髓静脉高压引起脊髓水肿；③病程进展数年后可出现截瘫，为进行性不对称的根-脊髓综合征；④CT 平扫可见脊髓局限性增粗，增强可见脊髓表面异常强化、扩张的血管，呈迂曲、团块状分布；⑤MRI 常见髓周血管流空信号。

硬脊膜动静脉瘘：①最常见，占脊髓血管畸形的 80% 以上，好发于中胸段到骶段。②多见于中年男性。③常呈渐进性起病，逐渐出现双下肢无力，感觉障碍，常伴有二便障碍，通常 2～3 年发展为截瘫。④MRI：A. 髓周血管流空信号。T_2WI 矢状位可见脊髓周围血管流空影，为粗大引流静脉，多位于脊髓背侧；B. 脊髓水肿。⑤若脊髓水肿较重而髓周血管流空信号不明显容易被误诊为脱髓鞘病变。

Cobb综合征：①病因不明；②特征为同一节段内脊柱横断面的血管受累，包括皮肤、皮下组织、肌肉、椎体和脊髓；③临床表现为下肢肌力减退、感觉障碍、肠道、膀胱功能丧失等，皮肤血管畸形表现为突出的血管痣或不明显的皮肤斑点；④MR 可见椎体、椎旁组织、脊髓内广泛的血管流空信号，选择性脊髓造影可确诊；⑤在特定脊髓节段内超过 2 种组织以上出现血管畸形可证实该诊断。

五、脊柱脊髓炎性病变的鉴别

脊柱感染

化脓性脊柱炎
①早期骨质密度减低，慢性期可见边界清楚的骨质破坏区，若穿破骨膜可形成椎旁脓肿；②CT可见小片死骨及椎旁脓肿壁强化；③MR示T_1WI椎体信号降低，T_2WI高信号，脓肿边界显示更清晰。

结核性脊椎炎
①青年常见，椎体骨质破坏伴椎旁"冷脓肿"。②边缘型：成人、腰椎多见；中心型：小儿多见，胸椎多见，后期椎体塌陷，驼背畸形；韧带下型：成人多见，椎旁脓肿破坏骨膜下，凹陷性骨缺损。③受累椎体可见"跳跃征"。

脊椎炎
少见，主要为真菌性脊椎炎、寄生虫性脊椎炎、自身免疫性脊椎炎。

脊膜脓肿

硬脊膜外脓肿
①金黄色葡萄球菌感染多见。好发于胸4~8椎体水平；②CT：硬脊膜外密度增高，慢性期可见更高密度肉芽组织，硬脊膜囊变形，脊髓受压；③MR：高颈段易累及枕大孔区。T_1WI蜂窝织炎期与肌肉等信号，脓肿形成后中央低信号，T_2WI脓肿高信号，蛛网膜下腔变窄。

硬脊膜下脓肿
①硬膜下间隙增宽，脊髓受压；②CT脓肿密度略高；③长T_1长T_2信号，增强后不均匀强化，脊膜线状强化；④并发蛛网膜炎者可见粘连性蛛网膜囊肿。

脊膜炎

硬脊膜炎
①化脓性最多，有多组神经根性疼痛；②CT、MR：增强后可见围绕脊髓和神经根的硬脊膜增厚。

蛛网膜炎：脑室扩大，基底池、环池、视交叉池显示不清。

软脊膜炎
①多伴蛛网膜炎；②MR：增强后可见沿脊髓和神经根表面薄层或结节状强化等。

髓内感染

脊髓炎
①少见；②脊髓增粗，形态不规则，髓内低密度灶。T_1WI、T_2WI信号不均，增强后边缘环形强化；③后期可见脊髓萎缩，蛛网膜下腔扩大或粘连。

髓内脓肿
①罕见；②局部脊髓增粗，形态不规则，边界较清，增强后包膜环形强化。信号不均，包膜T_1WI、T_2WI等信号，脓液T_1WI低信号，T_2WI高信号，环形强化。

髓内肉芽肿
多为脱髓鞘病，脊髓膨大，密度低，常累及多节段。T_1WI低、T_2WI局限性或弥漫性高信号。

六、髓内常见肿瘤的鉴别

	病理	临床	影像学
室管膜瘤	起源于脊髓中央管的室管膜细胞或终丝等部位的室管膜残留物；易囊变、出血；多数沿中央管纵向生长，上下两端可见囊变或空洞形成	最常见，30～50岁多见，下部胸髓、圆锥及终丝好发，肿瘤生长缓慢，病史较长，全切术后复发少见	CT：脊髓外形不规则膨大，与正常脊髓分界不清。MRI：有假包膜，范围常广，信号混杂，增强后明显均匀性强化。可见三种囊变：瘤内囊变，肿瘤头端及尾端的囊变，反应性中央管的扩张
星形细胞瘤	常累及多个脊髓节段，与正常脊髓分界不清，偏心、不规则囊变常见	成人髓内肿瘤第二位，儿童最常见的髓内肿瘤。颈髓及上胸髓好发，良性	常累及多个脊髓节段，囊变率高，境界欠清晰，信号混杂，增强后实性部分多有强化。部分星形细胞瘤无强化，少数恶性的可脑脊液种植
血管母细胞瘤	起源于血管内皮细胞的良性肿瘤。肉眼观肿瘤由富含血管的肿瘤结节和囊肿构成，有时瘤壁可钙化	少见。多发病于40岁以前。1/3病人伴Von Hipple-lindau综合征，颈段及胸段脊髓常见	T_2WI病变呈大片高信号灶，主要特点为囊伴结节，结节显著均匀强化，有时可见血管流空影
转移瘤	转移途径为动脉途径、椎静脉途径和通过神经根或脑脊液直接侵犯脊髓等原发病史	髓内转移瘤多数发生于软脊膜，脊髓实质内更为少见	血行播散者脊髓局限性增粗，而蛛网膜播散者则弥漫性脊髓增粗；增强后髓内及软脊膜上多发结节强化灶，少数受累的软脊膜可见薄的环形强化
海绵状血管瘤	合并出血者症状会突然加重	临床病史较长，时好时坏，逐步发展	好发于颈、胸段，团块状、桑葚状和爆米花状混杂信号，周边可见含铁血黄素沉积形成的T_1WI和T_2WI低信号。一般无水肿，一般为散点状强化/不强化

七、髓外硬膜外非肿瘤性病变的鉴别

感染

脓肿
①通过皮肤感染和外科侵入性操作、感染及 HIV 所致；②多见于男性，多大于 50 岁；③临床三联征：发热、脊椎疼痛和神经系统的功能障碍；④MRI 可以提示早期感染和炎症的部位和变化程度，可显示椎体骨髓炎（T_1WI 低信号、T_2WI 高信号）、椎间隙和软组织感染（T_2WI 信号增高）和脊髓受压移位以及脓肿（T_1WI 为低或等信号）的范围。

肉芽肿
分为浆细胞性肉芽肿、结核性肉芽肿、真菌性肉芽肿、嗜酸性粒细胞肉芽肿。

寄生虫
①椎管内囊虫较多，其次为包虫病，以胸椎节段为多见，多单发；②囊虫为脊髓内或髓外小圆形或椭圆形囊肿，T_1WI 为低信号，T_2WI 为高信号，周围可有水肿带；③包虫囊肿体积大，可占 2 ~ 3 个椎骨节段，邻近椎骨可有吸收和破坏。

硬脊膜外血肿
①多为硬脊膜穿刺或自发的出血所致；②局限于椎管骨性结构与硬脊膜之间，多呈梭形或椭圆形，可局限于椎管一侧，也可环绕椎管形成圆形，与脊髓分界清楚；③MRI表现24 小时内的血肿常为等 T_1 长 T_2 信号，24 小时后 T_1WI、T_2WI 均为高信号，其信号随时间而演变。

硬膜外动静脉瘘
①罕见，多见于成年人；②常无症状；③因静脉回流通过根静脉进入环髓静脉造成静脉淤血，有时可表现为缓慢进展的脊髓病变或神经根病变；④神经孔内的根静脉扩张使神经根受压。

八、髓外硬膜外常见肿瘤的鉴别

	好发人群	临床表现	影像学表现/鉴别诊断
转移瘤	多见于中老年	最常见，多为背痛，多来自乳、肺、前列腺	X线：椎管周围骨质疏松，多见椎弓根和椎板溶骨性破坏，椎间隙常正常。CT：硬脊膜外软组织肿块，可呈弥漫浸润压迫硬膜囊，使蛛网膜下腔阻塞。MRI：硬脊膜外软组织肿块和椎体、椎弓根信号异常，病变信号多与肌肉信号相似，增强后多均匀强化。原发病史及骨质破坏有鉴别诊断意义
淋巴瘤	多见于中老年男性	多表现为脊髓和神经根受压症状	X线：可无阳性发现。有时可见椎体溶骨性破坏。CT：多为椎旁等密度软组织肿块，椎体多呈溶骨性破坏。MRI：肿瘤在 T_1WI、T_2WI 呈等/低信号，肿瘤呈包鞘状环绕硬脊囊生长，神经根亦常受累；增强后可见肿瘤及受侵硬脊膜明显强化。肿瘤呈包鞘状环绕硬脊囊生长，为重要的鉴别征象
白血病	儿童常见	可表现为贫血、出血、感染，背痛、局部肿胀	X线：可见椎体骨质疏松，伴继发性压缩性骨折、椎体透亮带和多发局限性骨缺损，偶可见骨硬化。CT：可见椎体普遍密度减低，亦可见白血病浸润形成的软组织块影。MRI：T_1WI 呈低信号，T_2WI 呈高信号。髓外的软组织肿块多为 T_1WI、T_2WI 均匀等信号，增强后可见肿瘤明显均匀强化
脂肪瘤	男性好发	2/3 病人出现下肢无力和背痛	CT 表现为低密度肿块，T_1WI、T_2WI 为高信号，增强后无强化。血管脂肪瘤 CT 可见硬脊膜外低或等密度肿块。MRI 显示 T_1WI 呈等或高信号，T_2WI 呈高信号，可浸润邻近椎体；增强后明显强化

九、髓外硬膜下常见肿瘤的鉴别

	发病年龄	临床表现	影像学表现/鉴别诊断
神经源性肿瘤	20～60岁，男性多见；神经纤维瘤：多见于20～40岁	主要表现为神经根性疼痛及后续的脊髓压迫症状	CT：肿瘤密度略高于脊髓，易发生神经根鞘部位，常穿过椎间孔向硬膜外发展，呈典型的哑铃状改变；MR：T_1WI 等高信号，T_2WI 高信号，增强后实性成分呈均匀显著强化，常合并囊变；多为神经鞘瘤，若发现多发神经源性肿瘤，应考虑是否为神经纤维瘤病
脊膜瘤	中年女性好发	以运动及感觉障碍为主	CT：多为密度稍高的椭圆形占位，边缘可钙化，增强中度强化；MR：T_1WI、T_2WI 呈等或略高信号，多位于脊髓背侧，较少超过2个脊髓节段，增强持久、均匀的强化，邻近硬脊膜"尾巴状"线性强化。"硬膜尾征"是其相对特征
脂肪瘤	男性好发	一种多发于胸段颈段，主要为脊髓压迫症状；另一种多发于腰骶段，常与脊髓发育畸形并存	CT表现为极低密度肿块；T_1WI、T_2WI 为高信号，增强后无强化
畸胎瘤	多见于儿童和青少年男性	以椎管内占位病变损害所致的运动障碍和疼痛为最常见症状。膀胱或直肠功能障碍亦较常见	X线：可有椎体融合，伴椎体及椎弓根变窄、椎管管腔增宽、椎体后缘内凹等；CT：椎管增宽及高密度钙化灶；MRI：肿瘤呈不均的混杂信号，脂肪成分在 T_1WI 上呈高信号
转移瘤	多来源于原发颅内肿瘤和全身系统性肿瘤的脑脊液播散	最常见的首发症状及主要表现为夜间平卧位时疼痛明显，由于病情发展迅速，患者就诊时出现不完全或完全性截瘫的表现	CT和MR平扫可为阴性，增强后CT、MR扫描对检测软脊膜转移较为敏感。弥散型者可见肿瘤包裹在脊髓或神经根袖的表面，引起线样强化，严重者可见整个硬脊囊包壳样强化；局限型者可见软脊膜上多发结节样强化。发展快、病史短及临床肿瘤疾病史可作为重要提示

第七节　变性与脱髓鞘疾病

一、脱髓鞘病变的分类

髓鞘破坏型

多发性硬化：①中青年女性多见；②以病程反复为特点；③多为急性或亚急性起病，可有病前感染史；④影像学可见脑室周围及皮质下白质的多发病灶，典型者可见"直角脱髓鞘征"，脊髓病灶多累及周围白质区。

急性播散性脑脊髓炎：①儿童接种后或感染后多见；②以脑和脊髓广泛的白质炎性脱髓鞘为特点；③多急性或亚急性起病；④影像学可见弥漫性脑损害表现。

弥漫性硬化：①少年儿童期多见；②以白质内界限分明的广泛炎性脱髓鞘为特点；③多为急-亚急性进行性病程；④影像学可见病变以顶枕白质为主，大且不对称。

同心圆性硬化：①青年男性多见；②以脱髓鞘区与相对完整区交替排列呈同心圆形、扇形或波纹形为特点；③多以急性或亚急性起病；④影像学可见额顶叶同心圆形病灶。

视神经脊髓炎：①亚洲青年女性多见；②以同时或先后累及视神经和长节段脊髓为特点；③多呈急性进行性病程；④影像学可见病变主要见于视神经及颈胸段脊髓横贯性病灶，多累及脊髓中央管周围灰质。

脑桥中央髓鞘溶解症：①多见于慢性酒精中毒和电解质紊乱；②影像学可见脑桥中央对称性病灶，MRI可发现脑桥基底部特征性蝙蝠翅膀样改变。

髓鞘形成障碍型

异染性脑白质营养不良：①为先天性硫脂代谢异常所致；②常染色体隐性遗传，常于2～3岁时发病；③呈进行性恶化。影像学可见病灶首先出现在额叶深部白质，逐渐向顶、枕白质发展，典型的可见半卵圆中心 T_2WI 高信号病变区内有"虎纹"征或"豹斑"征。

肾上腺脑白质营养不良：①为性连锁隐性遗传性疾病，多发生于5～10岁男孩；②可伴有肾上腺功能不全，病程进展快、预后差；③影像学可见病灶早期双侧大脑后部白质、侧脑室三角区蝶翼状对称性病灶由后向前逐渐发展。

脑白质海绵样变性：①由天门冬氨酸缺乏引起；②婴儿型多见；③影像学可见患儿头颅巨大，侧脑室扩大，半球深部白质呈对称性弥漫性病灶，脑组织萎缩呈铅笔画素描样改变，MR波谱NAA波明显升高具有特征性。

二、脑内多发腔隙性灶与脱髓鞘病变的鉴别

	多发腔隙性脑梗死	脱髓鞘病变
年龄	50 岁以上	各年龄段均可见
病因	脑深部穿支动脉闭塞，高脂血症、脑动脉硬化、高血压或糖尿病患者多见	与病毒感染、自身免疫、遗传或环境因素、代谢异常、退变损伤等多种因素有关
起病	急性起病	急性或亚急性起病
临床表现	取决于病灶的部位，但多数症状较轻或无明显的临床症状	脑和脊髓弥漫性损害症状和体征，复发缓解交替表现，激素治疗有效
病灶分布	半卵圆中心、脑室周围白质、基底节区及脑干，有呈脑供血动脉区域分布特点	大脑深部白质、通常位于侧脑室周围（多发性硬化）、脑干、小脑，急性播散性脑脊髓炎可累及灰质核团
病灶形态	圆形或卵圆形	圆形、条带状、斑片状、不规则形
CT	低密度；新鲜病灶境界不清楚，病灶密度高于脑脊液；陈旧性病灶境界清楚，病灶密度与脑脊液一致	低密度，边界较清
MR	T_1WI 呈低信号，T_2WI 呈高信号，急性期、亚急性期 DWI 呈明显高信号；慢性期软化灶与脑脊液信号一致，周边可见胶质增生	T_1WI 呈低信号，T_2WI 呈高信号；部分脱髓鞘病变有其典型 MRI 表现，活动期病灶 DWI 呈高信号
增强	DWI 呈高信号的病灶无强化	DWI 高信号病灶可有结节样、开环样强化；陈旧性病灶无强化

三、常见脱髓鞘病变的鉴别

	多发性硬化	急性播散性脑脊髓炎	桥脑中央髓鞘溶解	亚急性联合变性	视神经脊髓炎
病因	与病毒感染或自身免疫有关	常发生于某些疫苗接种后，少数与非特异性感染或受凉、淋雨等因素有关	与过量饮酒、营养不良、过快或过度纠正低钠血症有关	维生素 B$_{12}$ 的摄入不足或代谢障碍所致	病因尚不清楚，目前一般认为属于多发性硬化的视神经脊髓型
年龄	20~35 岁中青年	多见于儿童及青年	30~50 岁	40 岁以上多见	30~40 多见
性别	女性多见	无性别差异	男性多见	无明显性别差异	女性多见
临床特点	急性或亚急性发病，无发病诱因，复发与缓解交替，以单侧或双侧肢体无力、麻木为主要症状；缓解期病情好转或完全改善	急性发病，常有发病诱因，脑和脊髓弥漫性损害的症状和体征。临床预后变异大	患者常有酒精中毒史或亚急性肿瘤病史，在数天之内突然发展为四肢瘫痪，假性延髓麻痹和闭锁综合征表现	隐匿起病，呈亚急性或慢性起病，多伴有贫血症状，双下肢深感觉缺失，感觉性共济失调，痉挛性瘫痪及周围性神经病变等	累及视神经可为眼痛、视力下降或失明，视野缺损；累及脊髓以下深浅感觉、运动障碍及膀胱直肠功能障碍，高颈段受累者可出现呼吸肌麻痹

好发部位	常累于侧脑室周围白质，以前角、枕角多见，较少累及丘脑	大脑、小脑、脑干、脊髓白质，常累及灰质核团如丘脑	多累及脑桥中央部，部分可累及中脑、丘脑、基底核	主要累及脊髓后索、侧索	脊髓病变主要见于双侧视神经；脑内病灶多位于脑室中央；中脑导水管周围，中脑被盖，于脑干周围，胼胝体及侧脑室前后角等靠中线结构
形态特点	病灶多发、较小，呈类圆形或不规则，与侧脑室壁垂直（直角脱髓鞘征）	多发斑片状不对称病灶，急性期病灶周围可见水肿	呈特征性蝙蝠翼样改变	呈特征性分布：矢状面多呈纵行条带状；横断面上可见典型"反兔耳征"表现	脊髓病变常累及≥3个椎体节段
CT	低密度	低密度	低密度	低密度	低密度
MR	新鲜病灶T_1WI呈低信号，陈旧性病灶T_1呈等信号，T_2WI呈高信号，边界清楚	T_1WI呈低信号，T_2WI呈高信号，急性期病灶周围可见水肿信号	呈对称分布T_1WI低信号，T_2WI高信号，病变后期脑桥可见萎缩	T_1WI呈等或稍低信号；T_2WI呈高信号；FLAIR为高信号	急性期视神经增粗、肿胀，呈长T_1长T_2信号，可见"轨道样"强化；脊髓肿胀，中央见点状或斑片状长T_1长T_2信号
增强	新鲜病灶并存，新鲜病灶结节样、开环样强化；陈旧性病灶不强化	急性期病灶均呈显著强化	无明显强化或仅有轻度环形强化	病灶无强化或轻度强化，与其活动性有关	急性期视神经可见"轨道样"强化；脊髓病灶也可见强化

四、足月新生儿与早产儿缺血缺氧脑病的鉴别

	足月新生儿缺血缺氧脑病	早产儿缺血缺氧脑病
易感部位	大脑皮层的中央前后回、基底节、丘脑腹外侧核	室管膜下白质
损伤改变	脑水肿最常见，可伴脑积水、脑软化，脑出血相对少见	脑组织细胞水肿，脑室旁白质坏死，脑出血相对多见，脑室旁静脉性脑梗死，髓鞘化障碍
CT	脑实质局灶或弥漫片状低密度影；基底节区密度减低；可伴有蛛网膜下腔出血	脑白质水肿呈局限性或弥漫性低密度；深部脑白质局限性低密度；脑出血呈高密度灶
MR	最常见征象：T_1WI皮层内点状及迂曲条状高信号；大脑深部白质T_1WI小片高信号，伴脑水肿；严重者基底节区T_1WI上对称性高信号，内囊后肢高信号缺如；可伴有蛛网膜下腔出血	局灶性或弥漫性脑水肿呈长T_1长T_2信号，以细胞毒性水肿为主，DWI呈高信号；随出血时间不同，MR信号各异，亚急性期呈典型短T_1长T_2信号；基底节区灰质核团分界不清，信号不均匀，DWI呈明显高信号
预后	较早产儿好	多较差
临床分度与影像分度差异	一般差异较小	临床分度与影像分度差异显著，且临床分度较影像分度低

113

五、新生儿缺血缺氧脑病的分级

<table>
<tr><td colspan="2"></td><th>轻度（I）</th><th>中度（II）</th><th>重度（III）</th></tr>
<tr><td rowspan="10">临床表现</td><td>意识</td><td>兴奋抑制交替</td><td>嗜睡</td><td>昏迷</td></tr>
<tr><td>肌张力</td><td>正常或增高</td><td>减低</td><td>松弛</td></tr>
<tr><td>拥抱反射</td><td>活跃</td><td>减弱</td><td>消失</td></tr>
<tr><td>吸吮反射</td><td>正常</td><td>减弱</td><td>消失</td></tr>
<tr><td>惊厥</td><td>可有肌阵挛</td><td>存在</td><td>常持续</td></tr>
<tr><td>中枢性呼吸衰竭</td><td>无</td><td>有</td><td>明显</td></tr>
<tr><td>瞳孔改变</td><td>正常或扩大</td><td>缩小，光反射迟钝</td><td>不对称或扩大</td></tr>
<tr><td>EEC</td><td>正常</td><td>痫样放电</td><td>爆发抑制</td></tr>
<tr><td>病程</td><td>24h~3d</td><td>3~10d</td><td>数小时~数周</td></tr>
<tr><td>预后</td><td>正常</td><td>正常/后遗症</td><td>死亡/后遗症</td></tr>
<tr><td colspan="2">CT</td><td>病灶分布局限于 2 个脑叶内，呈点片状，灰白质对比清楚</td><td>病灶分布超过 2 个脑叶，呈大片状，灰质信号对比模糊，可合并蛛网膜下腔出血</td><td>弥漫性低密度灶，灰质信号对比模糊（反转征）；多合并蛛网膜下腔出血或脑出血</td></tr>
<tr><td colspan="2">MR</td><td>病灶分布局限于 2 个脑叶内，呈点片状信号，无大脑重要功能区受损及颅内出血，病灶无明显占位</td><td>轻度病变的基础上，病变累及 2~5 个脑叶，出现深部白质片状异常信号，可累及基底节区，大脑重要功能区受损部位小于 2 个，可见颅内出血</td><td>中度病变的基础上，出现大脑半球球状弥漫片状异常信号（大于 5 个脑叶），重要功能区受损部位多于 2 个，可见颅内出血</td></tr>
</table>

六、婴幼儿常见脑病的鉴别

	HIE	颅内出血	核黄疸
病因	缺血、缺氧导致的新生儿脑损伤	颅脑外伤、新生儿产伤、缺氧所致	游离胆红素的毒性作用
临床表现	①宫内窘迫，Apgar 评分明显低下，口唇发绀等；②生后不久可有异常神经症状：意识障碍，如过度兴奋、嗜睡、迟钝，甚至昏迷；③可有肢体肌张力改变及原始反射异常；④病较重时可伴发惊厥	①突发头痛、呕吐、偏瘫、惊厥发作、视物模糊或偏盲、感觉意识障碍等；②蛛网膜下腔出血可有脑膜刺激征；③脑室出血表现为深昏迷、四肢强直、去脑强直样发作、早期高热、双侧瞳孔缩小、去脑强直样发作	①皮肤、巩膜明显黄染；②手足徐动型脑瘫及锥体外系受损症状或体征：四肢不自主不协调的动作，紧张时加重，咀嚼困难等；③伴有不同程度的张力减退，流口水，咀嚼困难等；智力减退
影像表现	①大脑皮层、脑室周围异常密度/信号影。②以脑水肿为主，斑片状、弥漫性的低密度影，或长 T_1 长 T_2 信号影。③严重者病变广泛弥漫分布，脑灰、脑白质分界消失。④累及基底节区，T_1WI 呈高信号影，DWI 呈明显高信号；T_1WI 上内囊后肢高信号消失。⑤可伴有脑积水，脑旁白质软化，早产儿患者多可伴有不同程度脑出血	①包括脑内出血、脑室出血、蛛网膜下腔出血及硬膜下出血，多以脑室出血或室管膜下出血常见；②急性期出血灶 CT 呈高密度，亚急性期出血灶 MRI 呈高信号，密度或信号随出血时间变化而改变	①MRI 较 CT 敏感，是诊断该病的主要影像学检查手段；②多表现为双侧苍白球对称性 T_1WI 高信号影，一般不累及壳核，DWI 上无异常高信号；③脑内其他部位异常征象少见

七、TORCH 感染与结节性硬化的鉴别

	TORCH 感染	结节性硬化
概念	T 指弓形虫，O 指其他微生物，R 指风疹病毒，C 指巨细胞病毒，H 指疱疹病毒，胎儿经胎盘感染	是常染色体显性遗传的神经皮肤综合征，是一种组织发育紊乱的疾病
病理	①早期：血管炎→脑实质缺氧缺血性损伤→坏死，囊变→神经胶质增生，枕叶最常见；②晚期：基底节、丘脑、室管膜下白质钙质沉积，常由脑发育不良或其他畸形	结节由致密的细胞元胶元纤维组成，内含形态异常的胶质细胞及神经元元，可有钙盐沉积或囊性，其他室管膜下巨细胞星形细胞瘤（孟氏孔区多见），其他部位错构瘤
实验室检查	胎盘中特异 IgM 的检测是诊断胎儿宫内感染的可靠依据	无特异性
临床表现	①缺乏各自典型症状。②多为早产，宫内发育迟缓、紫癜、苍白、黄疸、肝脾大，反应低下等。③妊娠早期感染、新生儿可有多器官感染和神经系统症状；妊娠中晚期感染，神经系统损害相对较轻，生后数月甚至学龄前才出现精神神经运动迟滞、生长发育落后，智力低下，脑瘫、癫痫等症状	①皮脂腺瘤，智能障碍及癫痫是临床诊断的三联征；②还可侵犯心脏，呼吸道、肝、肾等，造成相应的各种临床表现
好发人群	妊娠早期感染、新生儿期发病；妊娠中晚期感染，生后数月甚至学龄前发病，无性别差异	多在幼年发病，多 >10 岁，男性多于女性
CT	①脑萎缩，脑缺血灶及软化灶，呈低密度；②双侧基底节区及室管膜下条状钙化灶常见，呈高密度，可伴脑积水	皮层，脑白质及室管膜下多发或等低密度结节，室管膜下结节易钙化，呈高密度，增强结节明显强化
MR	①脑萎缩，脑缺血灶及软化灶，T_1WI 呈低或等信号，T_2WI 呈高信号；②双侧基底节区及室管膜下条状低信号钙化灶，可伴脑积水	皮层，脑白质及室管膜下多发结节，T_1WI 呈低或中等信号，T_2WI 呈中等或高信号；增强明显强化

第四章　头颈五官

第一节　眼及眼眶病变

一、眶内肌锥内外病变的鉴别

肌锥内外间的划分	**肌锥内间隙**（良性病变多见）：为眶内6条眼外肌所包含的区域，内有眶内脂肪，眼动脉，眼上静脉，第Ⅰ、Ⅲ、Ⅳ、Ⅴ、Ⅵ对脑神经。 **肌锥外间隙**（恶性病变多见）：为眼外肌及眼外肌以外至眶筋膜以内所包含的区域，内有脂肪组织、泪腺、泪囊。
肌锥内间隙常见病变	**脉管性**：以海绵状血管瘤及静脉血管瘤为多见，除淋巴管瘤外，多明显强化，可见血管样强化流空血管影。淋巴管瘤及毛细血管瘤，多累及肌锥外间隙。 **炎性**：以炎性假瘤、Graves眼病、蜂窝织炎为多见，多为眶内结构弥漫性受累，常伴眼外肌增粗或以眼外肌增粗为主要表现。 **视神经**：多见，病变与视神经关系密切或正常视神经不能显示，可伴视神经管扩大、视交叉受累。
肌锥外间隙常见病变	**淋巴增生性病变**：多见，反应性淋巴增生、非典型淋巴增生及淋巴瘤三者难鉴别。均为弥漫性浸润，形态不规则，边缘模糊，常包绕眼球、眼外肌、视神经等，周围结构多无改变（鉴别见下文）。 **泪腺源性病变**：多见，位于眶外上象限泪腺窝内，眼球向前内下移位，伴泪腺窝压迫性吸收或骨质破坏。 **囊肿样病变**：多见，常为低密度或长T_1长T_2信号，边界清楚光滑，增强无强化或边缘强化。 **转移性病变**：很少见，有原发肿瘤病史，眶壁溶骨性骨质破坏伴肌锥外间隙不规则软组织肿块。 **肌源性病变**：少见，以横纹肌肉瘤最常见：病变进展快，以10岁以下男童多见，形态不规则，边界清楚，密度不均，等或略长T_1、明显长T_2信号，边界清楚，常明显强化。

视神经病变的鉴别

视神经胶质瘤	①好发年龄多<10岁，性别无差异，视神经纺锤样增粗，视力下降； ②CT等密度，密度均匀，增强呈轻至中等强化，等长T_1长T_2信号，视神经管扩大。

视神经脑膜瘤
①好发于 30 ~ 50 岁，女性多见，视神经梭形或结节样增粗，视力进行性下降、突眼。
②CT 示高密度，可钙化，高度提示诊断。增强呈明显强化，可见轨道征，等 T_1 等 T_2 信号，蝶骨骨质增生。

神经鞘瘤
①好发于 20 ~ 50 岁，女性多见，椭圆形或类圆形；
②CT 示等密度，密度多均匀，少数可见囊变，增强多不均匀强化，略长 T_1、T_2 信号，信号不均，可见长 T_1 长 T_2 信号的小囊变区。

球后视神经炎
①好发年龄与性别无明显特征，激素治疗有效，单侧眼球突发数小时至数天失明，1 ~ 2 周自行恢复。
②视神经正常或弥漫性增粗，边缘模糊。CT 示密度正常，增强视神经呈轻度强化，T_1WI 视神经信号降低、T_2WI 视神经信号增高。

淋巴性疾病

淋巴瘤
①好发于老年人，男性多见，单侧多见，常为全身淋巴瘤的眼眶受累，病灶弥漫，以泪腺和眼球周围好发，均累及肌锥外间隙，常充满肌锥内外间隙，可累及眶内球外诸结构，引起突眼，眼睑无痛性肿胀；
②中等软组织密度，T_1WI、T_2WI 呈等信号，密度或信号均匀，增强轻度至中等强化。

良性淋巴上皮病变
①又称 Mikulicz 病，好发于中年人，女性多见，双侧多见，激素治疗敏感，常伴眶外结构受累，如双侧腮腺或颌下腺肿大，三叉神经分支受累增粗；
②泪腺弥漫性肿大，密度（信号）均匀，增强明显均匀强化。

二、眼外肌增粗病变的鉴别

Graves 眼病
①常见甲状腺功能异常；②双眼多见，多条眼外肌受累且对称，下直肌增粗最常见，梭形，以肌腹增粗为主，肌腱及肌肉附着点正常；③边界清楚，伴眶内脂肪增多、眶尖密度增高；④突眼。

炎性假瘤
①对激素治疗敏感，单眼多见，可多条眼外肌受累，单条外直肌常见，肌腹肌腱同时增粗；
②边界模糊，可伴眼环增厚、泪腺增大、眶内脂肪密度增高等。

蜂窝织炎 ①起病急，红肿热痛症状，儿童、青少年多见；②单眼多见，一条或多条眼外肌受累，一条者内直肌多见，肌腹肌腱同时增粗；③边缘模糊，抑脂 T_2WI 增粗眼外肌边缘信号增高，增强后眼肌边缘强化；④球后脂肪密度增高；⑤可合并副鼻窦炎、眶内或骨膜下脓肿。

脉管性 ①搏动性或体位性突眼；②球结膜充血水肿；③单眼多见，常累及单侧全部眼外肌，普遍均匀一致增粗，程度较轻；④边界清楚，增强可见眼上静脉增粗迂曲、海绵窦扩大或血管样强化或流空血管。

外伤性 ①有外伤史；单眼多见，一条眼外肌受累多见，内直肌常见，球状或半球状增粗；②边缘模糊，多伴有内直肌与眶内壁间脂肪间隙变窄、消失，邻近眶壁骨折或皮下血肿。

淋巴瘤 ①中老年多见；单眼多见；多条眼外肌受累多见，上直肌与提上睑肌增粗及肌腹肌腱增粗多见。
②边界模糊，常伴眼睑或结膜区结节状软组织影，可包绕眼球生长。

转移瘤 ①有原发肿瘤史；单眼多见；一条或多条眼外肌受累，内外直肌受累多见，局限性结节样增粗，形态不规则。
②边界清楚，多伴眶壁、鼻旁窦等结构受侵。

原发肿瘤 ①少见，以血管瘤多见，单眼多见，一条眼外肌受累多见，局限性增粗呈球形、纺锤形或半球形，直径多 >1.5cm；
②边界多清楚，密度（信号）不均，强化多高于眼外肌。

猪囊尾蚴病 ①罕见，有囊虫病史或密切接触史，单眼多见，常为一条眼外肌受累，（眼外肌）局限性梭形增粗；
②边界清楚，内可见囊泡及头节，低密度或长 T_1 长 T_2 信号。活动期头节强化。

肢端肥大症 ①罕见，无突眼，双眼多见，双眼所有眼外肌均增粗；
②无球后脂肪增多，伴鼻窦及乳突过度气化。

其他 皮肌炎、白血病、药物性肌炎、淀粉样变性、球后麻痹、脑膜脑膨出、植入性囊肿及先天性疾病等。

三、眼球突出病变的鉴别

诊断标准 { 成人：①角膜顶点至双侧眶外缘连线的垂直距离为 22mm；②两眼差值 >2mm。

按发病年龄 {
①儿童与婴幼儿：以脉管性病变、神经源性肿瘤、视网膜母细胞瘤和横纹肌肉瘤多见；
②中老年：以海绵状血管瘤、炎性假瘤、泪腺肿瘤和恶性肿瘤较常见。

按单双侧 {
①单侧：多见于肿瘤性病变、外伤、炎性假瘤等；
②双侧：主要见于 Graves 眼病，炎性假瘤、血管畸形、视网膜母细胞瘤、淋巴瘤和白血病等为少见原因。

按眼球移位突出方向 {
①突向正前方：多为眶内球后占位（以海绵状血管瘤和视神经肿瘤多见）或炎性病变引起；
②突向外下方：多为额窦（黏液囊肿多见）占位性病变及脉管性病变（颈动脉海绵窦瘘及静脉曲张）；
③突向内下方：多为泪腺肿瘤（多形性腺瘤多见）、炎性病变（泪腺炎型炎性假瘤多见）及骨病变；
④向下移位突出：多为上直肌、眶顶壁病变；
⑤向上移位突出：多为上颌窦或上颌骨占位，以上颌窦癌多见；
⑥向外移位突出：多见于筛窦（黏液囊肿多见）或内直肌内侧占位；
⑦向内移位突出：少见，偶见于淋巴瘤或骨骼病变。

按发病部位 {

球内 {
①肿瘤性：以视网膜母细胞瘤最多见；
②外伤：多为球内血肿；
③炎症：眼内炎症。

球外眶内 {
①肿瘤性：以血管源、神经源和泪腺肿瘤多见；
②炎性病变：炎性假瘤、Graves 眼病及蜂窝织炎等；
③脉管性：多见于颈动脉海绵窦瘘及静脉曲张；
④外伤：球后血肿、积气和异物。

眶周 {
①鼻源性：以恶性肿瘤、黏液囊肿最多见；
②颅内：见于眶颅沟通性肿瘤及恶性肿瘤；
③骨及软组织：见于骨纤维异常增殖症、骨瘤、骨化性纤维瘤及骨软骨瘤等。

四、眶内常见病变的鉴别

	临床特征	影像学特征
视网膜母细胞瘤	5 岁以下婴幼儿，白瞳症	球内可见斑片状钙化软组织肿块
眼内炎	外伤史	晶状体变形、脱落
脉管性病变	搏动性或体位性突眼，多有外伤史	具有增强后明显血管样强化或眼上静脉迂曲扩张，海绵窦扩大增宽，低头或压颈时病灶增大的特征
海绵状血管瘤	成人最常见的眶内良性肿瘤	增强渐进性强化
外伤性	有外伤史	可见球后血肿或积气、异物，有特征性密度或信号
神经源性肿瘤	早期视力下降、视野缺损、盲点，眼球轴性突出	病变与视神经关系密切，无正常视神经，视神经管扩大
炎性病变	可伴甲状腺功能异常、化脓性感染的症状或对激素治疗敏感	多伴有多条眼外肌增粗、增厚、泪腺增大、视神经增粗和眶内脂肪密度增高或眶内脂肪堆积等
泪腺病变	眼球向前内下移位	病变位于泪腺窝，伴泪腺窝压迫性吸收扩大或骨质破坏
眶周病变	多为邻近恶性肿瘤的眶内侵犯所致	病变源于鼻腔、鼻窦或颅内，主体位于眶外，蔓延到眶内的部分主要位于肌锥外，恶性者常见大范围骨质破坏

五、眼球常见肿瘤性病变的鉴别

视网膜母细胞瘤
①5 岁以下多见，单眼多见；白瞳症，好发于眼球后部玻璃体腔内，多乳头状或扁丘状。
②眼球后侧壁高密度肿块，边缘光滑，眼球大小正常，可见特征性斑点或团块状钙化，未钙化部分轻中度强化。T_1WI 呈等或稍高信号，T_2WI 信号明显减低。
③沿视神经向球外蔓延，可伴视神经增粗及球后眶内肿块，颅内扩散。

脉络膜黑色素瘤
①多见于中老年，单眼发病，好发于眼球后极，多蘑菇状、半球状突入玻璃体腔；
②边界较清楚，短 T_1 短 T_2 信号，钙化少见，多为中度以上均匀强化。

脉络膜血管瘤
①少见，好发于 10 ~ 20 岁，单眼多见，好发于眼球后极局限于黄斑区，球后壁梭形增厚或扁平状肿块。
②孤立性边缘清楚，弥漫性边界不清。长 T_1 长 T_2 信号，明显强化。
③半数患者可伴有颜面部或颅内海绵状血管瘤，有家族遗传性。

脉络膜骨瘤
①好发于 20 ~ 30 岁，女性多见，单眼多见，眼球后极视盘附近，多为新月状、点状、短线状或纺锤形；
②边缘光滑清楚，高密度骨化，无强化。

脉络膜转移瘤
①中老年多见，少见有原发肿瘤病史，肺癌和乳腺癌多见，多为单眼发病，好发于眼球后极，球壁局限性隆起或弥漫性不均匀增厚；
②边缘清楚，稍长 T_1 长 T_2 信号，强化明显；
③伴发表现：伴发的视网膜脱离范围常较广泛。

睫状体神经鞘瘤
①罕见，20 ~ 50 岁，女性多见，单眼多见，好发眼球前部；
②形态不规则，边缘清楚，明显强化，与晶状体关系密切。

六、眼眶蜂窝织炎与 Grave 眼病的鉴别

	眼眶蜂窝织炎	Graves 眼病
临床	起病急，病程短，有鼻旁窦炎、外伤史或蚊虫叮咬史，常有红肿热痛等化脓性炎症的表现	慢性起病，病程长，甲状腺功能异常
年龄	儿童多见，平均 7 岁	40 ~ 60 岁
性别	男性多见，男女之比 2 ~ 3 : 1	女性多见，男女之比 1 : 6
单/双眼	单眼多见	双眼多见
影像	①以眶内结构正常界面消失，眼眶间隙密度局限或弥漫性增高，脂肪间隙模糊为主要表现；②眼外肌增粗发生率低于 Graves 眼病，且以内直肌增粗常见；③常伴眶内或骨膜下脓肿形成；④增强后边缘强化	①以双侧多条眼外肌增粗为主要表现；②下直肌增粗最常见；③可伴眶内脂肪增多，眶尖密度增高；④增强后活动期为轻中度均匀强化，晚期不强化

七、眼眶良恶性肿瘤的鉴别

	良性（60%）	恶性（40%）
临床	以海绵状血管瘤、泪腺多形性腺瘤及神经源性肿瘤为多见	以淋巴瘤、泪腺癌、视网膜母细胞瘤、横纹肌肉瘤为多见
生长	膨胀性	侵袭性
形态	形态规则	形态不规则
边缘	边界清楚	边界不清
眶壁及邻近结构	眶壁无骨质破坏，体积较大时可伴有局限性骨质受压变形或吸收，邻近结构可受压移位不受侵	可见范围不等的骨质破坏，周围结构受侵界限模糊，常累及肌锥内外，可向颅内或鼻旁窦蔓延
信号	T_2WI 常为高信号，DWI 多为等信号	T_2WI 常为等信号，DWI 多为高信号
增强	渐进性或持续性强化	快进快出型强化

	原发（80%）	继发（20%）
临床	良性多见	邻近恶性肿瘤直接侵犯多见
部位	位于眶内	位于眶外，眶内部分位于肌锥外
范围	局限	广泛
形态	形态规则	形态不规则
眶壁骨质	骨质无破坏	骨质破坏

八、眼眶脉管性病变的鉴别

海绵状血管瘤
①常见，好发于球后肌锥内间隙；
②中等或偏高密度，可见小的钙化（静脉石），T_1WI 呈等或略低信号、T_2WI 高信号，密度/信号均匀，边缘锐利椭圆形肿块，明显强化，动态增强渐进性强化。

颈动脉海绵窦瘘
①好发于男性青年，多有外伤史、搏动性突眼，眼睑、球结膜高度水肿，好发于上直肌与视神经间，从前内向眶上裂走行，多为梭形或弯曲条状；
②均匀中等密度，MRI 见流空血管影，增强后眼上下静脉迂曲扩张，以眼上静脉明显；
③海绵窦扩大，可伴内眦静脉及面静脉扩张迂曲或眶壁、颅底骨折。

静脉血管瘤
①青少年多见，可有体位性突眼，多位于内上象限，可累及肌锥内外间隙，不规则条状或结节状，压迫同侧颈内静脉病灶增大；
②密度较高，T_1WI 等低信号，T_2WI 高信号，密度/信号不均，增强呈显著强化，且呈渐进性强化，可见强化血管影；
③病灶内见出血、点条状血管流空，眶腔扩大。

毛细血管瘤
①好发于婴幼儿，多于出生后 2 周内发现；眼睑或面部见蓝紫色肿块，多位于眼睑和肌锥外间隙，形态不规则。
②均匀中等密度，等 T_1 长 T_2 信号多见，均匀明显强化，强化时间早，瘤内血流丰富。
③病灶可通过眶上裂、视神经管向颅内蔓延。

淋巴管瘤
①好发于儿童和青少年；多位于眼睑及眶内上象限，常同时累及眼睑和肌锥外间隙，多为类圆形、分叶状或多房状。
②低密度或长 T_1 长 T_2 信号多见，密度/信号不均，可无强化或边缘和分隔强化。

静脉曲张
①青壮年多见；体位性突眼，多位于眶内上、内下象限，多为条状、团块状，眼上下静脉受累。
②均匀中等密度，为长 T_1 较长 T_2 信号或流空血管影，可见扭曲条状或团块状显著强化。压迫同侧颈内静脉病灶增大。

动静脉血管畸形
①多见于青年，临床与颈动脉海绵窦瘘相似，眶尖部多见，多为不规则团块状。
②MR 为条状或团块状低信号伴粗大流空血管，可见粗大迂曲的管状强化影及不强化间隔。眼上静脉迂曲扩张。

九、泪腺常见肿瘤的鉴别

多形性腺瘤
①好发于中年；
②常见单眼多发（无痛，病程长）；
③多为圆形或椭圆形；
④泪腺窝压迫性吸收，密度多较均匀，增强轻中度均匀强化。

腺样囊性癌
①好发于中年，女性多见；②常见，疼痛，病程短；③单眼多发，形态不规则，扁平状，沿锥外间隙向眶尖生长，边界不清；④密度/信号不均，可见囊变，偶钙化，呈中度至明显强化，强化不均，邻近骨质破坏，易侵犯颅内、鼻旁窦。

淋巴瘤
①好发于50~60岁，男性多见，无痛，有其他部位淋巴瘤；②单眼多见，可双眼，包绕眼球，弯曲薄饼样或塑形样；③密度/信号均匀，增强可见轻中度均匀强化，泪腺窝多无骨质破坏。

炎性假瘤
①好发于40岁左右，男性多见，可有疼痛，激素治疗敏感；②单眼多见，多为椭圆形、类圆形；③密度/信号均匀，呈均匀持续明显强化，伴眼外肌增粗、眼环增厚。

良性淋巴上皮病变
①好发年龄>30岁，女性多见，无痛，激素治疗敏感；②双侧多见，泪腺弥漫性肿大；③密度/信号均匀，可见中度以上均匀强化，可伴双侧腮腺或颌下腺肿大。

十、眶壁肿瘤及肿瘤样病变的鉴别

良性

皮样囊肿
①<3岁多见；②多位于骨缝连接处及眶外皮下，多为圆形或类圆形，边界清楚；③CT示囊性病灶，内含脂肪密度，眶壁受压改变。MRI示囊内常见短 T_1 长 T_2 信号，可有分层和液平面，囊变为低信号。增强可见囊内不强化，囊壁环形强化，囊壁较厚。

骨瘤
①好发于儿童或青少年，男性多见；②多见于额、筛窦，多椭圆形或不规则形，边界清；③CT为显著高密度，CT值500~1000HU。MRI各序列呈低信号，增强无强化。

良性

骨纤
①好发年龄 <20 岁，女性多见；②颅面多骨受累，形态不规则，边界不清，眶腔变小；③CT 示骨质膨胀，内部结构紊乱，呈磨玻璃样密度或囊状，分界不清，可伴颅板增厚，病变沿骨生长方向延伸 MRI 以长 T_1 短 T_2 信号为主，信号不均。增强可见强化不均匀，CT 为高密度或长 T_1 短 T_2 信号区不强化。

黏液囊肿
①额、筛窦多见，男性多见，好发于中老年；②多为类圆形，边界清楚；③CT 多为等低密度，周围骨质膨胀变薄，邻近窦腔扩大。MRI 信号与囊液蛋白含量高低有关，多为长 T_1 长 T_2 信号。增强可见囊内不强化，周边黏膜环形强化。

脑膜瘤
①好发于 40～50 岁，女性多见；②多为蝶骨嵴或翼病变的眶内蔓延，多为扁平状，宽基底附于眶壁，边界清楚；③CT 为高密度，密度多均匀，邻近眶壁或蝶骨骨质增生或破坏，常伴眶上裂或视神经管扩大。MRI 等 T_1、T_2 信号。增强可见明显强化，可见硬膜尾征。

骨化性纤维瘤
①好发于 11～30 岁，男性多见；②好发于上颌骨，发生于眶壁者常累及上颌骨，多为圆形或椭圆形，边界清楚；③膨胀性骨质破坏，CT 骨窗破坏区呈磨玻璃样略高或高密度影，内可见囊腔形成或点状更高密度钙化，周边可有骨壳形成。MRI 实性部分呈等 T_1 短 T_2 信号，增强可见不均匀中等-明显强化。

恶性

直接侵犯
①好发于中老年，男性多见；②原发部位多为上颌窦、筛窦、鼻腔，多为鳞癌，多为不规则形，边界不清，肿块与原发肿瘤相连，主体位于眶外；③CT 上以软组织密度多见，密度不均，多伴有眶内壁及眶下壁的骨质破坏，MRI 等长 T_1、T_2 信号为主，信号不均，增强呈轻至中度不均匀强化。

转移瘤
①好发于中老年，男性多见，原发瘤以肺癌、乳腺癌多见；②形态不规则，边界不清；③CT 溶骨性骨质破坏为主，破坏区邻近的眶骨膜下可见软组织肿块。MRI 略长 T_1 略长 T_2 信号，信号不均，增强后实性成分常明显强化。

第二节　鼻与鼻窦病变

一、鼻与鼻窦常见恶性肿瘤的鉴别

腺癌
①多见于男性。②好发于 55~60 岁。③木工、皮革工人发病率较高。④形态不规则，边界尚清晰，CT 呈等、低密度，T_1WI 呈等信号，T_2WI 呈较高信号；增强扫描中等或明显强化。

嗅神经母细胞瘤
①好发于 11~20 岁及 51~60 岁。②鼻塞、鼻出血及嗅觉丧失；病变常侵犯颅内及眼眶。病变常起源于嗅神经分布区（鼻腔上部、筛窦顶部）。③形态不规则，边界不清楚；邻近骨质侵蚀、破坏；T_1WI 呈低信号，T_2WI 呈较高信号，囊变坏死信号不均匀，增强扫描中度强化。

横纹肌肉瘤
①好发于儿童和青年。②筛窦多见，其次为上颌窦。③起病急、进展快，常见鼻塞、鼻出血，病变常蔓延至眼眶、颅底甚至进入颅内，有眼球突出、复视、视力减退、头痛及脑神经受累等症状。④CT 示肿块形态不规则，边界不清楚，密度较均匀，少数伴囊变、坏死或出血，一般无钙化；窦壁呈浸润性骨质破坏。T_1WI 呈均匀等或稍低信号，T_2WI 呈高信号，出现囊变、坏死或出血，信号不均匀。增强扫描中等或明显强化。

鼻窦淋巴瘤
①好发于中老年男性。②多见于上颌窦。③窦腔内可见软组织密度影，较均匀，窦壁骨质轻度破坏，窦周可见软组织浸润，T_1WI 呈低或中等信号，T_2WI 呈中等信号；增强扫描轻中度强化。

鳞状细胞癌
①多见于中老年人，男性多见。②长期接触镍、铬、木尘、煤油等。③鼻塞、面部麻木疼痛、头痛、牙齿松动、复视等。④CT 显示鼻腔、鼻窦不规则肿块，可出现囊变、坏死，可见钙化；周围骨质溶骨性骨质破坏，广泛累及周围结构。T_1WI 及 T_2WI 呈中等信号，增强扫描中度到明显强化。

腺样囊性癌
①多见于中老年人。②上颌窦及鼻腔好发。③鼻塞、鼻出血、面部麻木、疼痛。④CT 表现为混杂密度，形态规则或不规则，边缘较清晰，邻近结构受侵，骨质呈浸润性破坏；T_2WI 信号不均匀，增强扫描不均匀强化，易沿神经转移。

鼻腔淋巴瘤
①好发于中年男性。②临床症状有鼻塞、流涕、鼻出血、肿痛等。③鼻腔前部多见，易累及鼻前庭、鼻翼及邻近面部结构。④密度不均匀，其内可见不规则低密度影，邻近骨质破坏；T_1WI 呈低或中等信号，T_2WI 呈中等信号；增强呈轻中度强化。

二、鼻与鼻窦良性肿瘤及肿瘤样病变的鉴别

鼻腔鼻窦肿块影：

鼻息肉 ①多见于成年人，双侧多发，中鼻道或筛窦最常见。②持续性鼻堵、流涕、头痛等。③CT呈鼻腔内充满低密度到软组织密度影，T_1WI呈低信号，T_2WI呈高信号；增强扫描不强化或环状强化。

内翻性乳头状瘤 ①好发于50～70岁，男性较女性多见。②多单侧，好发于鼻腔外壁近中鼻道处。③鼻堵、鼻出血、失嗅等。④CT呈软组织密度，密度较均匀，少数见钙化；信号不均匀，T_1WI及T_2WI呈低到中等信号；肿块内可见典型"栅栏状"征象，增强扫描中度均匀强化。

神经鞘瘤 ①中老年人多见。②鼻堵、鼻出血或眼球突出。③CT表现为圆形、类圆形软组织肿块，边缘清晰，邻近骨质受压变形；T_1WI呈中等信号、T_2WI依据细胞构成不同而异，常见等高混杂信号，增强扫描等T_1WI、T_2WI区可见明显强化，长T_2区不强化。

良性混合瘤 ①起源于小涎腺，常见于鼻中隔；②密度/信号不均匀，增强扫描不均匀强化。

血管瘤 ①鼻堵和反复鼻出血为主，多见于青中年，分为毛细血管瘤和海绵状血管瘤，前者占58%；好发于鼻中隔，后者好发于下鼻甲和上颌窦内。②边界清楚，形态规整或者不规则，偶可见静脉石，呈软组织密度，以长T_1长T_2信号为主，增强扫描可见明显强化，海绵血管瘤可见渐进性强化。

骨性结构为主：

致密型骨瘤 ①圆形/类圆形；②骨皮质样高密度，致密均匀，边缘清晰，T_1WI、T_2WI均为极低信号。

松质型骨瘤 内部松质骨样密度，可见骨小梁

混合型骨瘤 内部密度/信号不均匀，增强扫描可见不均匀强化

①多见于20～40岁成年人，生长缓慢，多无临床症状，较大者出现相应的压迫症状；②CT示高密度肿块，边缘可见致密骨鞘。

骨纤维异常增殖症 ①幼年发病，成年后可自行停止生长或痊愈，部分恶变；②局部膨大，面部不对称；③单骨或多骨受累及，跨越骨缝生长。骨质膨胀性改变，无周围正常骨移行，无骨壳样分界。CT呈磨玻璃样改变，T_1WI等信号，T_2WI不均匀低信号，增强可见不同程度强化。

骨化性纤维瘤	①好发于青少年和 30～40 岁，女性多见。②面部畸形或眼球突出。③CT 表现为圆形、类圆形或分叶状骨性高密度影，密度不均匀，边缘清晰，瘤周可见厚薄不一的骨壳，其下方可见连续或不连续环状低密度影；邻近结构受压移位；筛窦好发。T_1WI 呈低或中等信号，T_2WI 呈低信号，信号常不均匀，增强扫描低到中等强化。

三、鼻前庭囊肿与腭正中囊肿的鉴别

	鼻前庭囊肿	腭正中囊肿
临床	女性多见，30～50 岁，早期无症状，上唇与鼻翼之间隆起、胀满感，合并感染可出现局部红肿热痛，病变较软，有波动感	男性多见，发病年龄 13～52 岁；常无症状，突入鼻腔可出现鼻堵
部位	鼻腔前部下鼻甲前端的前外下方	上颌正中缝，可突入鼻腔
形态	圆形、类圆形	圆形、类圆形
边缘	清晰，光整	清晰，光整
密度	稍高	稍低
信号	信号多样，T_1WI 常呈高信号，T_2WI 为等信号	T_1WI 常呈低信号，T_2WI 为高信号
增强	不强化	不强化，边缘强化
邻近骨质	受压凹陷，边缘光整	受压变形，可见硬化边

四、骨化纤维瘤与骨纤维异常增殖症的鉴别

单骨

边界清晰
- ①圆形或分叶状高密度影；瘤周可见厚薄不一的骨性包壳，其下方可见完整或不完整的环状低密度影；由于囊变、钙化或骨化同时存在，呈混杂密度；常压迫邻近结构；T_1WI 呈等低信号，T_2WI 呈混杂低信号；增强扫描不均匀强化。 → 骨化性纤维瘤
- ②束状、膨胀性改变，在磨玻璃样改变基础上，表现为圆形、类圆形等低密度影。 → 囊型骨纤维异常增殖症

边界不清
- ①沿骨轮廓生长，骨质增厚、肥大，一般不侵及骨皮质；②密度均匀或不均，磨玻璃样密度常见
  - 密度均匀，呈广泛骨质硬化 → 硬化性骨纤维异常增殖症
  - 硬化与纤维化等低密度混杂 → 变形性骨炎型骨纤维异常增殖症

多骨
- ①跨越骨缝生长；②骨缝形态、密度无明显改变，骨缝两侧骨质膨大、增厚或束状改变。CT 呈磨玻璃样改变，T_1WI 等信号，T_2WI 不均匀低信号，增强可见不同程度强化；受累骨自然孔道变窄，蝶骨病变引起视神经管变窄、延长。骨化性纤维瘤少见。 → 骨纤维异常增殖症

Albright 综合征：同时合并皮肤色素沉着，性早熟，内分泌障碍。

五、含牙囊肿与根尖囊肿的鉴别

	含牙囊肿	根尖囊肿
临床表现	较大时可引起同侧颌面部肿大、隆起	较大时出现面部畸形，扣之可有乒乓球样弹性感
好发年龄	青少年，10~39岁	任何年龄，成人多见
好发部位	上颌骨牙槽突或上颌窦前壁的骨内，磨牙区或尖牙区，下颌第三磨牙多见	上颌切牙、尖牙及前磨牙牙根唇面，根尖周围
形状	类圆形	类圆形或不规则形
大小	常较大	常较小，直径<1cm
密度	低密度	低密度
边缘	周围骨质受压变薄，骨质吸收	边缘光滑，可有硬化边
囊壁	不强化；伴发感染可见环状强化	轻度环状强化
与牙齿的关系	包含整颗或部分牙结构，常为畸形小牙或正常牙冠，可以是多余齿或者阻生齿	包绕根尖，位于牙根的尖端，少数位于牙根旁

六、内翻性乳头状瘤与鼻息肉的鉴别

鼻腔软组织影
- 单侧
  - 单发
    - 乳头状
      - ①CT 呈低密度，T_1WI 呈低信号，T_2WI 呈高信号；增强扫描不强化或环状强化。} 鼻息肉
      - ②CT 呈软组织密度，密度较均匀，少数可见钙化；信号不均匀，T_1WI 及 T_2WI 呈低到中等信号；增强扫描轻中度均匀强化。} 内翻性乳头状瘤
    - 不规则
      - ①鼻腔扩大，其内充满软组织肿块影，密度/信号不均匀，中央密度较高，外周伴有低密度环，T_1WI、T_2WI 信号混杂，增强扫描病变边缘可见明显强化或不均匀强化。} 鼻息肉
      - ②窦口鼻道复合体区多见，沿鼻腔外侧壁生长邻近骨质受压变薄，局部侵蚀、破坏，肿瘤基底部骨质可见硬化；边缘可见分叶，密度较均匀，T_2WI 及增强扫描病变内部呈栅栏状。瘤体呈脑回状轻中度强化。} 内翻性乳头状瘤
  - 多发——鼻息肉
- 双侧
  - 多见——鼻息肉
  - 少见——内翻性乳头状瘤

上颌窦后鼻孔鼻息肉
- ①多发生于青少年，常单侧发病。
- ②CT 表现为上颌窦密度增高，窦口扩大，软组织影经鼻腔向后突入后鼻孔、鼻咽部，边缘清晰，密度均匀；MRI 信号多样，T_1WI 低到中等信号，T_2WI 多为高信号；增强扫描不强化，边缘黏膜可见强化。

七、鼻窦炎性病变的鉴别

鼻窦黏膜增厚
- 钙化——慢性鼻窦炎
- 无钙化
  - 规整——急性鼻窦炎
  - 不规整
    - ①慢性鼻窦炎；
    - ②变应性真菌性鼻窦炎；
    - ③Wegener 肉芽肿。

窦腔密度增高
- 均匀
  - 气液平面
    - ①急性鼻窦炎；
    - ②鼻窦积血。
  - 无气液平面
    - ①慢性鼻窦炎；
    - ②Wegener 肉芽肿；
    - ③变应性真菌性鼻窦炎；
    - ④鼻硬结病。
- 不均匀
  - 不规则高密度影——真菌球
  - 含气泡影——急性鼻窦炎
  - 无钙化样高密度影
    - ①慢性侵袭性真菌性鼻窦炎；
    - ②急性暴发性真菌性鼻窦炎。

窦壁骨质
- 破坏
  - 窦腔无变形，邻近结构广泛受累——急性暴发性真菌性鼻窦炎——免疫功能低下或缺陷
  - 邻近骨质增生硬化——慢性侵袭性真菌性鼻窦炎
  - 窦周脂肪间隙模糊——急性鼻窦炎
- 骨髓炎——急性鼻窦炎
- 增生硬化、肥厚——慢性鼻窦炎

鼻腔密度增高
- 黏膜增厚
  - 规整——炎性病变
  - 破坏——肉芽肿性病
- 团块状密度增高影——息肉、Wegener 肉芽肿、鼻硬结病

鼻中隔鼻甲——骨质破坏
- Wegener 肉芽肿——c-ANCA 阳性
- 鼻硬结病——c-ANCA 阴性

八、黏膜下囊肿与黏液囊肿的鉴别

窦腔软组织影
- 窦壁骨质
  - 窦壁受压、骨质吸收、破坏、邻近结构受累及；——黏液囊肿
  - 窦壁骨质正常或增生硬化——黏膜下囊肿
- 充满整个窦腔
  - 密度/信号均匀
    - 低密度，长 T_1 长 T_2 信号
      - 单发
        - 上颌窦、蝶窦多见——黏膜下囊肿
        - 额窦、筛窦多见——黏液囊肿
      - 多发：单个窦腔、多个病变或多个鼻窦受累，增强扫描可见弧形或波浪状线样强化 } 黏膜下囊肿
    - 中等密度，短 T_1 长 T_2 信号：增强扫描边缘强化，内部不强化——黏液囊肿
  - 密度/信号不均匀
    - 增强扫描：周边圆形、类圆形不强化影，中央不规则不强化区，两者之间可见线样强化——黏膜下囊肿伴窦腔积液
    - 囊肿壁明显增厚、强化，邻近结构出现炎性改变——脓肿
- 窦腔内可见气体密度/信号：新月形或不规则形——黏膜下囊肿

第三节 耳部与甲状腺病变

一、慢性化脓性中耳乳突炎肉芽肿型与胆脂瘤型的鉴别

	肉芽肿型	胆脂瘤型
临床	多有持续性流脓，并有臭味，偶带血丝，鼓室内可见肉芽组织和黏稠的脓液	长期持续性耳流脓，脓量多少不等，恶臭，多数为混合性耳聋，听力损失较严重；好发硬化型或板障型乳突
病理	慢性炎性肉芽组织，内含棕色半液态物质，有胆固醇、多种炎性细胞及含铁血黄素，无角化鳞状上皮	白色或黄色的角化物质团块，外覆薄层复层鳞状上皮，亦可为角化物质引起的巨细胞肉芽肿及胆固醇肉芽肿
CT	鼓室、乳突内软组织影，密度均匀，骨质破坏轻，边缘模糊，可伴鼓室和乳突积脓	鼓室、鼓窦区软组织影，膨胀性骨质破坏，边缘光整，硬化；外耳道棘骨质破坏，听小骨结构破坏（特征性）
MRI	T_1WI 等、低或稍高信号，T_2WI 高信号，可强化	T_1WI 等或稍低信号，T_2WI 稍高信号，无强化或仅边缘强化

二、耳部骨瘤与外生骨疣、慢性炎症伴钙化以及异物的鉴别

	骨瘤	外生骨疣	慢性炎症伴钙化	异物
病史及诱因	病史长，无明显诱因	与经常冷水刺激耳道有关	挖耳	异物误入史
年龄	中青年多见	青壮年多见	任何年龄	儿童多见
数目	单发多见	通常为双侧、对称性、多发性	单发多见	单发或多发
部位	外耳道峡部，基底位于鼓鳞缝或鼓乳缝	起源于鼓环	外耳道内	外耳道，数量或根据异物停留部位确定
病理	板层骨，成熟骨小梁，血管及纤维组织	骨小梁间无骨髓腔	肉芽组织增生包裹、钙盐沉积	异物
CT	外耳道壁广基底的骨性突起	高密度骨性突起，表面软骨帽覆盖	软组织密度影并钙化	显示异物形态、高、中等或低密度
MRI	T_1WI 及 T_2WI 均呈无信号，与邻近骨皮质信号一致	骨性部分无信号，表面软骨帽 T_1WI 呈稍低信号、T_2WI 呈稍高信号	软组织 T_1WI 呈稍低信号、T_2WI 呈稍高信号，钙化 T_1WI、T_2WI 均呈低信号	铁磁性异物禁忌 MRI 检查

三、听神经瘤与面神经瘤的鉴别

	听神经瘤	面神经瘤
临床	高频性感音神经性聋，伴耳鸣，眩晕及平衡失调。大多起源于前庭上神经支，好发于30~60岁，女性多见	少见，多发生于孔突段。面神经麻痹并进行性加重，面瘫或面肌抽搐，听力下降和前庭症状，可在面神经任何部位发生
部位	前庭上神经	以面神经膝部最多见
数目	一般单侧，双侧发病见于神经纤维瘤病Ⅱ型	一般单发，可沿面神经蔓延生长
病理	少突胶质细胞-Schwann 细胞连接处，有 Antoni A 型和 Antoni B 型	多为神经外胚层 Schwann 神经瘤
CT	肿瘤较大时，内听道喇叭口状扩大；肿瘤较小时，容易漏诊，增强扫描实性部分著强化	肿瘤较小时，常局限于内听道前上象限；面神经管扩大及管壁破坏，"抱球征"；面神经管走行区条软组织影，T_1WI 呈中等信号，T_2WI 呈稍高信号，中度至显著强化
MRI	能检出内听道内小听神经瘤，T_1WI 呈中等信号，T_2WI 呈高信号，实性部分明显强化	面神经走行区条软组织影，T_1WI 呈中等信号，T_2WI 呈稍高信号，中度至显明显强化

四、中耳癌与颈静脉球瘤、胆脂瘤及横纹肌肉瘤的鉴别

	中耳癌	颈静脉球瘤	胆脂瘤	横纹肌肉瘤
病因	长期慢性中耳乳突炎病史	病因不明，有家族发病倾向	由急性化脓性中耳乳突炎炎迁延所致	无中耳乳突炎病史
人群	中老年人，男女发病相当	常见于30岁以上女性	多发生于成年人	好发于儿童及婴幼儿
临床	外耳道水样、血样分泌物，疼痛明显，在头颈部恶性肿瘤中占不到0.2%	多为单发，常有搏动性耳鸣，亦可有传导性耳聋，为颈静脉孔区最常见肿瘤	耳部疼痛，耳漏及听力下降等，继发性较长年人多见	耳道血性或脓血性分泌物，腥臭味，在儿童头颈部肿瘤中居第3位
病理	多为鳞状细胞癌	绝大多数为良性，NSE是最敏感的免疫组化标志物	先天性多系胚胎时期外胚层组织遗留；继发性系脱落上皮聚集生长	恶性程度较高，以胚胎型为多见
CT	中耳鼓室内不规则软组织影，听骨及鼓室壁破坏，病变增大时，以鼓室为中心广泛漫软组织肿块和骨质虫蚀状破坏	等或稍高软组织密度影，颈静脉孔扩大，边缘骨质虫蚀样破坏，伴软组织肿块，明显强化	病灶呈团块状，瘤体周围可见环状低密度影，多位于上鼓室或鼓窦入口区，低密度圈外的腔壁骨质常有致密质硬化边，称为"空气间隙"或"骨质硬化带"。常破坏鼓室盾板，听小骨受压移位，增强扫描不强化	等或稍低密度软组织肿块，密度混杂，边界可清晰或模糊，溶骨性骨质破坏，明显强化
MRI	软组织病变T_1WI呈等或稍低信号，T_2WI呈稍高信号，增强扫描中度强化	T_1WI呈等信号，T_2WI呈高信号，"椒盐征"具有特征性，显著强化	T_1WI呈等或稍低信号，T_2WI呈高信号，胆脂瘤本身无强化，边缘组织可强化	T_1WI呈等或稍低信号，T_2WI呈等或稍高信号，明显强化

五、人工电子耳蜗植入前后的影像学评估内容及检查方法

植入前影像学评估内容

①蜗神经的发育状况：蜗神经的完整性直接关系到人工耳蜗植入术后效果，蜗神经缺如是耳蜗植入术的绝对禁忌证；

②蜗管的空间：电极插入耳蜗 24~30mm 才能有效地刺激螺旋神经节细胞，要达到这个深度，耳蜗必须从基底圈到第二圈均通畅；

③内耳有无畸形及其程度：严重的内耳畸形如 Michel 畸形、耳蜗未发育，为手术禁忌证；

④面神经的走行：面神经鼓室段低位、乳突段前位，术中易致面神经损伤，发生面神经麻痹，圆窗暴露困难导致电极无法植入；

⑤面神经裂：术中行圆窗钻孔时产生的热量可传导至裸露的面神经，导致面神经热灼伤。

植入前影像学检查方法

①颞骨 CT：对骨的分辨率高，是显示中耳及乳突气化情况的最好方法，能较好显示骨迷路及内听道等骨性结构的改变；

②内耳 MRI 水成像：可较好显示膜迷路、蜗后听觉传导通路及其病变，对于蜗神经缺如或发育不良，耳蜗纤维化骨化为首选检查方法；

③头颅 MRI：主要是观察脑内听觉通路的器质性病变以及有无脑白质异常、颈静脉球高位、乙状窦变异等；

④功能性磁共振（fMRI）：传统 MRI 是单一形态学研究，而 fMRI 是形态与功能相结合的研究，以血氧水平依赖效应为基础，可客观评估脑对听觉刺激的反应。

植入后影像学评估

人工电子耳蜗植入是通过蜗窗将电极插入耳蜗内，影像学检查可了解人工耳蜗的位置

检查方式

├─ 不选择：因局部分容积效应及电极产生放射性伪影，CT一般不作为人工耳蜗的常规检查方法

├─ 选择：斯氏位X线平片常用于人工耳蜗植入术后观察耳蜗内人工耳蜗位置 ── X线表现：人工耳蜗植电极插入中圈内，则呈螺旋形；如插入底圈内，则呈近似环形 ── 检查要求：电极的2/3以上位于耳蜗内 ── 人工耳蜗脱位：电极不在耳蜗内，环形或螺旋形消失

└─ 不选择：因磁场可能干扰电子耳蜗工作，或导致人工耳蜗移位，因此禁忌MRI检查

六、甲状腺常见单发结节病变的鉴别

		甲状腺囊肿	甲状腺腺瘤	甲状腺癌
临床特点		多为单发，触诊囊性感或感坚韧	30岁以上女性多见，单侧单发多见	女性多见，20~40岁好发，生长缓慢，预后好，但淋巴结转移率高
病理		分为胶样和非胶样囊肿，前者富含蛋白质，后者可为浆液性、坏死性、出血性和混合性，以出血合性为多见	最常见良性肿瘤，肿瘤常有完整包膜，瘤内可见出血、坏死、变性及钙化	甲状腺恶性肿瘤多为甲状腺癌，以乳头状癌最多见，无明显包膜，部分见囊变及钙化砂粒体
	形态	边缘清晰光整	边界清晰锐利，可见包膜	不规则结节状或肿块，边界不清
	大小	可大可小	直径一般4cm以下	可大可小
	钙化	囊壁可伴钙化	边缘可钙化	乳头状癌常有砂粒状钙化
CT	密度	密度均匀，浆液性囊肿呈水样低密度影，富含蛋白质及出血性囊肿密度稍高	圆形低密度影，囊变区呈更低密度，稍高密度	不规则高密度区内混杂不规则低密度区
	增强	囊壁可强化	实性部分强化范围扩大，密度趋向均匀	不均匀强化
	邻近改变	囊肿较大时周围结构受压、推移	肿瘤与周围结构之间有明显被压缩的脂肪间膜	可伴颈部淋巴结肿大，可侵及邻近器官结构
MRI		浆液性囊肿T1WI呈低信号、胶样囊肿T1WI呈稍高信号、出血性囊肿T1WI呈高信号，后者囊壁可见低信号含铁血黄素沉着。T2WI均呈高信号	病变T1WI呈稍高信号，T2WI呈稍高信号，囊变区T1WI呈低信号，T2WI呈高信号，出血区T1WI和T2WI均呈高信号。周围见完整被低信号包膜，常见不均匀强化	病变T1WI可呈稍稍、稍低或等信号，出血可见高信号；T2WI呈不均匀高信号，边界不清，不均匀强化

七、甲状腺常见多发结节病变的鉴别

		结节性甲状腺肿	桥本甲状腺炎	甲状腺乳头状癌	甲状腺转移瘤
临床特点		多见于缺碘地区，多数为多发结节	中年女性，甲状腺弥漫对称性肿大，质韧，伴有甲状腺功能减低	常见于青壮年患者，容易出现颈部淋巴结转移，病灶可呈多灶性	少见，转移灶亦可多发
病理		主要为胶滞性结节和腺瘤样结节，结节可发生变性、坏死、囊变及出血等，3%可恶变	自身免疫性甲状腺疾病，间质内广泛淋巴细胞和浆细胞浸润	病变无明显包膜，浸润性生长，可见囊变及钙化砂粒体	原发肿瘤常为肾癌、乳腺癌、肺癌
CT	形态	可分弥漫性和局限性	甲状腺双侧弥漫对称性增大，结节较大，边界模糊	不规则状、分叶状、边界不清	边界清晰
	密度	多发稍低密度结节，边缘可见弧形或粗大斑块状钙化	密度较低，均匀或不均匀	不均匀低密度结节，见砂粒状钙化，囊变者囊壁见乳头状砂粒体	低密度，无钙化，多个结节表现类似
	增强	可轻度强化	可见均匀密度腺体内有条索或斑片状高密度灶	明显强化	均匀或环形强化多于囊变坏死的转移瘤
	邻近	邻近组织器官受压	邻近结构受压	多伴有颈部淋巴结转移	可伴颈部淋巴结肿大
MRI		结节 T_1WI 可呈低信号至高信号不等，T_2WI 呈高信号，边界信号不清，钙化灶为低信号	病变 T_1WI 呈等或稍低信号，T_2WI 呈较高信号，增强扫描描不均匀强化	病变 T_1WI 可呈稍高、稍低或等信号，出血可见高信号；T_2WI 呈不均高信号，边界不清，不均匀强化	转移灶 T_1WI 可呈不同信号，约半数转移瘤 T_2WI 及增强扫描呈低信号

八、甲状腺弥漫肿大病变的鉴别

	单纯性甲状腺肿	弥漫性毒性甲状腺肿	慢性淋巴细胞性甲状腺炎	亚急性甲状腺炎（SAT）
临床特点	青春期女性多见，甲状腺弥漫性肿大，可继发气管、食管受压症状；发展为结节性甲状腺肿时，可伸向上纵隔	Graves 病，常见于 20~40 岁女性，有甲状腺功能亢进症状，血中 FT_3 和 FT_4 水平升高	也称桥本甲状腺炎，40~50 岁女性多见，也可见于儿童，常合并其他免疫性疾病；主要表现为甲状腺功能减低；可发生淋巴瘤	中年妇女多见；急性起病，发热；甲状腺疼痛、肿大且质硬；ESR 显著增快，血清 FT_3 和 FT_4 水平升高，患者血中有病毒抗体存在
病理	主要是由于缺碘引起的甲状腺代偿性增生，不伴有明显的甲状腺功能异常，可发展为结节	腺体对称性增大，质地变脆，血管丰富	弥漫性增大，淋巴细胞和浆细胞浸润，滤泡细胞萎缩和小叶间纤维化，嗜酸上皮细胞增生	与病毒感染有关，中有病毒抗体存在
CT 密度	CT 值多在 70HU 以上，发展为结节性时，出血、囊变、坏死或片状钙化则致密度不均	密度均匀，密度稍低于正常甲状腺组织	密度普遍低于正常甲状腺而类似周围肌肉，可合并钙化和囊变	为低密度
CT 边缘	边界模糊	边界清楚	边界模糊	边界模糊
CT 增强	甲状腺组织增强，囊变坏死部分不强化	轻度均匀强化	不均匀强化，可见相对高密度灶	强化幅度低于正常甲状腺
MRI	T_1WI、T_2WI 可为均匀高信号	T_1WI、T_2WI 均为均匀高信号，可伴有血管流空信号及低信号纤维间隔	T_1WI 呈等或稍低信号，T_2WI 表现为区域性高信号区，纤维化表现为线状、分隔状的低信号带，增强扫描可见片状阳性强化	T_1WI、T_2WI 可为均匀高信号

九、甲状腺常见钙化性病变的鉴别

		结节性甲状腺肿	甲状腺囊肿	甲状腺腺瘤	甲状腺癌
临床特点		好发年龄大于30岁，女性多见，多数由缺碘引起，可分为弥漫性和结节性两种类型，多数为多结节	可偶然发现，触诊囊样感或坚韧	30岁以上女性多见，一般在4cm以下，表现为颈前无痛性肿块，可与结节型甲状腺肿同时存在	颈前无痛肿物，肿物较大时，可压迫侵犯邻近组织结构
病理		甲状腺肿的胶体结节可发生囊变和钙化	有胶样囊肿和非胶样囊肿，多为良性出血性囊肿	有滤泡状和乳头状囊性腺瘤两种，常有完整包膜，瘤内有出血、坏死、囊变及钙化	30～35%甲状腺癌发生钙化，分为乳头状癌、滤泡状癌、未分化癌和髓样癌
CT	密度	低度密度结节，结节边缘弧形或粗斑点状钙化，有时呈较大的块状钙化，颗粒状小钙化少见	囊内低密度，较均匀，囊壁钙化	均匀实性或囊性低密度，少数囊性腺瘤或腺瘤囊变可见边缘钙化，呈卵印戒状	不规则高密度区内混杂不规则低密度区，砂粒体钙化是乳头状癌的特征，其转移淋巴结可有多发不连续的钙化；髓样癌常有粗细或细的钙化
	数目	多发、散在、规则的结节	单发或多发	常为单发	常单发，可多发
	边缘	边界清楚	边界清楚	边缘规则，常有完整包膜	边界不清
	增强	低密度区静脉期密度高于动脉期	囊壁可轻度强化	动脉期明显强化，静脉期密度明显减低	不均匀强化
	邻近	主要是压迫症状，无明显侵犯或浸润征象	主要是压迫症状	与周围结构之间有明显被压缩的脂肪间隙	可伴颈部淋巴结肿大，可侵犯邻近器官结构

十、甲状腺良恶性肿瘤的鉴别

病变	数目	大小	形态	边界	密度	信号	强化	邻近	年龄
弥漫性甲状腺肿	多发	弥漫无结节	轻度-明显肿大	胶体结节边界不清、囊变结节边界清	低密度	T_1WI低、T_2WI高信号或T_1WI、T_2WI高低混杂信号	无或轻度强化	压迫症状	20~40岁女性
结节性甲状腺肿	单发或多发	局灶/弥漫结节状	不对称肿大	胶体结节边界不清、囊变结节边界清	低密度	T_1WI低、T_2WI高信号、混杂信号	无或轻度强化	主要是压迫症状	30岁以上女性
Graves病	双叶	弥漫性	对称性肿大	清楚	稍低	T_1WI高、T_2WI高信号	轻度	压迫症状	女性多见
甲状腺腺瘤	单发	局灶	类圆形	清楚、常有完整包膜	低	T_1WI低或等、T_2WI高信号	中度	周围组织受压	30岁以上女性
甲状腺癌	单发多见	局灶	不规则或分叶	不清	稍低	T_1WI稍低、稍低或高信号、T_2WI高信号	中度	可伴颈部淋巴结肿大及邻近器官受侵	女性多见
甲状腺淋巴瘤	单发或多发	早期局灶、后期可融合	结节状、弥漫性	早期清楚、犯周围时边界不清	低	T_1WI低或等信号、T_2WI高信号	中度	可伴颈部淋巴结肿大、可侵及邻近结构	老年女性
甲状腺转移瘤	单或多发	局灶	结节状	清楚	低	不同信号强度	轻度-中度	可伴颈部淋巴结肿大	有原发灶

第四节 咽喉病变

一、鼻咽癌侵犯方向

①向前

鼻后孔、鼻腔→蝶腭孔→翼腭窝

（翼腭窝内脂肪被肿瘤组织替代）

→圆孔→上颌神经（神经周围侵犯）→海绵窦→中颅窝

　　　→眶上裂→眼眶、眶尖

　　　→翼上颌裂→颞下窝、咀嚼肌→卵圆孔→下颌神经

　　　（神经周围侵犯）→硬膜

　　　→翼管→翼管神经→破裂孔→岩骨尖、海绵窦

翼突（骨质破坏）→翼内肌、翼外肌

②向外

腭肌（早期侵犯，特别是腭帆提肌）→分泌性中耳炎

咽颅底筋膜、Morgagni 窦→咽旁间隙

　　　→颞下窝、翼肌间隙、翼外肌、颞肌、咬肌

　　　→翼内肌→（包绕）颈动脉

　　　→咀嚼肌间隙→下颌神经→卵圆孔、海绵窦

③向后

咽后间隙、头长肌→斜坡骨质、椎前间隙→后颅窝

　　　→桥前池

　　　→颈静脉孔（IX～XI脑神经）

　　　→舌下神经管（XII脑神经）

④向下

黏膜下蔓延生长

　　　→口

　　　→扁桃体窝

⑤向上

斜坡、蝶窦（骨质破坏）、破裂孔（纤维软骨破坏）

卵圆孔（下颌神经周围侵犯）

　　　→颅内侵犯（脑外）：脑膜、海绵窦、中颅窝底

　　　→颅内侵犯（脑内）：脑实质

蝶骨体→海绵窦（III、IV、V1、V2和VI脑神经）→

　　　后颅窝

二、鼻咽癌与鼻咽纤维血管瘤的鉴别

	鼻咽癌	鼻咽纤维血管瘤
好发人群	中年多见，也可见于儿童、青少年，男性多见	青年（10~25岁），男性多见
症状	7大症状：回吸性血涕、鼻出血、鼻塞、耳鸣、头痛、面麻、复视	单侧鼻腔阻塞、鼻出血、面颊部疼痛、肿胀
体征	3大体征：鼻咽部新生物、颈部淋巴结肿大、脑神经麻痹	鼻咽部软组织肿块
病理	肿瘤细胞，鳞癌多见	错综复杂的血管网与纤维基质
好发部位	鼻咽顶壁、侧壁多见	蝶腭孔即翼腭间隙的内侧出口处
蔓延途经	常累及相邻组织，易向周围（咽旁、颅内等）侵犯	可沿颅底自然孔洞和缝隙蔓延；经翼突上颌缝侵犯颞下窝；经眶下裂侵犯眶尖
CT特征	鼻咽部肿块 形态不规则、境界不清、密度尚均匀，轻中度强化	鼻咽部后鼻孔区或蝶腭孔区肿块 形态不规则，境界较清密度均匀，明显强化
MR特征	T_1WI呈低-等信号，T_2WI呈较高信号，增强后轻中度强化	T_1WI呈等信号，T_2WI呈等或稍高信号，信号均匀，可见点条状血管流空影；增强后实性部分明显强化
骨质破坏	多有骨质破坏，呈不规则或虫蚀状；无明显骨质受压改变	可有骨质破坏相邻骨质受压
淋巴结	常有颈部淋巴结转移	无淋巴结转移
☆鉴别的重要意义：避免对鼻咽纤维血管瘤进行活检		

三、喉癌的病理类型及临床分型

临床及病理分型

临床特点：约占全身恶性肿瘤的 2%，好发于 50～60 岁中老年男性，主要表现为声音嘶哑、呼吸困难、咽喉痛、喉部不适等。

病理类型：绝大多数为鳞癌，少数为腺癌，形态学分 4 型：
①浸润型：向深层浸润的溃疡，边缘不齐，界限不清；
②菜花型：外突状生长，边界清楚；
③结节型：肿瘤表面为不规则或球形隆起；
④混合型：表面凹凸不平，可同时见多个结节。

临床分型

①声门上型 { 会厌癌
　　　　　　杓状会厌皱襞癌
　　　　　　喉癌

②声门型 { 向前侵犯
　　　　　　向后侵犯
　　　　　　向下扩张

③声门下型
④贯声门型

目的：观察肿瘤局部浸润程度及淋巴结转移情况，帮助临床制订治疗方案、放疗定位及评估疗效。

影像学表现

CT：①声门上型癌：表现为会厌游离缘或杓状会厌皱襞软组织增厚或结节样肿块。会厌前间隙和喉旁间隙受侵，表现为低密度的脂肪消失，代之以等或略高密度的软组织影。②声门型癌：早期局限于声带内见两侧声带不对称，一侧声带毛糙、增厚或局限的软组织结节，肿瘤易侵犯前联合，然后向对侧声带浸润，破坏甲状软骨，表现为软骨增生、硬化，骨髓腔变窄、消失，或局部骨质中断。③声门下型：原发少见，若声带下气管与环状软骨间，其内侧面软组织厚度 >1mm，或出现软组织块状影则提示异常。④贯声门型：为喉癌晚期表现，肿瘤累及声门区及声门上区。声带和室带多同时受侵，伴周围软组织浸润或颈部淋巴结转移。

MR：T_1WI 呈等-稍低信号，坏死区更低；T_2WI 呈稍高信号，增强后不均匀强化。MR 有助于鉴别软骨有无受侵，喉软骨受侵时 T_1WI 低、T_2WI 中或高信号。

四、鼻咽部良恶性肿瘤的鉴别

鼻咽

良性

鼻咽纤维血管瘤:①多见于青年男性。②好发于鼻后孔区或蝶腭孔区,有反复鼻出血症状。③鼻咽部软组织肿块,或以翼突为中心,边界清楚。④CT 软组织密度;T_1WI 中等、T_2WI 较高信号,瘤体内低信号流空血管影——"椒盐征";显著强化。邻近骨质压迫性吸收破坏,翼突基底部局限性骨质侵袭。颅内侵犯一般只累及硬脑膜。向前后广泛浸润生长。

恶性

鼻咽癌:①多见于中老年男性。②好发于咽隐窝、鼻咽顶后壁;隐匿,有回吸性血涕、鼻塞等症状。③咽隐窝变浅、消失,鼻咽腔不对称、软组织肿块;边界不清,T_1WI 等、T_2WI 稍高信号;不均匀较明显强化,可有咽旁间隙侵犯,邻近骨质常有破坏,斜坡、岩尖、翼突,首发以Ⅰ、Ⅱ区淋巴结为主,转移淋巴结坏死常见;颅内侵犯颞叶多见,侵袭性生长,可经颅底孔道扩散。

淋巴瘤:①多见于中年男性,好发于鼻咽顶部。②无痛性颈部淋巴结肿大、鼻塞症状。③鼻咽部较大软组织肿块,范围广泛,弥漫性对称受累;边界清楚;密度/信号均匀,T_1WI 等稍低、T_2WI 等稍高;DWI 高信号;轻中度均匀强化;咽旁间隙受压、推移,无浸润;颅底骨质少受累,多伴颈部淋巴结肿大,密度或信号均匀,少坏死;沿腔生长,可同时累及口咽、喉咽。

口咽(良性)

血管瘤:①有咽部异物感症状。②形态不规则,边界清楚,CT 平扫可有钙化;MRI 呈长 T_1 长 T_2 信号,增强明显强化,咽旁间隙无侵犯。

乳头状瘤:①好发于扁桃体区,可有咽部异物感。②单发或多发,带蒂,乳头状或颗粒状肿物;儿童可弥漫多发,边界清楚,较均匀强化。

口咽 (恶性)	**鳞状细胞癌：**①多见于中老年，好发于扁桃体、软腭、口咽后壁；有咽部不适、异物感、咽痛、吞咽梗阻症状。②扁桃体不对称增大，扁桃体区、软腭或口咽后壁不规则软组织影；常单侧发病，形态不规则，边界不清；密度/信号不均；T_1WI 等低信号，T_2WI 稍高信号，不均匀强化，坏死、囊变多见，常侵犯咽旁间隙，可有邻近骨质破坏，淋巴结转移多见且常坏死而不均匀，边界不清；可直接颅内侵犯；无包膜，向周围组织、深部侵犯生长，常累及舌根。 **淋巴瘤：**①多见于中老年，好发于舌后会厌区、咽侧壁扁桃体、咽淋巴环，有咽部异物感、咽痛。②颈部淋巴结肿大。③圆形、类圆形软组织肿块，或软组织影弥漫对称增厚，边界清楚，密度/信号均匀，T_1WI 等稍低、T_2WI 等稍高；DWI 高信号；轻中度均匀强化，咽旁间隙受压、推移，无浸润；多伴颈部淋巴结肿大且均匀，少坏死；沿腔生长，可同时累及鼻咽、喉咽。
喉咽	**乳头状瘤：**①多见于 10 岁以下儿童；②好发于悬雍垂、扁桃体、软腭、腭舌弓，多无自觉症状，可有咽部异物感；③多为单发有蒂肿物，边界清楚，较均匀强化。 **下咽癌：**①多见于中老年。②好发于梨状窝、环后区、咽后壁，有咽部异物感，吞咽困难，咽痛症状。③梨状窝变形、狭窄、消失，壁不规则增厚，环形扩展，梨状窝软组织肿块；咽后壁环后区椎前软组织影增厚，或软组织肿块，边界不清，T_1WI 等低信号，T_2WI 较高信号，增强不均匀明显强化，常见喉旁间隙侵犯，喉软骨易受侵犯；常见淋巴结转移，双侧颈部淋巴结肿大；易向周围组织蔓延浸润：向上侵犯会厌，向前侵犯室带、喉室声带及声门下区，向下侵犯食管。

第五节　颈部病变

一、颈部间隙影像解剖

舌骨上区	咀嚼间隙	由颈深筋膜的浅层包绕而成，下颌升支分隔其成深、浅两部分
	咽旁间隙	起自颅底，下达舌骨水平
	颈动脉间隙	由颈动脉鞘围绕形成，位于颈外侧部和颈前三角的颈动脉三角区域
	腮腺间隙	由颈深筋膜浅层包绕形成，腮腺内有面神经穿过，将其分深、浅两部分
	咽后间隙	位于咽、喉后方，是潜在性间隙
	椎前间隙	由颈深筋膜深层包绕而成，分前、后两部分
	颊间隙	为咀嚼间隙前方、颊肌外方的三角区，腮腺导管将其分为前、后两个部分
	脏器间隙	由颈深筋膜中层包绕甲状腺及气管等结构所形成的封闭间隙
	颈后间隙	位于颈后三角，从颅底向下延伸至锁骨，由颈深筋膜浅层与深层包绕而成
	颌下间隙	位于下颌三角内，上界为下颌骨下缘，前界为二腹肌前腹，后界是二腹肌后腹
	舌下间隙	为口底黏膜与下颌舌骨肌之间的间隙，通过下颌舌骨肌的后方与颌下间隙相通
	咽黏膜间隙	位于正中，咽旁间隙内侧，后方为咽后间隙，该间隙由颈深筋膜中层围绕而成
舌骨下区	包括内脏间隙（相当于颈前区）、颈动脉间隙、颈后间隙、椎旁间隙（相当于枕后区）和咽后间隙	

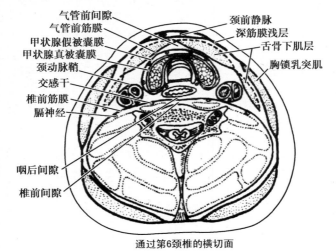

通过第6颈椎的横切面

二、颈部淋巴结分区及引流规律

I 区	包括颏下区及颌下区淋巴结，I 区以二腹肌为界分两部分，内下方为 I A 区，外上方为 I B 区
II 区	为颈内静脉淋巴结上区，起自颅底至舌骨水平，前界为胸骨舌骨肌侧缘，后界为胸锁乳突肌后缘。II 区以副神经为界分两部分，其前下方为 II A 区，为头颈肿瘤主要淋巴引流集中区域，是喉癌常转移的首发部位，后上方为 II B 区，常为鼻咽癌、喉癌的转移处
III 区	为颈内静脉淋巴结中区，从舌骨水平至肩胛舌骨肌与颈内静脉交叉处，前后界与 II 区相同
IV 区	为颈内静脉淋巴结下区，从肩胛舌骨肌到锁骨上，前后界与 II 区同，位于肩胛舌骨肌、锁骨和胸锁乳突肌侧缘所围成的区域。II、III、IV 区共同构成颈内静脉淋巴结链，收纳腮腺、颌下、颏下、咽后壁及颈前淋巴结的淋巴液，因此是颈廓清术中的重点区域
V 区	为颈后三角淋巴结，包括锁骨上淋巴结，前界为胸锁乳突肌后缘，后界为斜方肌前缘，下界为锁骨。V 区以肩胛舌骨肌下腹为界，上方为 V A 区，下方为 V B 区
VI 区	为颈前中央区淋巴结，亦称内脏周围淋巴结，包括咽后淋巴结、甲状腺周围淋巴结、环甲膜淋巴结及气管周围淋巴结，此区两侧界为颈总动脉和颈内静脉，上界为舌骨，下界为胸骨上窝。其中喉前淋巴结位于环甲膜部，收容声门下区淋巴液，在临床中具有重要意义

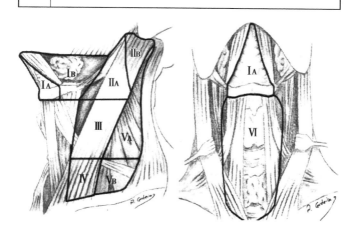

三、颈部淋巴结病变的鉴别

<table>
<tr><td rowspan="3">感染性病变</td><td>反应性淋巴结增生</td><td>①多见于青年女性；②多发肿大淋巴结；③密度均匀、一般无液化坏死、边界清、轻中度强化。</td></tr>
<tr><td>化脓性淋巴结炎</td><td>①单发或融合呈肿块状、密度不均、内部坏死、边界不清；②增强后环形强化，周围组织可见水肿改变。</td></tr>
<tr><td>淋巴结核</td><td>①多见于青年，可表现为咳嗽、咯血、胸痛、低热、盗汗等症状；②单一或散在的密度均匀的软组织结节影，边界清晰，轻度均匀强化；③内部可有液化、坏死，肿大的淋巴结中心呈低密度，环状强化，中心低密度影更加清晰；④周围组织有粘连，移动受限，其周围脂肪间隙消失。</td></tr>
<tr><td rowspan="3">肿瘤性病变</td><td>淋巴结转移癌</td><td>①多见于老年男性；②上呼吸道、消化道鳞癌淋巴结转移多见，如鼻咽癌、喉癌、下咽癌、口咽癌等；③淋巴结肿大，质硬、无痛、多发、固定等；④内部易出现液化、坏死、边缘不规则强化伴中央低密度区。</td></tr>
<tr><td>非霍奇金淋巴瘤</td><td>①多见于青年人；②双侧多发、散在、肿大淋巴结，稍硬，无压痛，可融合，以后生长迅速；③低密度、边界清，较大病灶可有坏死，轻中度均匀强化；④可有不规则发热、消瘦等症状。</td></tr>
<tr><td>巨淋巴结增生</td><td>①少见，多为单发肿大淋巴结；②密度均匀、边缘光整或浅分叶、均匀显著强化；③部分可见淋巴结周围的引流血管。</td></tr>
</table>

四、颈部囊性肿块的鉴别

获得性囊性肿块：

<table>
<tr><td>淋巴结病变</td><td>①为颈部最常见的囊性病变，多见于成人；②病变硬、固定、无痛、囊性的易坏死；③病变位于胸锁乳突肌附近，需与鳃裂囊肿鉴别。</td></tr>
<tr><td>脓肿</td><td>①发展快、疼痛、伴有发热和白细胞增高；②可沿筋膜间隙蔓延，易引起儿童咽后间隙脓肿；③壁厚，环状明显强化，也可呈分叶状。</td></tr>
<tr><td>舌下囊肿</td><td>T_1WI囊肿的信号变化较大，取决于蛋白含量或出血等，有时需要与皮样囊肿鉴别。</td></tr>
</table>

<table>
<tr><td rowspan="2">肿瘤囊性变</td><td>神经鞘瘤</td><td>①含有疏松黏液样组织和细胞成分，T_2WI 高信号；
②增强检查肿块明显强化，囊变无强化。</td></tr>
<tr><td>腮腺肿瘤</td><td>①CT 表现为边界清楚的圆形或类圆形肿块，内可见点状钙化和囊变；
②瘤体较大时可见颈外动脉及腮腺内血管移位征；
③MR 表现 T_1WI 低信号、T_2WI 等或高信号，信号强度不均匀。</td></tr>
</table>

先天性囊性肿块：

<table>
<tr><td>皮样囊肿</td><td>①包括良性囊性畸胎瘤、上皮样囊肿、畸胎瘤；
②生长缓慢，质软，可活动，界清，常位于口底部、颌下间隙和舌下间隙；
③含脂囊性肿块，常为均质低密度，T_1WI 呈高信号，如为其他成分可表现为混杂密度和信号。</td></tr>
<tr><td>甲状舌管囊肿</td><td>①占颈部先天性病变的 70%，颈部中线囊性肿块，位于舌骨水平上下。
②光滑、薄壁，CT 值高反映蛋白含量高和伴有感染，常无分叶，偶见分隔，有环状强化；T_1WI 低信号，T_2WI 高信号，囊内信号可随液体不同而变化。</td></tr>
<tr><td>腮裂囊肿</td><td>①20 ~ 40 岁前多见，表现为外耳道至下颌角反复发作脓肿和其他感染。
②沿胸锁乳突肌上、下走行，类圆形或椭圆形软组织块影，中心密度低，不强化，但囊壁（边缘）可强化，境界清楚。生长缓慢，感染后可突然肿大。</td></tr>
<tr><td>淋巴水瘤</td><td>①80% ~ 90% 在 2 岁前发病，是最常见的淋巴管瘤。
②多累及颌面下部和颈部，儿童最常见的位置是颈后间隙和口腔，成人常见于舌下腺、颌下腺和腮腺间隙，其他部位有腋下、纵隔和腹腔。
③CT：边界不清、多灶性、低密度肿块，水样密度，感染后密度可增高。
④MR：T_1WI 低信号，T_2WI 高信号。如并发出血，可见液-液平和 T_1WI 高信号的血块。</td></tr>
<tr><td>喉气囊肿</td><td>①为喉室小囊的病理性扩张，内含气体，多数患者有喉室小囊的先天性发育异常；
②按其形态可分喉内型、喉外型、混合型；
③与喉室相通的 T_1WI、T_2WI 均无信号，喉旁圆形或卵圆形肿块，含气和（或）液体。</td></tr>
</table>

五、颈部常见实性肿块的鉴别

淋巴肿瘤
①青壮年男性多见，病毒感染和免疫异常或缺陷可能为发病因素。
②CT上表现为颈部淋巴结肿大，大小不等，边界较清，密度均匀，明显均匀强化；MR上表现为等或稍高信号影，压脂序列呈高信号影，中等度均匀强化。
③头颈部淋巴瘤易侵犯咽淋巴环，其中扁桃体最易受侵，其次为鼻咽部、舌根部、软腭及口咽侧壁。

神经源性肿瘤
①神经鞘瘤多见、分布广，临床上无特异症状或体征，多表现为逐渐增大的无痛性肿块。
②CT或MR显示颈动脉间隙内出现梭形或圆形、边缘清楚光滑的肿块；增强后实质部分较均匀强化，病灶液化及坏死部分不强化，囊肿型肿块包膜强化。
③周围血管移位。

颈动脉体瘤
①颈动脉分叉处出现无痛单个肿块，生长缓慢，常有数年病史。
②CT增强颈内、外动脉分叉部软组织肿块，增强明显强化，角度增大，角的顶端由锐角变为钝角。

纤维瘤
①无痛性、生长缓慢的圆形肿块；
②触诊表面光滑、质地较硬、活动度大、界清；
③影像上表现为纤维样密度或信号。

脂肪瘤
①多表现为无痛性，生长缓慢的圆形肿块；
②可呈分叶状、质软、活动度小、界限不清、有假波动感，表现为脂肪密度或信号；
③压脂序列呈低信号。

血管瘤
①血管内皮细胞构成，属先天性良性肿瘤，颈部血管瘤多位于皮下或颈部深层软组织；
②海绵状血管瘤较多见，以身体上部多见，有时可有血栓形成，机化或钙化，并可见静脉石；
③增强多呈渐进性强化。

第六节 口腔颌面部病变

一、颌骨常见局限性病变的鉴别

低密度

单纯低密度 — **膨胀性**：

①**根尖囊肿**：青壮年多见，好发于病原牙根部，包绕病源齿根尖生长可伴有龋齿、死髓牙等，圆形或类圆形低密度，囊内密度均匀；

②**含牙囊肿**：常位于牙冠、牙根交接区，包裹牙冠，类圆形或圆形低密度影，可含一颗或多颗牙齿；

③**牙源性角化囊肿**：常位于下颌第三磨牙、下颌支，伴基底细胞痣综合征，有明显沿颌骨生长的特点，多表现为不均一混杂密度影，邻近齿根可见压迫性吸收或受压移位；

④**牙源性腺样瘤**：青少年女性多见，侧切牙、尖牙之间，常伴阻生牙，密度不均；

⑤**牙源性黏液瘤**：下颌骨多见，X线显示肿瘤为界限清楚的透光区，呈单个蜂窝状或泡沫状影；

⑥**血管瘤**：颌骨内多房，放射状骨针，周围软组织钙化灶。

单纯低密度 — **非膨胀性**：

非上皮性骨囊肿：常位于下颌前磨牙和磨牙下方，为无皮层致密带。

混杂密度 — **虫蚀样骨质破坏**：

中央性颌骨癌：好发于下颌骨，特别是下颌磨牙区。病变早期无自觉症状，以后可有牙痛、局部疼痛，并相继出现下唇麻木。早期表现为病损局限于根尖区骨松质内。

混杂密度 — **含实性成分**：

成釉细胞瘤：多房性囊性影，单房较少。周围囊壁边缘常不齐整，呈半月形有切迹及密度增高的骨白线，肿瘤生长可致牙移位、囊内牙根呈锯齿状或截根状吸收，伴埋伏牙者可表现类似于含牙囊肿的X线特点。

混杂密度 — **钙化**：

牙源性钙化上皮瘤颌骨内界限清楚的透明阴影，其中有大小不规则的钙化点。可单房或多房。

高密度

牙瘤：类似牙质团块，与正常组织间有一条清晰影，为牙瘤的被膜。

骨纤维异常增殖症：好发于第一磨牙周围颌孔和颌下角之间，磨玻璃影。

Paget病：面团样钙化，尿羟脯氨酸升高。

二、颌骨造釉细胞瘤与囊性纤维异常增殖症的鉴别

	年龄	部位	临床特点	病灶特点	骨质受累情况
造釉细胞瘤	30~50岁，男性稍多	多见于下颌磨牙、升支区	逐渐膨隆畸形	①边缘清楚，骨质缺损，骨质硬化；②骨质破坏呈囊状，③多房、单房、蜂窝状；④牙移位，可含牙，牙根吸收；⑤T_1WI低信号，T_2WI高信号，增强实性成分明显强化	肿瘤较大，骨膨胀明显
囊性纤维异常增殖症	11~30岁，女性多见	下颌骨、颞骨和枕骨等单骨或多骨	病变进展缓慢	①病变范围较广泛，密度不均；②完全囊肿样改变少见；③局部低密度，内见钙化或粗大条状影	骨骼畸形

三、颌骨骨髓炎与骨肉瘤的鉴别

	年龄	部位	临床特点	病灶特点	骨质受累情况
颌骨骨髓炎	儿童、青少年	①化脓性颌骨骨髓炎；②放射性骨髓炎；③结核性骨髓炎：先累及松质性骨髓及压槽性骨髓，多侵犯下颌骨、颌骨及颞颌颅缝	疼痛、肿胀、窦腔形成	①病灶边缘较整齐；②T_1WI常呈低信号，T_2WI为高低混杂信号；③病变区强化；④无软组织肿块	骨质破坏、新骨形成，可增生性和溶解性骨质破坏并存，有骨膜反应
颌骨骨肉瘤	成人多见	上下颌骨最为常见	疼痛、麻木；生长快，骨质破坏，牙齿松动，面部畸形	①病灶内瘤骨和钙化分布较弥散；②T_1WI常呈低信号，T_2WI为高低混杂信号；③病变区强化明显，低混杂信号；④有软组织肿块	骨质破坏，沿骨髓腔蔓延，可有成骨性和溶骨性骨破坏病灶并存，并可向周围侵犯，一般无骨膜反应

四、颌面部间隙常见感染病变

病因： ①牙源性；②腺源性；③血源性。

年龄： ①儿童；②青壮年。

部位： ①咀嚼肌间隙；②舌下/颌下间隙；③咽旁间隙。

扩散： ①颊间隙；②颏下间隙；③腮腺；④颅内等。

咀嚼肌间隙感染
- ①咀嚼肌肿胀
- ②下颌骨骨质改变
  - CT：虫蚀样骨质破坏
  - MRI：皮质低信号中断
  - 骨膜反应
- ③脂肪间隙改变
  - CT：密度增高
  - MRI：T_1WI 信号减低
- ④脓肿：环形强化

舌下/颌下间隙感染
- ①蜂窝织炎
- ②脓肿

咽旁间隙感染
- ①脂肪间隙肿胀
  - CT：水肿、密度增高，边缘模糊。
  - MRI：稍长 T_1 稍长 T_2 信号。
- ②脓肿
  - CT：密度增高，边缘模糊。
  - MRI：长 T_1 长 T_2 信号。
- ③经颅底侵犯颅内：需进一步检查。
- ④Ludwing 咽颊炎：颌下区、口底区化脓性、腐败坏死性蜂窝织炎。

五、颌骨常见牙源性肿瘤的鉴别

造釉细胞瘤
- ①多见于 30～50 岁。②多见于下颌磨牙、升支区。③逐渐膨隆畸形。④单房、多房、蜂窝状；边缘清，邻近骨质缺损、硬化；牙移位，牙根吸收，可含牙。⑤囊状骨质破坏。

牙源性钙化上皮瘤
- ①多见于 20～60 岁。②骨内型：多见于下颌骨；磨牙区＞前磨牙区；外周型：前牙区。③骨内型：无痛性渐进性膨隆；外周型：牙龈肿胀、质较硬、黏膜溃疡；钙化团块，与埋伏牙有关。局部侵袭性。④局部浸润性生长。

成釉细胞纤维瘤
- ①年轻人＜21 岁，男性多见；②多见于下颌骨、前磨牙区及磨牙区；③渐进性膨大，无症状；④界限清楚的囊性低密度区；⑤与成釉细胞瘤难以区别。

牙源性黏液瘤
- ①多见于 10～20 岁；②多见于下颌骨、双尖牙、磨牙区；③生长慢，颌骨膨胀，疼痛；④肥皂泡或蜂窝状骨性分隔。

牙源性钙化囊肿 { ①多见于10~20岁；②好发于磨牙、双尖牙区；③生长慢，囊性感，牙松动，约1/3为骨外病变；④界限清楚的单房、多房低密度区内钙化。

良性成牙骨质细胞瘤 { ①稍多见于10~30岁；②好发于下颌骨、前磨牙、磨牙区与牙根密切，围绕牙根；③生长缓慢；④边界清楚，中央钙化，外周为未矿化的牙骨质、细胞层，牙根吸收变短，与肿瘤融合。

六、颌骨常见非牙源性肿瘤的鉴别

骨化性纤维瘤 { ①中青年多见。②下颌骨多见，主要累及前磨牙和磨牙区。③无明显自觉症状，颌骨膨胀、邻牙移位。④肿瘤边缘清楚、有密质骨边缘；中等或低密度背景内有钙化或骨化影。

血管瘤 { ①青少年多见；②大多发生于下颌骨；③牙龈沟出血，量较多，颌骨无痛性膨隆；④多囊状，骨质变薄、膨隆，牙齿移位，牙根吸收，增强呈明显强化。

骨肉瘤 { ①多见于青壮年；②下颌骨多见；③渐近性颌面部肿胀、疼痛和肿块；④软组织肿块；⑤骨质破坏，瘤骨形成，骨膜反应。

软骨肉瘤 { ①上颌骨常见；②颌面部膨隆；③肿瘤软骨钙化或伴有软组织肿块；④骨质破坏。

纤维肉瘤 { ①多见于20~60岁；②下颌骨后部多见；③颌面部膨隆及肿块，④一般无瘤骨或钙化，瘤区牙齿移位、脱落，病理性骨折；⑤溶骨性骨质破坏。

骨髓瘤 { ①老年男性多见；②瘤区疼痛，尿本-周蛋白阳性；③骨质疏松、穿凿样破坏或硬化斑。

转移瘤 { ①下颌骨后部多见；②疼痛和肿胀，有原发肿瘤病史；③溶骨性、成骨性破坏或囊肿样改变；④溶骨性、成骨性破坏。

七、腮腺良性肿瘤的鉴别

多形性腺瘤 { ①腮腺最常见。②生长缓慢，浅叶好发，单发，偶多发。③分叶状膨胀性生长，边缘光滑，常见囊变、出血、坏死、钙化；T_2WI信号增高且不均匀。④中度不均匀强化，持续性强化，延迟性强化。

神经鞘瘤 {①单发；②实或囊实性，偶见出血，T_2WI 信号增高或减低，边界光整；③实性部分明显不均匀强化。

神经纤维瘤 {①常多发，与神经纤维瘤病 1 型相关。②瘤周可见串珠状小结影；丛状神经纤维瘤病可弥漫性累及腮腺间隙，边界不清；囊变相对神经鞘瘤少见，偶见出血。③明显不均匀强化。

脂肪瘤 {①较少见，一般位于颈后间隙。②腮腺内均匀低密度肿块，境界清楚，可有包膜。③脂肪样低密度，边界清晰；短 T_1 长 T_2 信号，T_2WI 压脂呈低信号，边缘见黑边影。④增强无强化。

血管瘤 {①儿童最常见。②好发于涎腺。③无包膜，分叶状，边缘清楚，部分病灶可自然消退。④CT 密度不均匀偏高，可见多发高密度静脉石；MR 常见异常血管流空信号影，T_2WI 压脂信号偏高，内可见不同时期出血以致信号混杂。⑤增强明显不均匀强化，延迟填充强化。

腺淋巴瘤 {①中老年男性多见；②腮腺浅叶、后下极好发；③常见，类圆形，边界光整，与长期吸烟有关；④多发或单发，密度或信号不均，瘤内有大小不等囊腔，少数为实性；⑤明显强化，快进快出，动脉期即明显强化，静脉期减退。

基底细胞瘤 {①好发于腮腺浅叶；②单发，类圆形，边界光整，有包膜，瘤体一般较小；③密度或信号不均匀，易囊变；④渐进性明显强化，强化程度高于混合瘤和腺淋巴瘤。

嗜酸细胞腺瘤 {①好发于腮腺深叶或浅叶；②类圆形，部分形态不规则，边界光整；③多为单发，密度或信号不均，可有囊变；④明显强化，动脉期明显强化，静脉期减退。

肌上皮瘤 {①多见于青少年；②好发于腮腺或腭部，单发或多发，浅叶多见；③有侵袭性，易复发，恶变；④类圆形，边界清或不清，瘤体较大者可有囊变；⑤轻度或明显强化，静脉期程度高于动脉期。

腮腺淋巴上皮囊肿 {①多在 1～3cm，多为单囊，HIV 感染相关者常双侧多发；②边界清晰；③一般无强化，合并感染时囊壁可强化。

八、腮腺常见恶性肿瘤的鉴别

肿瘤		部位	临床特点	病灶特点	增强
腺样囊腺癌		腮腺浅叶与深叶交界区好发	沿神经扩散，面神经最常见，三叉神经状之，受累神经增粗	单发，生长缓慢，广泛浸润，边界不清；密度或信号不均，可见囊变及筛孔样变	明显不均匀强化
恶性混合瘤	多形性腺瘤癌	浅叶好发或横跨浅深叶	多见于老年男性，多来自于多形性腺瘤恶变	分叶状，早期有包膜，晚期广泛浸润，边界不清；密度或信号不均	中度不均匀强化，渐进式强化
	癌肉瘤	多为深叶	罕见；多种恶性组织成分	密度或信号不均，边界不清	中度不均匀强化
基底细胞腺癌		骑跨深浅叶	少见	结节状，边界不清；肿块易囊变坏死，致 T_2WI 信号增高及 CT 密度减低	明显不均匀强化
鳞癌		原发于腮腺导管上皮	多见于老年男性，临床少见	边界不清；密度或信号不均，坏死区 T_2WI 信号高	中度不均匀强化
黏液表皮样腺癌		浅叶及深叶	面部疼痛、耳痛、面神经瘫痪，颈部多发淋巴结肿大	边缘模糊，邻近组织受侵；血供丰富，强化明显	肿块可轻度强化

		好发部位	发生率	形态/密度信号	强化
淋巴瘤	原发性	浅叶、深叶均可累及	少见，黏膜相关淋巴组织型多见	单发或多发，结节状或弥漫性浸润，边界清或不清；密度或信号均匀	中度均匀强化
	继发性	浅叶、深叶均可累及	少见，但较原发型多见	多发或单发，结节状、匍匐状，边界较清晰；密度或信号均匀	中度均匀或均匀强化
腮腺淋巴结转移	口腔鳞癌	多位于浅叶	多为单侧多发结节，少见	淋巴结常边界清楚；密度不均，中央可坏死，T_2WI信号增高	轻中度不均匀强化
	黑色素瘤	多位于浅叶	多为单侧腮腺多发结节，少见	淋巴结常边界清楚；淋巴结密度不均，密度可偏高；可呈现短T_1、短T_2特征性黑色素信号	轻中度不均匀强化
腺泡细胞癌		好发于腮腺浅叶，单发	少见，低度恶性	结节状，有包膜，常突破包膜向周围浸润，小病灶可边界清晰；实性，可合并出血、坏死、囊变	明显不均匀强化
嗜酸性细胞腺癌		多位于深叶或骑跨深浅叶	罕见	不规则结节状，边界不清，可有囊变，可见血管流空信号	轻中度不均匀强化
神经内分泌癌		多位于深叶或跨叶	少见	肿块边界不清，周边浸润；CT密度或MRI信号不均，常见囊变、坏死，以致CT密度减低或T_2WI信号增高；常见附伴淋巴结转移	明显不均匀强化

九、腮腺弥漫性肿大病变的鉴别

	部位	临床特点	病灶特点	增强
急性腮腺炎	深叶及浅叶	分细菌性、病毒性、结石性、自身免疫性;结石性、细菌性、自身免疫性常为双侧,病毒性多为单侧;无急性弥漫性肿大,自身免疫性放疗常见并发症	受累腮腺密度弥漫性增高,边界不清,结石性腮腺炎可见导管结石;T_1WI低,T_2WI高信号,DWI弥散受限提示脓液	轻度弥漫性强化,合并脓肿时可见、环形强化
慢性腮腺炎	深叶及浅叶	阻塞性或非阻塞性;单侧或双侧;头颈部放疗常见并发症	结节样或干酪性肉芽肿性炎可见多发结节,密度或信号较均匀;后期可遗留腮腺萎缩	中度强化
假性腮腺炎	腺周或腺体内急性淋巴炎	腮腺导管无栓塞;单或双侧;发病缓慢,病情较轻;头面部常可查见感染来源	腮腺内多发肿大淋巴结;CT及MRI显示腮腺内多发肿大淋巴结	增强较均匀强化
干燥综合征	双侧腮腺弥漫性肿大,腮腺导管增粗、扩张	原发或继发,眼干和游走性关节痛,尤以口干多见;多为女性	CT可见蜂窝状改变,T_2WI可见散在积液,可见多发斑片状	薄壁强化或实行部分不均质强化
嗜酸性淋巴肉芽肿	好发于浅叶,单侧或双侧多发病灶,单发多见	即kimura病/木村病;少见,病程漫长(数年至十余年);颌下、颌下、颈部浅表淋巴结多发肿大	可见腮腺内多发性结节,大小不等,或弥漫性肿块,密度与信号均匀,边界清晰	增强中度不均匀强化,与腮腺外肿大淋巴结强化同步,相仿
淋巴瘤	单侧或双侧	原发性或继发性;病程明显短于木村病	多发结节状、匍匐状软组织密度或信号影;密度或信号较均匀,少数偶有囊变,边界较清晰者多见	增强中度均匀强化

十、腮腺常见单发结节性病变类型

良性 { ①多形性腺瘤；②腺淋巴瘤（Warthin 瘤）；③基底细胞瘤；④嗜酸性细胞腺瘤；⑤肌上皮瘤
⑥神经源性肿瘤 { 神经鞘瘤
神经纤维瘤

恶性 { ①腮腺腺样囊腺癌；②淋巴瘤（原发性、继发性）；③基底细胞癌；④黏液表皮样癌；⑤恶性混合瘤（多形性腺瘤内癌、癌肉瘤）；⑥鳞癌；⑦腺泡细胞癌；⑧嗜酸性细胞腺癌；⑨神经内分泌癌；⑩转移瘤。

十一、腮腺低密度病变的鉴别

	临床	病灶	增强
鳃裂囊肿	好发于青壮年，颈侧或腮腺区无痛性肿块，大小不定	薄壁单房圆形或类圆形囊性病灶，内壁光滑或局限性突起，边界清楚	囊壁轻度强化，囊内无强化
囊性淋巴管瘤	又名"水瘤"，形状不规则	单房或多房囊性灶，沿缝生长，容易包绕邻近结构	合并感染时囊壁增厚呈环状强化，周围境界模糊
皮样囊肿	多见于儿童，腮腺增大	单房囊性包块	囊壁轻度强化，囊内无强化
脂肪瘤	较少见，一般位于颈后间隙	腮腺内均匀低密度肿块，境界清，可有包膜	肿块无强化
神经鞘瘤	较少见，生长慢，无典型症状，早期可是面神经痉挛	低密度肿块，边缘光滑。肿块内可有小片状液化区	实性部分均匀轻至中度强化

十二、腮腺常见强化明显的病变

腮腺炎症 { ①炎性肉芽肿
②脓肿

腮裂囊肿

良性肿瘤 { ①腮腺混合瘤（多形性腺瘤）
②腺淋巴瘤（Warthin 瘤）
③基底细胞瘤
④肌细胞上皮瘤
⑤血管瘤
⑥神经源性肿瘤

恶性肿瘤 { ①恶性混合瘤
②黏液表皮样瘤
③腺泡细胞瘤
④转移瘤
⑤淋巴瘤

十三、腮腺高密度病变的鉴别

	部位	临床	病灶	增强
干燥综合征	双侧腮腺弥漫性肿大，腮腺导管增粗、扩张	原发或继发，有口干、眼干和游走性关节痛，女性多见	可见蜂窝状改变，T₂WI可见散在积液影，可见多发斑片状影	薄壁强化或实性部分不均匀强化
腮腺淋巴瘤	浅叶后下象限	进行性增大的非固定性肿块，一般为单侧无痛性	圆形、浅分叶状、边界清，密度高于腮腺，少数可囊变，血供丰富，增强"快进快出"；合并感染时边缘模糊，囊变常位于肿瘤边缘包膜下	增强后肿瘤较均匀及轻中度强化，与邻近颈部椎旁肌肉密度基本相同
血管瘤	不附着皮肤的弥漫性包块	边缘不光整、有分叶	密度不均匀，可有钙化。条管状、不均匀多环形斑片状明显强化	渐进性、明显团块状强化
腮腺混合瘤（多形性腺瘤）	好发于腮腺浅叶	单发、生长缓慢、边界清楚	分叶状、膨胀性生长、边缘光滑；常见囊变、出血、坏死、钙化；中度不均匀强化	实体部分强化、坏死、囊变部分不强化
腮腺结石	好发于腮腺	单发或多发、单发多见	境界清高密度影，引起导管阻塞时可有腺体肿大	合并感染可强化
黏液表皮样腺癌	浅叶及深叶	面部疼痛、耳痛、面神经瘫痪，颈部多发淋巴结肿大	边缘模糊，邻近组织受侵。血供丰富，强化明显	肿块可轻度强化，与正常密度的腺体有良好对比

十四、口底常见肿瘤的鉴别

血管瘤
①多见于儿童。②多见于腮腺。③侵袭型生长。④无包膜，分叶状，边缘清楚，部分病灶可自然消退；CT 密度不均偏高，可见多发高密度静脉石；MR 常见异常血管流空信号影，T_2WI 压脂信号偏高，内可见不同时期出血以致信号混杂。⑤边缘结节状或内部小片状强化。

舌下腺囊肿
①好发于儿童及青少年；②位于一侧口底黏膜下；③囊肿位于舌下区，呈浅紫蓝色，扪之柔软有波动感；④缺乏特异性。

皮样囊肿
①多发生在青春后期；②位于颌下间隙和舌下间隙，近中线；③肿瘤质软易活动，与皮肤不粘连，有 3 种类型：良性囊性畸胎瘤、上皮样囊肿、畸胎瘤；④圆形或椭圆形，边界清，密度不均，可有脂肪密度，相邻骨壁可凹陷或缺损，T_1WI、T_2WI 均为高信号；⑤囊壁可轻度强化。

成釉细胞瘤
①多见于青壮年男性。②大多发生于下颌骨，在磨牙区及升支。③常见牙源性良性肿瘤，早期无症状，后增大按之有乒乓球感。④呈等与低密度混合囊状区，多房、单房或蜂窝状，膨胀生长，增强后实性部分明显强化；T_1WI 低信号，T_2WI 高低混杂信号。⑤实性部分明显强化。

淋巴管瘤
①多见于儿童。②好发于口腔、颈部、腋窝等部位；浸润性生长。③组织学上将其分为 3 型：毛细淋巴管瘤、海绵状淋巴管瘤及囊性淋巴管。④单房或多房，囊壁菲薄，囊内容物密度或信号均匀，与水接近。合并感染时囊壁增厚，出血时囊内可见"液-液"平面。淋巴管瘤沿组织间隙"爬行性生长"是其最具特征性表现。⑤不强化。

颌骨骨化性纤维瘤
①青年女性多见。②多单发，常见于下颌骨。③膨胀性生长。④呈等、高密度，边界清，有菲薄骨壳，内可见骨化影；T_1WI 低或中等信号，T_2WI 等或略低信号。⑤可强化。

口底鳞癌
①舌系带两侧的前口底最为常见；②局部可出现溃疡或肿块，可侵犯周围组织，颈部淋巴结转移；③分外生性或浸润性生长，平扫 T_1WI 呈不均匀低信号，T_2WI 为不均匀中高信号，可有邻近组织受侵；④增强后扫描病灶明显不均匀强化。

甲状腺舌管囊肿
①男性多见，好发于儿童和青少年；②舌骨上、下部位最常见；③颈前边界清楚的低密度光滑薄壁肿块，圆形或椭圆形，大小不等，囊液 CT 值约为 10～18HU，囊肿常不分叶，偶见分隔；④囊壁感染时可强化。

第五章 呼吸系统
第一节 概论
一、正位胸片阅读的推荐方案

每个影像科医生在实际工作中看片的习惯是不同的，且同一个医生看不同的部位的片其顺序也是不同的，但是看片的基本要求和内容应该是大致相同的。养成良好的看片习惯是做好一个影像诊断医生的前提。就看胸部正位平片而言，推荐下面的看片顺序：

1. 从右至左 胸部平片上分左右两肺或左右两胸部，看片时可一侧一侧看，由于心脏偏左，右肺野大而"简明"一些，因此，建议先看右肺野，后看左肺野，当然也可"反其道而行之"。右下肺野"大而露"，左下肺"小而藏"，所以右下肺纹理看上去比左下肺纹理要"多而粗"，这是正常的表现，不要报告肺纹理增多增粗。正常时右膈比左膈高，膈内侧比外侧高。在看片时要注意两肺野透亮度是否对称、两侧胸廓是否对称、肋间隙是否对称。

2. 从上至下 由于肺尖部重叠结构比较多，有些小的病灶易被"遮盖"，而两肺底部又有两膈"隐藏"的病灶。肋软骨钙化是自第1肋开始，然后是自下而上逐步钙化的。在临床实际工作中，有不少肺尖或肺底的小病灶漏诊的现象。但是如果我们看片时能特别注意这些易"漏看"的部位，就可以避免发生不该"发生"的事。

3. 从外至内 先看肺野的外带、中带，再看肺野的内带（即肺门）。正常时，左肺门比右肺门"高"，而右肺门比左肺门"大"，如果两肺门一样"高"或一样"大"，提示肺门结构可能存在"问题"，应引起重视。看纵隔形态与位置、心胸比率是否正常，看气管分叉角度、主支气管及段支气管是否有阻塞或变形。只要看到肺内病变与肺门可能相关，只要看到肺内病变与肺门可能相连，就要看主支气管及段支气管是否有阻塞或变形。

4. 从粗至细 粗看是大致看，看胸片投照位置是否正确（两侧胸锁关节是否对称，肩胛骨是否旋转肺野外），看胸片投照条件是否恰当（第1~4胸椎清晰可见，其他胸椎隐约可见）。粗看是看胸部整体结构，肺部、心脏、横膈、骨骼等结构。粗看是看是否存在病灶。细看是在粗看的基础上进行的，细看是反映一个医生良好的职业习惯的标志之一，细看也是一个医生水平高低的具体体现。如粗看已发现病灶，那么细看就是看病灶的微细征象；如粗看未发现病灶，那么细看就是看微小病灶、看隐匿性病灶、看淡薄的病灶、看肋骨重叠的病灶、看心脏重叠的病灶、看横膈重叠的病灶。

二、胸部淋巴结的分区

1区：锁骨上淋巴结	2～4区：上纵隔淋巴结	5，6区：主动脉淋巴结	7～9区：下纵隔淋巴结	10～14区：肺门，肺叶及其主要分支淋巴结
①下颈部，锁骨上与胸骨颈静脉切迹淋巴结； ②自环状软骨下缘至锁骨、胸骨柄上缘； ③气管中线是1L与1R的分界线	①2R. 上气管旁2R淋巴结向气管左外侧缘延伸。自胸骨柄上界无名静脉足侧缘与气管交汇处。 ②2L. 上气管旁，胸骨柄上缘至主动脉弓上缘。2L淋巴结位于气管左侧缘的左侧。 ③3A. 血管前，这些淋巴结一样不靠近气管，位于血管前方。 ④3P. 椎前淋巴结，位于食管之后椎体之前。 ⑤4R. 下气管旁，自无名静脉与气管交界区至奇静脉下界。4R淋巴结自右侧至气管左侧缘。⑥4L. 下气管旁，自主动脉弓上缘至左侧主动脉弓下缘，自主动脉弓上缘	①5区：主动脉下淋巴结。这些淋巴结不是位于主动脉与肺动脉主干之间，而是位于主肺动脉窗肺动脉韧带外侧。 ②6区：主动脉旁淋巴结。位于升主动脉与主动脉弓前方与外侧	①7区：隆突下淋巴结； ②8区：隆突以下食管旁淋巴结； ③9区：肺韧带淋巴结位于肺韧带区	①10区：肺门淋巴结，包括邻近主支气管与肺门血管淋巴结。在右侧自奇静脉下缘至叶间区域，左侧自肺动脉上缘至叶间区域。 ②11区：叶支气管开口之间，11s位于右侧上叶和中间干支气管之间，11i位于右侧中叶和下叶支气管之间。 ③12区：紧邻叶支气管淋巴结。 ④13区：段支气管周围淋巴结。 ⑤14区：紧邻亚段支气管淋巴结

三、纵隔淋巴结分区及肺的淋巴引流途径

肺的淋巴回流
↓
肺组织产生的淋巴液
↓
先至段支气管淋巴结
↓
叶门
↓
肺门

①左上叶淋巴液：主要沿动脉间隙和气管旁通路向上回流注入左侧颈静脉角（一部分淋巴液回流到隆凸下淋巴结后再沿左侧两条通路上行，部分舌段的淋巴液可回流到食管旁淋巴结）。

②右上叶淋巴液：经气管旁通路及静脉间隙通路上行注入右侧颈静脉角（一部分淋巴液回流到隆凸下淋巴结后再沿右侧两条通路上行）。

③右下叶淋巴液：注入隆凸下淋巴结后，有相当一部分沿右侧两条通道上行注入右侧颈静脉角。

④右中下叶及左下叶的淋巴液：直接或间接回流至隆凸下淋巴结，然后分别沿右侧或左侧两条通道上行注入右侧及左侧颈静脉角。

⑤直接的淋巴引流通道：肺段与纵隔淋巴结之间存在直接的淋巴引流通道，这种情况的发生率右肺为 22.2%、左肺为 25.0%，上肺较下肺多见。下肺肺段有直接的淋巴引流通路到达上叶支气管淋巴结。一些肺段淋巴引流已超过纵隔淋巴结的范围，直接注入锁骨下静脉和胸导管，这可解释仅出现全身转移而无胸内淋巴结转移的现象。

四、肺部基本病变的影像表现

肺密度增高影

① 肺实变：段以下：斑点状、斑片状、团片状或不定型形态；段以上：节段形、楔形或大叶形。

② 肺不张：肺叶体积缩小、叶间胸膜移位。支气管血管聚集，邻近组织移位。

③ 磨玻璃密度：分为局限性磨玻璃密度影（fGGO）和弥漫性磨玻璃密度影（dGGO）。

④ 结节或肿块：分叶征、毛刺征、空泡征、支气管充气征、空洞征、棘状突起、血管集束征、胸膜凹陷征和强化征。

⑤ 钙化：良性钙化多为弥漫性、同心圆形、中心性及爆米花样，恶性钙化多为砂砾状或斑片状。

肺密度减低影

① 肺气肿：弥漫性、局限性、代偿性和间质性；

② 肺囊肿：边缘清楚的薄壁圆形水样密度；

③ 空洞：病灶液化坏死、坏死物经支气管排出所致，>5mm 的圆形或类圆形空气样低密度影；

④ 空气潴留：小气道通气不良。

肺间质影

① 小叶间隔增厚；

② 网状影：肺间质纤维化多见；

③ 蜂窝影：通常提示纤维化末期。

气管支气管相关影

① 气管支气管狭窄：局限性常见于原发性良恶性肿瘤、炎症、邻近器官的恶性肿瘤直接侵犯等。弥漫性常见于手术后狭窄、剑鞘状气管、复发性多软骨炎等。

② 支气管扩张：柱状、囊状、曲张型及混合型。

③ 黏液嵌塞：慢性支气管炎、哮喘、支气管霉菌病或其他引起支气管阻塞的支气管腔内病变。

大小

① 微小结节：直径 ≤5mm，恶性概率 <1%；小结节：直径 >5mm 且 <10mm，恶性概率 6% ~28%。

② 结节：直径 ≥10mm 且 ≤30mm，其中 1~2cm，恶性概率 41% ~64%；2~3cm，恶性概率 67~82%。

③ 肿块：直径 >3cm，恶性可能性大。

生长部位

距离胸膜 <10mm 的，约 91% 为良性；距离 ≥10mm 的，约 47% 为恶性。

CT形态学表现

边缘特征
①分叶征：结节/肿块表面凹凸不平，似花瓣或树叶边缘，可分为深分叶、中分叶和浅分叶，多见于周围型肺癌，也可见于结核球或慢性炎性结节浅分叶；
②毛刺征：结节/肿块边缘向周围伸展的、放射状无分支的、直而有力的细短线条影，近结节端略粗，多见于肺癌少见于炎性病变及结核；
③棘状突起：肿瘤边缘介于分叶与毛刺之间的一种较粗大而钝的结构，可呈树突状、指样或钝三角形，多见于肺癌。

密度
①分类：实性结节 + 非实性结节（纯磨玻璃结节）。
②钙化：中心型、分层状、爆米花样、弥漫性斑点状钙化多见于良性，散在针尖样、沙粒样钙化多见于恶性。
③空洞：良性：壁薄均匀、内壁光整；恶性：偏心厚壁、附壁结节。
④脂肪：多提示为良性；偶见于转移性肿瘤。
⑤空泡征：指病灶内1~2mm（或<5mm）的点状透亮影，单个或多个，主要见于早期肺癌。

CT支气管征
①Ⅰ型：支气管被 SPN 截断；
②Ⅱ型：支气管进入 SPN 锥形狭窄后中断（仅见于恶性）；
③Ⅲ型：支气管进入 SPN 内长段开放并可进一步分叉；
④Ⅳ型：紧贴 SPN 边缘走行，管腔形态正常；
⑤Ⅴ型：紧贴 SPN 边缘走行，管腔受压变扁；
恶性结节以Ⅰ~Ⅲ型为多见，良性结节以Ⅳ、Ⅴ型为多见。

周围征象

胸膜凹陷征
①胸膜凹陷相关结节切迹，见于恶性；
②细线样胸膜凹陷，呈喇叭口样，多为恶性；
③三维完整性胸膜凹陷征，多见于恶性；
④水平裂和斜裂胸膜凹陷，多见于恶性；
⑤一条或多条条索状影，多见于恶性；
⑥棘状或粗索条状胸膜凹陷，多为良性；
⑦宽基底胸膜凹陷伴胸膜增厚，多为良性。

血管集束征
指肺内血管结构受到牵拉、侵犯而向结节方向聚拢。Ⅰ型为肺动静脉兼有；Ⅱ型为仅为肺动脉；Ⅲ型为仅包含肺静脉。Ⅰ型多见于炎性结节，Ⅱ型均可见炎性结节和恶性结节，Ⅲ型多见于肺癌。

影像学表现

CT

强化
①恶性强化幅度多为 30~60HU，延迟期退出慢。
②活动性炎性结节强化幅度更大，常超过 60HU，甚至达 100HU 或以上；动脉期强化更明显；延迟退出较快。
③硬化性血管瘤、巨淋巴结增生症及血管来源良性肿瘤可强化非常明显，甚至接近血管结构。

灌注
①恶性和活动性炎性结节/肿块的血流量、血容量、平均通过时间均高于良性；
②恶性结节/肿块表面通透性高于炎性/良性病变。

PET/CT
①FDG-PET 可以评价组织中不同的葡萄糖代谢水平。恶性结节的 FDG 摄取值多高于非恶性结节。
②肺类癌、原位腺癌、微浸润腺癌、伏壁式腺癌等，生长缓慢，为低代谢肿瘤，通常放射性轻度摄取，此时，SUV 对其定性的价值不大，如果 CT 表现为典型肺癌征象，则可提示恶性病变可能性大。
③直径 ≥1.2cm 的结节，SUV ≤2.5 诊断良性的特异性是 100%。恶性结节的平均 SUV 波动范围较大，在 5.5~10.1 之间，假阳性主要见于活动性炎性结节。

MR
①常规的 T_1WI、T_2WI 很难鉴别肺结节。STIR 序列有助鉴别肺结节，其敏感性、特异性和精确性分别为 83.3%、60.6% 和 74.5%。
②依据 DWI 信号强度或 ADC 值，可鉴别肺结节的良恶性。恶性病变在 DWI 图像上呈高信号，对应的 ADC 值低。
③DCE-MRI 有助于鉴别诊断，恶性结节的早期强化峰值和最大强化峰值均明显高于良性结节。

171

五、弥漫性肺结节的鉴别

胸膜或裂周有结节

淋巴管周围
- 片状或成簇状分布。
- 非对称性疾病 +／- 轴心间质受累：上叶为主。
  - ①结节病（+／- 结节边界欠清，直径仅数毫米）；
  - ②矽肺、石棉肺；
  - ③其他发现：上叶分布，弥漫性淋巴结肿大 +／- 蛋壳样钙化；密集成簇支气管周围结节（所谓的腺泡结节），当聚集时可能类似于进行性块状纤维化；细支气管阻塞引起的局灶气体潴留。

淋巴管血管起源
- 弥漫性、随机分布。
- 结节累及两肺所有肺叶 +／- 供养血管 +／- 空腔 +／- 基底分布。
  - ①转移性疾病（结节边界清楚、光滑，形态多样）；
  - ②粟粒样感染（结核分枝杆菌、真菌或病毒感染）；
  - ③其他发现：存在癌性淋巴管炎特征的转移性疾病（结节样、小叶间隔增厚）；胸腔积液。

胸膜或裂周无结节 → **小叶中心结节〔小叶中心细支气管和（或）伴行的肺动脉分支〕**

无定形的磨玻璃密度样结节影 + 树芽征
- 结节样小叶中心分支结构主要累及细支气管疾病。
  - ①结核分枝杆菌、胞内鸟型分枝杆菌、细菌、病毒、真菌感染；
  - ②其他发现：+／- 支气管扩张，马赛克样衰减、局灶肺实变；
  - ③弥漫：常见于泛细支气管炎、囊性肺纤维化和病毒性细支气管炎。

小叶中心结节无树芽征
- 边界不清磨玻璃样密度结节，支气管周围分布，混合肺泡-细支气管周围疾病。
  - ①亚急性过敏性肺炎；
  - ②呼吸性细支气管炎；
  - ③罕见：淋巴细胞间质性肺炎（LIP）、朗格汉斯组织细胞增生症。

六、肺内单发空洞的鉴别

病变

周围型肺癌：病理类型：鳞癌，腺癌，大细胞癌。

肺结核
- ①浸润干酪灶的空洞：结核性肉芽组织（多）+ 酪样物质（少）；
- ②纤维干酪空洞：干酪样物质（多）+ 结核性肉芽组织（少）+ 纤维包膜；
- ③纤维空洞：纤维组织（多）+ 干酪性坏死（少）+ 结核性肉芽。

肺脓肿
- ①多继发于肺炎后、吸入性及由肺外蔓延（阿米巴）；
- ②急性肺脓肿：壁主要为炎性渗出病变；
- ③慢性肺脓肿：壁以纤维组织为主。

肺真菌病：常见于新型隐球菌、曲霉菌。

尘肺空洞
- ①空洞发生在进行性尘肺融合块的基础上，常合并肺结核；
- ②空洞体积较大，形态不规则，洞壁以厚壁为主，薄厚不均。

鉴别

内缘
- ①光整：肺脓肿、肺结核纤维空洞；
- ②毛糙：肺脓肿、肺结核纤维干酪空洞；
- ③凹凸不平伴壁结节：肺癌和肺结核纤维干酪空洞。

外缘
- ①光整：结核球；
- ②分叶及棘状突起：多见于肺癌；
- ③毛刺：长毛刺多见于肺结核，细短毛刺多见于肺癌。

空洞内容物
- ①分隔，血管穿行：多见于肺癌空洞；
- ②气液平面：急性肺脓肿或肺结核空洞合并感染和出血；
- ③曲菌球：可随体位改变而移动，可见"空气半月征"。

邻近结构
- ①胸膜凹陷征：单点牵拉多见于肺癌，多点牵拉多见于炎性空洞；
- ②血管集束征：肺癌，肺结核纤维空洞；
- ③卫星灶：肺结核。

CT增强
- ①肺癌：空洞壁及壁结节有强化，洞壁坏死区与活组织区分界不清；
- ②肺结核的纤维干酪空洞：洞壁不强化或外周有薄层强化。

七、肺部良恶性结节的鉴别

鉴别要点	良性	恶性
常见类型	平滑肌瘤、纤维瘤、脂肪瘤、错构瘤	原发性肺癌及转移瘤
好发人群	多见于年轻女性	多见于中老年男性
分化程度	分化好，异型性小	分化差，异型性大
核分裂象	无核分裂象	可见核分裂象
生长速度	多较缓慢	较快
症状及体征	多无症状	咯血、消瘦、体重减轻
实验室检查	无特异表现	CEA、Cyfra21-1、NSE 及 CA153 可升高
大小	可大可小	大小不定
形态边缘	光滑锐利、少数可见切迹及长毛刺	多分叶状、周围细短毛刺、棘状隆起等
密度	中等偏高	中等
钙化	多见	少见
空洞	新月形或者裂隙形小空洞，内部光整	内形态不规则，可见壁结节
血管集束征	少见	常见
卫星灶	可有	少见
邻近胸膜	与胸膜广泛粘连	常见胸膜凹陷征
强化特点	形式多样，渐进持续强化	轻中度均匀或不均匀强化
淋巴结肿大	极少	可合并肺门及纵隔淋巴结肿大
随诊观察	短期内变化不大	短期内变化明显（2～6个月）

八、肺内多发感染性与非感染性空洞病变的鉴别

感染性病变

肺脓肿
①多为金黄色葡萄球菌，败血症经血行播散至肺。
②起病急，常高热、寒战、咳嗽、咳脓（臭）痰等。
③分布无规律，洞壁厚薄不一，厚壁多见，空洞内常见气-液平面，内缘多光整，外缘常模糊不清。增强空洞壁明显或中等度强化。两肺尚可见多发结节状、斑片状、磨玻璃样密度增高影。
④血白细胞和中性粒细胞总数升高，痰细菌学检查可找到病原菌。

肺结核
①青年、糖尿病患者、老年人及免疫力低下者。
②低热、乏力、盗汗、食欲不振、贫血。
③好发于两肺上叶尖、后段及下叶背段。形态呈类圆形或不规则形，大小不等，洞壁厚薄不一，内壁多较光滑，洞壁可有钙化，空洞内少见气-液平面，周围可见"卫星灶"，肺内多伴有边界模糊的斑片影、实变影、纤维索条或斑点状、结节状钙化影及小叶中心结节、树芽征等；此外，常合并胸膜肥厚粘连、钙化，伴肺门、纵隔淋巴结钙化。
④血沉增快，PPD试验阳性。痰液中找到抗酸杆菌或试验性抗结核治疗有效。

肺真菌感染
①多为肺隐球菌及烟曲菌。常继发于肺结核、糖尿病、肿瘤、血液病等慢性消耗性疾病以及长期应用抗生素、激素、免疫抑制剂等免疫功能低下的患者。
②CT表现：常见肺内斑片影、肺叶、肺段实变影，结节或肿块影，且结节、肿块周围常见模糊磨玻璃样影，呈"晕轮征"，此征象对早期诊断具有一定的特征性。实变、结节、肿块内肺组织坏死，经支气管引流后形成空洞，大小不等，壁厚薄不一，内壁多光整，外缘模糊。"空气新月征"对曲菌病有特征性，即空洞内的圆形或类圆形曲菌球与空洞壁间形成的新月形透亮影，且好发于肺上叶；肺隐球菌病以结节和肿块为主要表现，病灶多位于肺野外周靠近胸膜下，免疫功能低下者结节或肿块内易出现空洞。

非感染性病变

韦格纳肉芽肿

①病因不明的以坏死性肉芽肿和坏死性血管炎为特征的多系统疾病，上呼吸道、肺损害是该病典型的三联征。

②主要表现为咳嗽、咯血、呼吸困难等。

③多发结节或肿块影，呈散在分布，边缘可有长短不一的毛刺，若靠近胸膜可见胸膜凹陷征，部分结节或肿块周围可见磨玻璃影，双肺另可见多发斑片状磨玻璃样影、致密影、实变影。病灶较大可发生空洞，洞壁多厚薄不均，内壁多不光整，是特征性表现，即空洞中央可见结节，呈"孤岛征"，增强扫描洞壁强化明显。

④胞质型抗中性粒细胞抗体（C-ANCA）是本病的特异性抗体。

⑤激素治疗有效病灶"此消彼长"的游走性改变。

肺转移瘤

①原发灶主要为鳞癌及腺癌，头颈部与女性生殖器肿瘤多见，腺癌主要来自于结肠癌及乳腺癌，肺癌亦可发生；

②肺内多发小结节，边缘清楚，结节内可见小空洞，空洞不大，直径在 5～8mm，空洞壁厚薄不一、光滑均匀，肺门侧的壁较厚，外侧的壁较薄。

九、外科手术后胸部影像

肺切除术后

影像：胸片为常用手段，显示肺切除术后内含气体及液体的腔。

并发症

早期

①肺水肿：间隔线、支气管袖套征和肺血管模糊；

②支气管胸膜瘘：气液平面下降伴纵隔向对侧移位和对侧肺实变；

③脓胸：肺切除后空腔扩大，伴有占位效应；

④ARDS 和急性肺损伤：肺内广泛密度增高影并快速进展。

晚期：支气管胸膜瘘、食管瘘、肺炎及脓胸等。

肺气肿外科治疗

①分为肺大泡切除术、肺移植及肺减容术；

②应用胸片和 CT 做术后评估，术后并发症与其他胸部外科手术相同。

第二节 肺肿瘤

一、肺门单、双侧增大的鉴别

双侧肺门增大

常见原因

①**淋巴源性**：结节病多见；双肺门淋巴结对称性增大，多伴气管右旁淋巴结肿大；肺内常有淋巴管周围分布的肺结节。

②**血管源性**：左向右分流疾病：房缺、室缺、动脉导管未闭、肺静脉回流异常；慢阻肺、肺栓塞等。

少见原因

①**血管源性**：特发性含铁血黄素沉着症：婴幼儿发病；淋巴结增大常伴肺内磨玻璃密度影、细点网状或粟粒状影。

②**肿瘤性**：肺双侧淋巴结不对称，肺肿瘤侧淋巴结更大更多；淋巴瘤常伴有纵隔多组淋巴结肿大；白血病表现为发热、肝脾大、外周血异常，骨穿可以确诊。

③**风湿类和间质性肺疾病感染相关淋巴结肿大**：伴肺内网格状影、纤维索条影；胸膜增厚；肺动脉增粗。

④**感染相关淋巴结肿大**：细菌感染；病毒感染；真菌感染；寄生虫相关疾病。

罕见原因

①淋巴类疾病。
②艾滋病。
③转移瘤。
④原发性支气管淀粉样变性。
⑤药物导致的淋巴结肿大。
⑥主肺动脉扩张。
⑦慢性铍中毒：职业（核电、陶瓷、电子行业）接触史；实验室检查：肺泡灌洗或血清铍淋巴细胞增殖试验阳性，肺内呈现沿淋巴管周围分布的肺结节。

单侧肺门增大

常见原因

①**支气管肺癌**：常伴阻塞性肺气肿、肺炎、肺不张；

②**感染相关**：结核（原发性）、真菌感染、细菌感染。

少见原因

①转移瘤
②淋巴瘤

罕见原因

①**支气管源性**：支气管特殊类型癌（如类癌、气管腺样囊腺癌、黏液表皮样癌等）；支气管的中胚层梭形细胞恶性肿瘤（如平滑肌肉瘤、纤维肉瘤、血管肉瘤）；支气管良性肿瘤（如平滑肌瘤、脂肪瘤、纤维瘤等）。

②**血管源类**：肺动脉狭窄；肺动脉瘤；肺动脉瓣缺如；血管内肿瘤或血栓。

③**淋巴结源性**。

④**其他支气管囊肿**：水样密度病变，无强化。

二、肺孤立性结节的常见征象

毛刺及棘突征
①**毛刺征**：细短毛刺常见于肺癌，粗长毛刺常见于感染性病变；长度≥5mm为长毛刺，<5mm为短毛刺，≥2mm为粗毛刺，<2mm为细毛刺。
②**棘突征**：常见原因为肺癌、炎性结节、结核。

反晕征
①**感染性疾病**：隐源性机化性肺炎、侵袭性真菌性肺炎、地方性真菌感染性疾病（副球孢子菌病）、卡氏肺孢子虫肺炎、结核、细菌感染（肺炎链球菌肺炎、鹦鹉热、军团菌肺炎）；
②**非感染性疾病**：非特异性间质性肺炎、结节病、类脂性肺炎、韦格纳肉芽肿、肺栓塞；
③**肿瘤性疾病**：淋巴瘤样、肉芽肿、肺腺癌、转移癌。

晕征
①**结节周围出血**：感染性病变（真菌感染是晕征最常见的病因，多见于免疫损害、糖尿病、肾病患者）中性粒细胞减少症和真菌感染（侵袭性肺曲菌病、念珠菌病、毛霉菌病、球孢子菌）；非感染性病变：韦格纳肉芽肿、硬化性血管瘤、子宫内膜异位症、富血供肿瘤的肺转移瘤（如血管肉瘤、软骨肉瘤、骨肉瘤、黑色素瘤、胃肠道恶性肿瘤、绒毛膜细胞癌等）。
②**结节周围肿瘤细胞浸润**：细支气管肺泡癌、淋巴瘤。
③**结节周围炎性渗出**：肺脓肿、嗜酸性肺炎、机化性肺炎、球性肺炎、结核、病毒感染。

分叶征
①结节表面轮廓呈多个弧形突起，相邻突起的相交处呈凹陷的切迹，致使结节表面凹凸不平。
②**分类**：按最大弧弦距（弦距与弦长比值）；几种分叶同时并存时，以分叶程度深者为分叶标准；深分叶多见于恶性病变；浅分叶可见于恶性，也可见于良性病变。

胸膜凹陷征
①指自结节边缘达胸膜面的线状、索条状致密影；
②常见于肺癌，如果发现尾征出入处为结节的凹陷处，强烈提示肺癌，呈放射状排列指向病灶"尾征"，可伴胸膜增厚，也可见于炎性病变。

支气管充气征
①支气管直接进入结节或在结节边缘中断；
②多见于肺癌，在良恶性病变中均可出现。

血管集束征
①结节周围的血管束向病灶集中，到达病灶内部，或在病灶边缘截断，或受牵拉向病灶移位；
②常见于肺癌（腺癌最多见）、炎性病变、结核、炎性结节、硬化性血管瘤。

反晕征：是放疗或射频消融治疗后改变。

三、肺内 SPN 处理策略

首次CT

支气管内的实性结节：在第 1 个月复查 CT。

纯磨玻璃结节
- ≤5mm（第 12 个月复查 CT）；
- 5~10mm（在第 6 个月复查 CT）；
- >10mm（在第 3 个月复查 CT）。

混合结节
- <6mm（在第 12 个月复查 CT）；
- 6~8mm（实性成分≤5mm 在第 6 个月复查 CT，实性成分 >5mm 在第 3 个月复查 CT）；
- >8mm（实性成分≤5mm 在第 3 个月复查 CT，实性成分 >5mm，经 PET/CT 检查阴性，在第 3 个月复查 CT），经 PET/CT 检查阳性，手术治疗；经活检肯定诊断，特异性治疗；经活检不能诊断，在第 3 个月复查 CT）。

实性结节
- <6mm（在第 12 个月复查 CT）；
- 6~8mm（在第 6 个月复查 CT）；
- >8mm（在第 3 个月复查 CT 或行 PET/CT 检查或活检，当检查结果为阴性时，在第 3 个月复查 CT，检查结果为阳性，手术治疗或特异性治疗）。

复查 CT

纯磨玻璃密度结节

<5mm
- ①稳定或缩小→1 年后复查 CT，连续 4 年或至消失；
- ②病变增大/增浓→重新评估。

5~10mm
- ①稳定或缩小→1 年后复查 CT，连续 3 年或至消失；
- ②病变增大、增多、增浓→手术或重新评估。

>10mm
- ①稳定或缩小→6 个月后复查，连续 3 年或至消失；
- ②病变增大或实性成分增多增浓
  - 手术
  - 活检
    - 肯定诊断→特异性治疗
    - 不能肯定→手术

混合结节

<6mm
- ①稳定或缩小 → 1 年后复查 CT，连续 3 年或至消失。
- ②增大、增浓
  - ≤5mm → 在 3 个月后复查 CT
  - >5mm → 手术

6~8mm
- ①缩小或稳定 → 6 个月后复查，连续 3 年或至消失。
- ②病变增大或实性成分增多
  - 实性≤5mm → 3 个月后复查 CT 连续 3 年或至消失
  - 实性>5mm → 手术

>8mm
- ①缩小或稳定 → 在 3 个月后复查 CT，连续 3 年或至消失。
- ②病变增大、增多
  - PET/CT
    - 阴性 → 在 3 个月后复查 CT，连续 3 年或至消失。
    - 阳性 → 手术/活检
  - 活检
    - 肯定诊断 → 特异性治疗
    - 不能诊断 → 3 个月后复查，连续 3 年或至消失/手术
- ③手术

实性结节

<6mm
- ①缩小或稳定 → 1 年后复查，连续 2 年或至消失；
- ②病变增大 → 重新评估，入组。

6~8mm
- ①缩小或稳定 → 在 6 个月后复查 CT，连续 2 年或至消失；
- ②病变增大活检或手术。

>8mm
- ①缩小或稳定 → 在 6 个月后复查 CT，连续 2 年或至消失。
- ②病变增大
  - PET
    - 阴性 → 在 3 个月后复查 CT，连续 2 年或至消失
    - 阳性 → 手术/活检
  - 活检
    - 肯定诊断 → 特异性治疗
    - 不能诊断 → 在 3 个月后复查 CT，连续 2 年或至消失/手术

支气管内的实性结节病变增大或不变 → 镜检

四、WHO（2015）肺肿瘤组织学分类

上皮来源性肿瘤

良性

①乳头状瘤：鳞状细胞乳头状瘤（外生型/内翻型）、腺上皮乳头状瘤、混合性鳞状细胞及腺性乳头状瘤。
②腺瘤：硬化性肺泡细胞瘤（硬化性血管瘤）、肺泡性腺瘤、乳头状腺瘤、黏液腺囊性瘤、黏液性腺瘤。

恶性

①腺癌：浸润前病变：非典型腺瘤样增生、原位、黏液性、非黏液性、黏液/非黏液混合性；浸润型腺癌：贴壁为主、腺泡为主、腺乳头为主、微乳头为主、实性为主伴黏液产物；浸润型腺癌变异型：浸润性黏液腺癌、胶样型、胎儿型、肠型；微浸润腺癌：黏液性、非黏液性、黏液/非黏液混合。
②鳞癌：角化型鳞状细胞癌、非角化型鳞状细胞癌、基底样鳞状细胞癌。
③神经内分泌癌：小细胞肺癌、混合型小细胞癌、大细胞神经内分泌癌、混合型大细胞神经内分泌癌。
④类癌：典型类癌/不典型类癌。
⑤唾液腺肿瘤：黏液表皮样癌、腺样囊性癌、上皮-肌上皮癌、多形性腺瘤。
⑥其他未分类：淋巴上皮瘤样癌、NUT癌。
⑦其他恶性肿瘤：大细胞癌、腺鳞癌、多型细胞癌、梭形细胞癌、巨细胞癌、肉瘤、肺母细胞瘤。

间叶来源肿瘤

错构瘤、软骨瘤、血管周围上皮样肿瘤［淋巴管平滑肌瘤病、血管周上皮瘤（良性）、血管周上皮瘤（恶性）］、先天性支气管周围及纤维母细胞瘤、弥漫性肺淋巴管瘤病、炎性肌纤维母细胞瘤、上皮样血管内皮细胞瘤、胸膜肺母细胞瘤、滑膜肉瘤、肺动脉内膜肉瘤、EWSR1-CREB1异位的肺黏液肉瘤、肌上皮肿瘤（肌上皮瘤、肌上皮癌）。

淋巴来源肿瘤

黏膜相关淋巴样组织的边缘区域的B细胞淋巴瘤、弥漫大B细胞淋巴瘤、淋巴瘤样肉芽肿、血管大B细胞淋巴瘤、朗格汉斯细胞组织细胞增生症、Erdheim-Chester综合征。

肺肿瘤样病变

微小瘤、微小脑脊膜瘤样结节、炎性假瘤、局灶性肺炎、淀粉样瘤、透明样变的肉芽肿、子宫内膜异位症、微小结节性肺上皮细胞增生、支气管炎性息肉、其他。

肺癌前病变

鳞状细胞原位癌、非典型腺瘤样增生、原位腺癌、浸润性特发性肺神经内分泌细胞增生。

异位来源肿瘤转移瘤

生殖细胞瘤（成熟性/不成熟性畸胎瘤）、肺内胸腺瘤、黑色素瘤、脑膜瘤（非特指型）。

五、肺部周围型原发良恶性肿瘤的鉴别

鉴别要点	原发恶性肿瘤	良性肿瘤/类肿瘤样病变
好发人群	≥45 岁，男性，吸烟 >400 支/年	<30 岁多见于良性
大小	<3cm 边缘不光整的结节，恶性可能性大	<3cm 边缘光滑的结节，良性可能性大
形态	不规则，但边缘多呈外突状	呈圆形或类圆形
边界	模糊	清楚锐利
分叶	常为深分叶	常为浅分叶
毛刺	常为细短毛刺，呈放射状排布	常为粗长毛刺
血管集束征	血管向瘤灶集中，在瘤内分支增多，或扭曲中断，肿瘤远端肺静脉纤曲	血管穿过病灶或从病灶旁边绕行，病灶内血管形态、走行自然
空泡/支气管充气征	常伴有支气管的狭窄、截断或不规则，特异性表现为管壁不规则增厚	除感染性病变、融合肿块（如矽肺、结节病）外，良性病变很少见该征象
空洞特点	存在于约 10% 的肺癌，其空洞常具有厚壁、偏在、内壁凹凸不平的特点。若洞壁最厚处 >15mm，85% 是恶性	良性病变的空洞通常具有壁薄、内壁光滑整齐的特点。洞壁最厚处 <5mm，95% 是良性
钙化特点	多表现为细点状钙化散布于瘤体一侧，钙化量不足瘤体的 10%	多为中心结节状钙化、分层状钙化、弥漫性钙化（钙化量 >瘤体的 10%）、爆米花状钙化
脂肪	无	部分肿瘤有
卫星灶	很少见	感染性病变常有
胸膜凹陷	Ⅰ 型多见	常无胸膜凹陷
增强 CT 值升高	15～70HU	<15HU，或 >70HU
倍增时间	大多数为 30～200 天	<30 天，或 >2 年
PET-CT	FDG 的标准化摄取率（SUV）常 >2.5	除炎性病变外，FDG 的标准化摄取率（SUV）常 <2.5

六、肺部中央型良恶性肿瘤的 CT 鉴别

鉴别要点	原发恶性肿瘤	良性肿瘤/类肿瘤样病变
临床特点	中老年吸烟男性，持续性刺激性干咳，或持续、不规则的痰中带血，其他原因无法解释	可见于任何年龄，儿童多见，常表现为呼吸困难、喘鸣
支气管内肿块	直径常 >4cm、宽基底，分叶状或不规则肿块，肿块与气管壁交角呈钝角	直径常 <2.5cm，带蒂或无蒂，光滑或浅分叶肿块，肿块与气管夹角呈锐角
支气管狭窄	范围局限，常呈锥状、鼠尾状、不规则狭窄或突然截断；10% 可出现向心性狭窄	范围较广泛时，常表现为宽窄相间的狭窄，范围局限时常表现为偏心性狭窄
支气管壁的浸润	管壁不均匀显著增厚，甚至伸入纵隔侵犯血管及食管，病灶表面凹凸不平	邻近气管壁无增厚，或虽有增厚（一般 <0.5cm），但厚度较均匀，软骨通常无破坏
肺门纵隔淋巴结肿大	常为非对称性肿大，患侧更多更大；淋巴结呈软组织密度	少见，如果有，密度常较软组织密度略高甚至钙化
PET-CT	FDG 的标准化摄取率（SUV）常 >2.5	除炎性病变外，FDG 的标准化摄取率（SUV）常 <2.5
共同表现：气管、支气管狭窄，相应肺组织出现阻塞性肺气肿、阻塞性肺炎及阻塞性肺不张，阻塞性肺炎与支气管扩张并存			

七、肺部常见恶性肿瘤的鉴别

腺癌

①**周围结节/肿块型**：常位于肺外周带，直径常 < 3cm。结节形态不规则，常见深分叶、短毛刺及晕征，可有小泡征及支气管充气征，常有胸膜凹陷，不易发生空洞，增强扫描以均匀强化为主，较早出现远处转移。②**中央型**：少见，形态与鳞癌无法区分。③**粟粒型/间质型**：粟粒状结节有融合实变趋势，多见于两肺中下野。④**实变型**：叶或段的磨玻璃、实变影，边缘模糊，一般不跨叶生长，常见空泡及蜂窝状透亮影，可见"癌性支气管充气征"，叶间裂向外膨大，增强扫描可见 CT 血管造影征阳性。⑤**气管型**：少见，呈结节状突入腔内，气管轮廓不规则，肿瘤易侵犯气管深层组织及纵隔，增强显著强化。

鳞癌

①**中央型**：支气管内息肉样肿物和（或）支气管壁不均匀增厚，病变可破坏软骨环浸润气管旁组织或血管，"三阻"征阳性；②**周围结节/肿块型**：瘤体大，边界清，浅分叶，易发生液化坏死形成空洞，转移晚，增强扫描以不均匀强化或周边强化为主；③**气管型**：气管内球形或菜花状肿块，有蒂或广基底生长，界清，气管偏心性狭窄，轻度-显著强化，病变可突破气管壁进入纵隔累及周围组织脏器，近 2/3 有淋巴结转移。

小细胞癌

①**中央型**：沿支气管长轴黏膜下浸润生长，易形成纺锤形肿物或多支蔓延的树杈样肿物，支气管管腔多为均匀性狭窄，较少出现鼠尾征及截断征；肺门与纵隔淋巴结肿大广泛而早发，易与肿瘤相互融合成巨大肿块，包绕大血管、气管，"三阻"征常出现较晚，具有程度轻、范围广的特点。肿块呈均匀强化。②**周围结节/肿块型**：肿块边缘清楚，密度均匀，可伴分叶，毛刺、胸膜凹陷少见，空泡征及空洞罕见，肺门淋巴结转移早而广泛，常较肺内肿瘤大，病灶强化均匀。

肺转移瘤

①**中央型**：肿大淋巴结压迫、侵犯肺门支气管，导致"三阻"征阳性。②**周围结节/肿块型**：单发或多发类圆形结节，边缘光滑或分叶，密度均匀，常位于下肺野外周带，短期内病变进展迅速，有恶性肿瘤病史是其特点。③**粟粒型/间质型**：小叶间隔及支气管血管束周围间质增厚，扭曲呈网状，或以肺门为中心向肺野呈放射状分布的网状结节阴影，常伴有肺门纵隔淋巴结肿大和胸腔积液。④**气管型**：多为气管周围肿瘤的直接侵犯，表现为与原发肿瘤相邻的气管受压移位，管壁增厚，并突向气管腔内，形成光滑或不规则肿块；乳腺癌、直肠癌、肾癌、黑色素瘤可发生气管支气管内转移，表现为气管内息肉状病灶或手套征，常伴有强化。

大细胞癌	①**中央型**：管腔内息肉状、菜花状肿块，管壁不均匀增厚，"三阻"征阳性；②**周围结节/肿块型**：分叶状、不规则或类圆形肿块，外形大（直径>4cm），界清，可见棘状突起、液化坏死及胸膜侵犯，偶见空洞、钙化及胸膜凹陷，增强呈不均匀强化，易发生同侧肺门纵隔淋巴结转移。
原发肺淋巴瘤	①**中央型**：肺门区肿块包绕血管、支气管生长，肿块巨大，其内血管影、支气管无显著狭窄中断，增强扫描肿块轻度均匀强化。②**周围结节/肿块型**：单发或多发类圆形、不规则肿块影，界清，可见分叶及支气管充气征，如多个结节聚集，有融合趋势。增强扫描，病变多有轻度均质强化。③**粟粒型/间质型**：呈弥漫性分布的小针点状粟粒影，边界清楚或模糊，很少见到融合性病灶；或自肺门向肺野发出的弥漫性放射状影、网状结节影。④**实变型**：单发或多发斑片状渗出或实变阴影，形态不规则可跨叶分布，病变内可见典型的"支气管充气征"，可出现液化坏死。
肉瘤样癌	①**中央型**：肿块常同时向气管腔内外生长，常伴有肺门纵隔淋巴结肿大，肿瘤侵犯血管及邻近结构，"三阻"征阳性，增强病灶不均匀强化；②**周围结节/肿块型**：多位于肺外带，肿块大且常跨叶生长，呈类圆形或不规则形，边界清楚/模糊，有分叶和毛刺，密度不均，可见出血、坏死、黏液变、空洞、钙化，邻近胸膜粘连，增强净增值约40～79HU，呈肉瘤样强化，如果在坏死区内发现斑片状、雪花状强化是其特征表现，易发生邻近组织和远处转移。
类癌	①**中央型**：管壁弥漫性增厚或局限增厚，肿块向腔内和（或）腔外突出，可见肺门增大、结节远端的支气管扩大，肿瘤呈边界清楚的卵圆形或不规则状，浅分叶，密度均匀，可见多种形态的钙化，肺门和纵隔淋巴结转移灶晚。增强扫描肿块均匀强化。易导致阻塞性肺炎，吸气相肺体积缩小，呼气相肺体积扩大，密度降低是其特点。②**周围结节/肿块型**：类圆形结节影，边界清楚，可见浅分叶、毛刺、钙化、胸膜凹陷，周围肺纹理可出现扭曲及纤维索条影。③**粟粒型/间质型**：粟粒状结节多位于细支气管周围，类圆形，密度均匀，结节大小发展缓慢。
唾液腺型癌	①**中央型**：椭圆形、分叶状或长条形结节，长轴与支气管一致，内可见空洞、钙化，增强扫描呈均匀强化，"三阻"征阳性。②**周围结节/肿块型**：表现为肺内类圆形结节或肿块，边界清楚，轻度分叶，边缘不整，有毛刺，密度均匀，偶有空洞、钙化。增强呈均匀强化。③**气管型**：气管内带蒂，或广基底肿块，肿块分叶，密度均匀，与气管壁的夹角为钝角，局部气管壁增厚，CT容易低估病变的范围；增强扫描病灶均匀强化，管腔偏心性狭窄。

八、肺部常见良性肿瘤/肿瘤样病变的鉴别

硬化性血管瘤
①类圆形，轮廓清晰；可有浅分叶，罕见毛刺。②可有斑点状、线状、斑片状、结节状及不规则状钙化；可发生囊变；可出现空气新月征。③血管包绕病变（血管贴边征），或血管进入处病变向外凸起，与瘤其他部分相比，该突起部强化早且程度显著（尾征）是其特点；病变远端肺组织可出现斑片状渗出、肺气肿。④相邻胸膜正常或因炎性反应出现胸膜肥厚粘连。⑤静脉期强化程度及均匀度高于动脉期，延迟期（5～10分）密度趋向一致；CT净增值约35～59HU。

错构瘤
①圆形/椭圆形，可有浅分叶；②粗大、爆米花样钙化，灶内常可见脂肪岛；③可有单支血管进入病灶，该血管形态无异常；④胸膜少有改变；⑤均匀强化或短线状分隔状强化，除分隔外，其CT值增幅<20HU。

炎性假瘤
①类圆形、扇形、不规则形，边缘平直或局部凹陷为其特点；可有粗长毛刺。②偶有钙化；可有支气管充气征、空泡、小空洞及蜂房状透亮影。③病变周围可出现磨玻璃密度影（晕征），周围血管纹理可稍多，但走行无异常改变。④胸膜肥厚粘连。⑤环形强化是其特点，呈均匀或不均匀强化，CT增值约30～60HU，呈渐进性强化。

局灶性机化性肺炎
①类圆形、多角状、不规则或指向肺门的楔形，边缘模糊/清晰，边缘弓形凹陷是其特点，可有浅分叶及长、短毛刺；②密度不均，可见坏死液化、支气管充气征、空洞，可发生钙化；③病灶周围可见晕征、肺间质性改变，可见血管束增粗、聚拢并可进入病灶内，病变所在肺叶、肺段有缩小的趋势；④胸膜增厚均匀、广泛，可伴有胸膜凹陷；⑤延迟强化，不均匀强化，伴脓腔形成。

肺微小瘤
①单发或多发的微小结节，边缘光滑；②密度均匀；③可导致闭塞性细支气管炎，出现马赛克灌注（吸气相）、空气扑捉征（呼气相），受累段肺体积增大；④胸膜无改变；⑤病灶太小，强化程度无法准确测量。

乳头状瘤
①气管内单发或多发带蒂，或呈乳头状结节，可有浅分叶；②薄壁空洞，常含液平；③阻塞性肺炎和肺不张；④胸膜无改变；⑤强化特点：强化不显著。

平滑肌瘤
①形态特点：类圆形宽基底结节，边缘光滑，可有浅分叶；②偶见点状或爆米花样钙化；③阻塞性肺炎和肺不张；④胸膜无改变；⑤轻-中等强化。

九、GGO 结节良恶性的鉴别

磨玻璃密度影
①**定义**：指病变密度轻度增高，在 CT 图像上呈云雾状阴影，阴影内血管和支气管纹理清晰可辨。②**原因**：肺泡内气体减少；固有肺组织增厚；肺血管外体液增加；肺血容量增多。③**分类**：弥漫性磨玻璃影；磨玻璃密度结节；假性磨玻璃影（包括细支气管病变导致的空气潴留征、容积效应、坠积效应）。

良性磨玻璃结节
①**局灶性纤维化**：边缘锐利，多呈边缘凹陷的多角形或多边形，随访可长期不变；②**结核**：为不规则形的多角状混合型磨玻璃影，常合并新旧不等形态各异的多灶状病变，周围常有多态性的卫星灶，不强化或弱强化；③**阻塞性细支气管炎伴机化性肺炎**：病灶中心呈磨玻璃密度，周围呈环形高密度实性组织-反晕征；④**肺泡出血**：圆形或类圆形，内部无血管，或虽有血管进入但形态、走行正常，病变可迅速缩小或消失；⑤**子宫内膜异位症**：结节为周期性变化，伴月经性气胸、血胸、咯血；⑥**局部创伤性水肿**：局部有活检、穿刺病史，病灶实性内部有磨玻璃密度，短期病变变化明显；⑦**毛细血管瘤**：双肺的小叶中央磨玻璃密度结节，仰卧位结节呈混合型磨玻璃密度影；⑧**硬化性血管瘤**：类圆形，中央密度略低于周边，病灶中度或明显强化。

浸润前病变
①**非典型增生**：圆形/类圆形，边缘清楚，内部无血管，或虽有血管进入，但形态、走行正常，血管不增多，随访病变大小、形状及密度长期不变；②**原位癌**：圆形/类圆形，边缘清楚，实性成分内无或仅有少量血管，可见血管进入（即血管"移动"，血管数量≤1 支，血管在病灶内可形成多支，血管直径≤2mm，随访密度逐渐增高，前后 CT 值增加 100HU 有诊断意义）。

肺癌
①**微浸润腺癌**：类圆形/不规则，实性成分直径≤5mm，可出现分叶、毛刺、空泡征，支气管充气征，胸膜凹陷征，与浸润前病变鉴别的根本点在于，进入病灶的血管直径≥2mm，分支增多，相互之间联通形成血管网（即混合型磨玻璃结节 + 血管"移动" + 血管"联通"）；②**浸润性腺癌**：外形不规则，实性组织位于病灶中心，成分多而大（>50%，直径≥5mm），常伴有深分叶、细小毛刺、空泡征、支气管截断、肿瘤微血管 CT 成像征，胸膜凹陷征等征象。

其他恶性病变

①转移瘤：短期内可迅速增多，如伴纵隔、胸膜、骨的转移有提示作用，常伴恶性肿瘤史；

②淋巴瘤：常为多发病灶，围绕支气管生长，边缘清楚/模糊，可有毛刺及分叶，但无胸膜凹陷，瘤内血管支气管形态、走行自然，发现浅表及其他部位淋巴结肿大有助于诊断。

弥漫性磨玻璃影

肺实质病变

病理：呼吸性小气腔被渗液、血液等其他物质不完全充填所致。

特点：常伴有肺实变影，在短期内变化较明显，如治疗及时，肺透光度可完全恢复正常。

肺间质病变

病理：肺部疾病引起肺间质渗出、增生、纤维化时，渗液及细胞成分的增多可导致受累部位密度增高，而增生及纤维化使肺固有结构的变形、破坏。

特点：磨玻璃影主要分布于肺的外周带，边界多模糊，常伴不规则肺内纤维条索影、网格影、牵拉性支气管扩张、蜂窝肺等表现，小叶间隔常增厚。

肺通气血流障碍

病理：肺血流灌注不均匀时，高灌注区肺血流量增加而使该区肺密度轻度增高。

特点：磨玻璃影在肺内各带均可见，多呈肺小叶亚段分布，与正常相隔，多伴随病灶区肺动脉增粗（蜂窝状细网及小血管增粗表现）。这一类型的 GGO 的特征性表现是低灌注区与高灌注区镶嵌存在，形成典型的马赛克样改变。

肺血管外体液增加

病理：静脉压增高和（或）血浆渗透压下降导致液体进入肺间质和肺泡，导致肺密度增高。

特点：分布与体位相关，下肺野和背侧显著，常伴有肺血管增粗、心影增大或大血管增粗表现，其影像学表现变化极快，常可在短暂的数小时内发生骤变。

十、常见磨玻璃密度影伴肺实变的鉴别

特殊病史

免疫障碍或免疫抑制剂治疗者：出现发热、干咳、呼吸困难，双肺磨玻璃、实变影，应考虑卡氏肺孢子菌肺炎、巨细胞病毒、疱疹病毒肺炎。

鹦鹉、长尾鹦鹉、家禽接触史：常伴有发热肌痛、头痛、干咳、呼吸困难、浅表淋巴结肿大。

药源性肺病：肺部损伤包括肺间质、肺实质和肺血管，为排除性诊断，药物史为诊断线索。

放射性肺炎：放射野内补丁状磨玻璃影、实变影，病变与放射治疗野一致，与正常肺组织界限分明，呈刀切样，常伴有肺体积缩小，通常发生在放疗结束后 4 周～4.5 个月。

白血病、造血干细胞移植受体、血管炎、结缔组织病患者：弥漫性肺泡出血。

急性起病

肺水肿：①心源性水肿：双肺对称磨玻璃影和重力依赖性实变影，病情加重，出现小叶间隔增厚、肺实变和胸腔积液，心影增大，影像学表现变化迅速；②非心源性肺水肿：双肺对称磨玻璃影和非重力依赖性实变影，可见于输液不当、ARDS、急性过敏性肺炎、急性嗜酸性肺炎，影像学表现变化迅速，常在数小时、数天内发生显著变化。

肺出血：磨玻璃影常与实变影混杂，肺门周围和中下肺野受累多见，常伴咳血。

肺感染：①病毒感染：白细胞计数正常或轻度增高，抗生素治疗无效，酶联免疫吸附试验、免疫荧光实验、病毒培养有可能确诊及分型；②衣原体肺炎：影像学无特异性，咽痛、干咳、声嘶、发热，诊断依赖血清学免疫检测；③急性间质性肺炎：磨玻璃病变与正常肺组织相间，呈地图样，常在肺背侧出现补丁状实变影，病情变化快，数天后可进展到肺结构扭曲，牵拉性支气管扩张形成。

慢性起病

隐源性机化性肺炎：双肺对称分布的斑片状磨玻璃影和实变影，反晕征有重要的诊断价值，动态观察，实变影呈迁移性是其特点之一。

嗜酸性肺炎：常伴有小叶间隔增厚、小叶中心型磨玻璃样结节，胸腔积液；高热、呼吸困难、肌肉酸痛、胸痛，对激素治疗反应迅速，养鸽子史有提示意义。

十一、磨玻璃密度影伴肺小叶间隔增厚

小叶间隔光滑

心源性肺水肿：分布与体位相关，下肺野和背侧显著，常伴有肺血管增粗、心影增大或大血管增粗表现，其影像学表现变化极快，常可在短暂的数小时内发生骤变。

癌性淋巴管炎：双肺病变不对称，常有恶性肿瘤病史。

弥漫性间质性淀粉样变：常伴有网格影、实变、牵拉性支气管扩张及胸膜下结节，部分实变及结节内可见点状钙化。

肺泡蛋白沉积症：双肺随机分布的磨玻璃密度影和实变影，病变与正常肺界限清楚，病变形态呈地图样，除小叶间隔增厚外常伴有小叶内间质增厚。

小叶间隔不光滑

间质性肺疾病：如肺间质纤维化、寻常性间质性肺炎等。

非特异性间质性肺炎：如药物中毒、放射学肺炎、慢性过敏性肺炎、吸烟相关性间质性肺病（见于重度吸烟或非过滤嘴香烟吸食者）。

特点：小叶间隔呈锯齿状或成角的外观，磨玻璃影主要分布于肺的外周带，边多界模糊，网格影叠加于磨玻璃影之上，常合并牵拉性支气管扩张、蜂窝肺等表现。

十二、小肺癌的病理分型及 CT 的鉴别

肺腺癌国际多学科分类（2011）

①浸润前病变：非典型腺瘤样增生、原位癌、黏液性、非黏液性、黏液/非黏液混合性；

②微浸润腺癌：黏液性、非黏液性、黏液/非黏液混合性；

③浸润型腺癌：贴壁为主、腺泡为主、腺乳头为主、微乳头为主、实性为主伴黏液产物；

④浸润型腺癌变异型：浸润性黏液腺癌、胶样型、胎儿型、肠型。

非典型腺瘤样增生

①病理：肿瘤细胞沿肺泡壁呈贴壁式生长。

②范围≤5mm，细胞呈轻中度非典型改变，细胞间有裂隙，分布不连续。HRCT 典型表现：在 HRCT 上主要表现为直径≤5mm 的圆形或类圆形均匀的纯磨玻璃影，多位于肺外周，不含实性成分，边缘无毛刺及胸膜牵拉，周围无微小血管进入。

原位癌

①病理：肿瘤细胞严格沿肺泡结构生长（单纯贴壁生长），肿瘤细胞连续无中断，也无重叠拥堵，不成簇、成堆向肺泡腔内突起，病变最大直径局限（≤30mm），无间质、血管和胸膜侵犯，肺泡间隔可见增宽伴有硬化。镜下，肿瘤细胞少见核仁和核分裂象，常见核内包涵体。

②HRCT 典型表现：纯磨玻璃病变，最大直径 >5mm，且≤30mm。

微浸润型腺癌

①病理：以贴壁式生长为主的孤立性小腺癌（≤30mm），肿瘤细胞浸润肌纤维母细胞的肺间质（未累及淋巴管、血管、胸膜），病灶浸润的最大直径≤5mm（多个病灶时，以最大病灶的直径为准）；

②HRCT 典型表现：混合磨玻璃病变，实性成分在中央，且最大直径≤5mm。

浸润型腺癌

①病理：肿瘤浸润肺间质范围 >5mm，或有淋巴管、血管、胸膜的侵犯时，肿瘤进入进展期；

②HRCT 典型表现：混合磨玻璃病变，实性成分最大直径 >5mm，或实性结节，常伴有空泡征、分叶征、毛刺征、胸膜凹陷、血管集束征。

微小肺结节

CT技术
①采用薄层（≤1mm）扫描；
②采用高空间-频率算法重建图像及多方位图像重组；
③如果增强，要求与平扫技术参数及扫描仪一致；
④测量的ROI的形状、大小、位置一致。

影像学检查原则
①无法判定其性质，需随访观察，首次随访时间为3~6个月，无变化，1次/年，随访总时间不低于3年；
②随访中，病灶增大、CT增高100HU以上、出现实性成分、实性成分增多增大时，提示恶性可能性增大，需积极处理，及早手术；
③出现深分叶、细小毛刺、小泡征、肿瘤微血管CT成像征、胸膜凹陷征的2个或以上征象时，应怀疑恶性。

肺内微小结节的疾病谱
①先天疾病和正常变异：肺内淋巴结、肺动静脉瘘；
②恶性肿瘤：肺类癌、微浸润腺癌、贴壁为主腺癌、鳞癌、小细胞癌、神经内分泌肿瘤、淋巴瘤、转移瘤；
③癌前病变：非典型腺瘤样增生、原位腺癌；
④良性肿瘤/肿瘤样病变：错构瘤、平滑肌瘤、毛细血管瘤、硬化性肺泡细胞瘤、炎性假瘤、局灶性机化性肺炎；
⑤感染/肉芽肿性病变：肺结核、真菌性疾病、炎性结节、非结核分枝杆菌肺炎、韦格纳肉芽肿；
⑥其他：肺泡出血、局灶性肺间质纤维化。

微小肺癌：指最大直径≤10mm的肺癌，包括实性结节、纯磨玻璃结节、混合型磨玻璃结节。

实性结节

常见情况

浸润性肺癌：①病变外形不规则/多角状，常出现深分叶及放射状分布的细小毛刺；②进入病灶的血管增多增粗，直径>2mm，肿瘤边缘出现肿瘤微血管CT成像征；③支气管在实性组织边缘截断或在病灶内走行僵硬、扭曲，呈枯树枝状；④病灶内部出现空泡征，或癌性空洞；⑤结节邻近胸膜面呈凹陷状，胸膜凹陷征阳性，可伴有胸膜增厚；⑥增强扫描，CT净增值约15~70HU，强化曲线呈速升型。

转移瘤：单发或多发类圆形病灶，有恶性肿瘤病史，短期内病灶的大小、数量变化迅速。

少见情况

类癌：圆形/类圆形，可有毛刺，密度均匀可伴有类癌综合征。

淋巴瘤：多位于支气管周围，边缘清楚/模糊，可有毛刺及浅分叶，但无胸膜凹陷，瘤内血管支气管形态走行自然，可伴有浅表或其他部位淋巴结肿大。

实变型肺浸润癌：尖端指向肺门的楔形实变影，如果在其他部位出现小斑片状或腺泡样结节影，或增强扫描时病变内出现高密度结节，有提示意义。

纯磨玻璃结节	常见情况	**非典型增生**：圆形/类圆形，边缘清楚，内部无血管，或虽有血管进入，但形态、走行正常，血管不增多，随访病变大小、形状及密度长期不变。	
		原位癌：圆形/类圆形，边缘清楚，进入病灶的血管≤1支，血管在病灶内可形成多分支，血管直径≤2mm，随访密度逐渐增高，前后CT值增加100HU有诊断意义。	
	少见情况	**浸润性肺癌**：类圆形/不规则，可出现分叶、毛刺，内部可有空泡征，支气管充气征，胸膜可出现增厚、凹陷，进入病灶的血管直径＞2mm，增多，相互之间联通形成血管网，随访病灶内出现实性组织有诊断价值。	

混合磨玻璃结节	常见情况	**浸润性肺癌**：①实性成分常位于病灶中央，直径＞5mm，表现为不整齐的树枝状、索条状、簇状或串珠状分布的多发细小颗粒状；②病变外形不规则，可出现深分叶及细小毛刺；③进入病灶的血管增多增粗，直径＞2mm，相互沟通；④支气管在实性组织边缘截断或在病灶内走行僵硬、扭曲，管腔壁不均匀增厚；⑤病灶内部出现单发、散在空泡征，甚至可形成密集的蜂窝状或不规则空腔；⑥结节邻近胸膜面呈凹陷状，胸膜凹陷征阳性，可伴有胸膜增厚；⑦随访：实性成分逐渐增多、增大。	
		原位癌：类圆形/不规则，可有浅分叶，内部可出现气泡征，其内支气管多走行自然，无管壁增厚，进入病灶的血管通常只有一支，在病灶内可形成分支，血管直径≤2mm，实性成分一般不超过50%，实性部分的直径一般≤5mm。	
	少见情况	**非典型增生**：圆形/类圆形/不规则，实性成分少而分散（＜50%），内部无血管，或虽有血管进入，但形态、走行完全正常，无增多。	
		转移瘤：圆形/类圆形，伴有恶性肿瘤病史，不治疗的情况下，病灶的大小、数量变化快。	
		淋巴瘤：多位于支气管周围，边缘清楚/模糊，可有毛刺及浅分叶，但无胸膜凹陷，瘤内血管支气管形态、走行自然，可伴有浅表或其他部位淋巴结肿大。	

十三、肺癌 TNM 分期（2009 年 第 7 版）

T 分期		表现	
T_X		未见原发肿瘤，或痰细胞学或支气管灌洗发现癌细胞，影像学及支气管镜（－）	
T_0		无原发肿瘤证据	
Tis		原位癌	
		肿瘤最大径	侵犯范围（满足任一项即可）
T_1	a	≤2cm	①叶支气管，未及主支气管；②不常见的表浅扩散型肿瘤，不论体积大小，侵犯限于支气管壁时，虽可能侵犯主支气管，仍为 T_1
	b	>2cm，≤3cm	
T_2	a	>3cm，≤5cm	①侵及主支气管，但距隆突 2cm 以外；②侵及脏胸膜；③有阻塞性肺炎或者部分肺不张，不包括全肺不张
	b	>5cm，≤7cm	
T_3		>7cm	①以下任一器官受侵：胸壁、膈肌、膈神经、纵隔胸膜、心包；②距隆突 <2cm；③全肺肺不张、肺炎；④同一肺叶出现孤立性癌结节
T_4		无论大小	①以下任一器官受侵：纵隔、心脏、大血管、隆突、喉返 N、主气管、食管、椎体；②同侧不同肺叶内孤立癌结节

N 分期	淋巴结转移	M 分期		远处转移
Nx	无法评估	Mx		无法评估
No	无	M_0		无
N_1	同侧支气管周围和（或）肺门及肺内	M_1	a	胸膜播散以及对侧肺叶出现癌结节
N_2	同侧纵隔和（或）隆突下			
N_3	对侧纵隔及肺门、同侧或对侧前斜角肌及锁骨上		b	肺及胸膜外

第三节　肺部感染

一、肺炎分类

按病程
①急性肺炎：病程 <1 个月；
②迁延性肺炎：病程 1~3 个月；
③慢性肺炎：病程 >3 个月。

按解剖
①大叶性肺炎；
②小叶性肺炎；
③间质性肺炎。

按临床表现
①典型性肺炎：病原菌明确且临床表现有一定规律性；临床症状、体征、辅助检查结果、治疗效果较典型。多由肺炎链球菌等常见细菌引起的大叶性肺炎或支气管肺炎。
②非典型性肺炎：多由病毒、支原体、衣原体、立克次体等病原引起，在临床症状、肺部体征及辅助检查结果上，不如典型肺炎那样具有特征性。

按感染途径
①社区获得性肺炎：无明显免疫抑制的患者在院外或住院 48 小时内发生的肺炎；
②院内获得性肺炎：患者入院时不存在，也不是感染潜伏期，但入院 48 小时后发生的肺炎。

按解剖

大叶性肺炎
①多发于肺段以上，细菌，肺炎链球菌多见，好发于年长儿童和青壮年。起病急，寒战、高热、呼吸道症状，白细胞总数与中性粒细胞增高明显。
②肺内大片状渗出与实变，如累及肺叶的全部或大部，叶间裂处分界清楚。影像：A. 充血期：X 线可无异常，CT 可显示淡薄片状磨玻璃影；B. 红色与灰色肝变期：肺部大片状、以肺叶为界的密度较均匀的实变影，病灶边界可清晰或模糊，可见空气支气管征；C. 消散期：实变范围缩小、密度变淡、不均，呈斑片状或完全吸收。

小叶性肺炎
①金葡菌及肺炎链球菌多见。多见于小儿或老年体弱者。有寒战、高热、咳嗽、脓性泡沫黏液痰和呼吸困难等症状。
②沿支气管走行的斑片状肺实质性浸润影，以两下肺野内中带为著。局限性肺气肿内可出现大小不等的小空洞影，边缘模糊。可伴有胸腔积液。
③吸收期病灶逐渐变淡缩小。
④消散期病灶可完全吸收。

间质性肺炎
①病原菌为细菌、病毒、支原体、真菌或孢子菌等。有发热、咳嗽、气急及发绀，临床症状明显而体征较少。
②沿支气管血管周围间质分布的纤维条状或网格状、蜂窝状密度增高影；小叶间隔增厚呈网格结节样改变，可广泛累及双肺各叶，多双侧分布；也可表现为两肺野片状磨玻璃密度影，边界相对较清楚。

二、肺部感染相关病变的鉴别

血液循环障碍性病变

肺水肿

心源性（肺静脉压升高）：①肺水肿发生迅速，动态变化快；②典型的影像学表现为 KerleyB 线、"蝶翼征"等。

非心源性（毛细血管通透性增高）：①重症胰腺炎、外伤、中毒等非感染性原因，引起急性呼吸窘迫综合征；②CT 表现为弥漫分布或在肺外围分布的多发斑片状或融合状磨玻璃影及实变影。

肺梗死：①在肺栓塞后立即发生或 2～3 天后发生，常发生在心瓣膜病或血栓性静脉炎患者，发生率低于 10%；②X 线及 CT 表现为肺周边或肺下野的楔形实变阴影，尖端指向肺门。

原因不明肺病变

特发性肺间质纤维化：①为肺泡壁损害引起的非感染性疾病；②多见于中年患者，临床症状为进行性呼吸困难和干咳；③早期双肺中下野弧形磨玻璃影及实变影（胸膜下至肺门逐渐减轻），晚期"蜂窝肺"改变。

结节病：①20～40 岁年轻女性多见。②临床症状（轻）与影像学表现（重）不相称。③CT 为双肺弥漫性网状结节影，大小不一，多为 1～3mm；两侧肺门淋巴结呈对称性肿大，可伴有纵隔淋巴结肿大，界限较清晰。

恶性病变

白血病肺内浸润：①症状多较轻微；②CT 表现为小叶间增厚，支气管血管束增粗，可见斑片状磨玻璃影及结节影。

癌性淋巴管炎：①有原发恶性肿瘤病史；②肺内网格状影、小结节影、支气管血管束增粗，伴有肺门淋巴结肿大。

其他类型肺炎

过敏性肺炎：①有过敏原接触史，药物性肺炎亦可为过敏性肺炎。②CT 表现为双散在的边缘模糊的小结节影、斑片状磨玻璃影或广泛的实变影，以双肺中部为著；可呈游走性。

放射性肺炎：①由胸部肿瘤的放射性治疗而引起，抗炎治疗效果差；②CT 表现为照射野范围内的肺组织呈磨玻璃影或肺实变影，有时可见"刀切征"。

三、大叶性肺炎、干酪性肺炎、病毒性肺炎与肺炎样肺癌的鉴别

大叶性肺炎
①青壮年多发，链球菌感染，起病急，常有淋雨、疲劳等病史，高热、寒战、咳铁锈色痰（典型表现），外周血白细胞增高，肺炎球菌阳性抗炎治疗有效，预后好，病程短，多数痊愈；
②以上叶、中叶或舌叶及下叶为好发；
③病变密度较均匀；
④累及大叶时，其叶间裂清晰无移位；
⑤可见空气支气管征。

干酪性肺炎
①无年龄差异，青少年、老年体弱多病免疫功能低下者多见，病原体为结核菌为浸润型肺结核的特殊表现，起病相对缓慢，有免疫力功能缺陷者多见，多有低热，咳嗽多不剧烈，咳少量白痰，痰中多有结核杆菌，外周血白细胞常在正常范围内，短期复查无明显变化，抗炎无效。
②上叶尖后段、下叶背段等部位好发，也可累及整肺叶；病变密度更高；病变内可见大小不等虫蚀样空洞。

病毒性肺炎
①婴幼儿、免疫功能低下者，病原体为呼吸道病毒，上呼吸道病毒感染，向下蔓延所致；初期通常表现为"感冒样"症状，后期可以出现呼吸系统外的全身症状及MODS的临床表现。
②主要以肺间质样的改变为主，小叶内间隔增厚，支气管和（或）细支气管壁增厚；CT广泛的磨玻璃影和（或）实变影；肺实变者，可呈单发及多发肺叶样影，其内可见空气支气管征，但少见血管征。

肺炎样肺癌
①可发生于任何年龄，肺癌的特殊表现形式。早期多无症状；常出现顽固性咳嗽、发热、胸闷等症状；中晚期出现咳大量白色泡沫状黏液痰和进行性呼吸困难等症状。
②主要位于胸膜下或肺野外周，呈片状模糊影，或肺实变影，密度可不均；出现叶段性肺实变，可伴僵直的空气支气管征；可显示血管和支气管影；病变位于胸膜下时，周围可见支气管扩张改变；支气管管壁僵直呈"枯树枝"征；可见胸膜凹陷征、空泡征或蜂窝征。

四、支气管肺炎、支原体肺炎及浸润型肺结核的鉴别

	好发人群	临床特征	影像表现
支气管肺炎	婴幼儿、青壮年、老年人及极度衰弱的患者	咳嗽、咳痰、发热常见且症状较重，可伴胸痛、呼吸困难、发绀等	①好发于双肺中下野，内中带，沿支气管血管束分布；②病灶呈散在小斑片状高密度影，边界模糊，病灶可融合成大片，其内可液化坏死形成小空洞影；③周边可见小叶性肺气肿及小叶性肺不张
支原体肺炎	儿童多见，成人少见	多发生于冬春、夏秋之交。持续性咳嗽，咽痛，乏力，发热等临床表现不一致，为本病的特点之一	①早期表现为肺纹理增多及网格影；②儿童以右肺下叶为好发，肺实变常见，肺门淋巴结肿大，易引起肺不张，细支气管扩张等肺炎并发症；③成人病变范围广泛，常累及多个肺叶，双肺下叶多见，多呈小叶性分布，以磨玻璃影及实变影为主
浸润型肺结核	多见于成年人，尤其是免疫力低下者	咳嗽、咳痰、咯血及胸痛等症状常见，可有全身中毒症状：低热、乏力、盗汗、食欲减退、明显消瘦等	①好发于上叶尖、后段和下叶背段，以渗出、实变、增殖、纤维化、空洞、钙化等多种性质病变存在为影像学特点；②活动性肺结核可见空洞，同侧或对侧肺散在的支气管播散灶呈多发结节影或"树芽征"等；③后期病灶周边常见纤维索条影，邻近支气管可见扩张

五、肺部结核的病理及影像表现

病理

①早期/免疫力低下 → 渗出性病变（浆液性/纤维素性肺泡炎）；

②菌量少，毒力低/免疫力较强 → 增殖性病变为主，形成结核性肉芽肿；

③菌量大、毒力强、抵抗力低、变态反应明显或未适当治疗 → 干酪样坏死；

④抵抗力增强或正规治疗后 → 病变可吸收、纤维化、纤维包裹或钙化；

⑤病变进展恶化 → 病灶扩大、溶解、液化及空洞形成，可经支气管或血行肺内及全身播散。

影像表现

原发型

原发综合征（哑铃状）：原发浸润灶、淋巴管炎、肺门/纵隔淋巴结增大。

胸内淋巴结结核：肺门和（或）纵隔淋巴结增大。CT增强的典型征象为"环状强化"。

血行播散型

急性（粟粒型）："三均匀"，粟粒灶大小、密度及分布均匀。

亚急性、慢性："三不均匀"，病灶的大小、密度、分布不均匀。

继发型

浸润型：多见于成年男性。局限性斑片影（双肺上叶尖、后及下叶背段）；大叶性干酪性肺炎（大片状致密实变影、虫蚀样空洞）；增殖性病变（"梅花瓣"状或"树芽征"）；结核球（直径1.0~4cm，内可见钙化，周围"卫星灶"）；结核性空洞（壁可薄可厚、内壁光滑）；支气管播散病变（沿支气管分布斑片影或"树芽征"）；肺间质改变（小叶内细网线影、微结节、"树芽征"等）；硬结钙化或索条影。

纤维空洞型（晚期）：多发纤维空洞（壁厚、内壁光整）；周围改变（肺硬变、钙化或纤维化、支气管扩张）；肺叶变形（"垂柳状"：肺叶收缩、肺门上提）；代偿性肺气肿；胸膜肥厚及粘连、纵隔移位等。

结核性胸膜炎

渗出性：单侧胸腔积液；

干性：胸膜增厚可伴钙化。

六、浸润型肺结核、肺炎、肺炎样肺癌的鉴别

浸润型肺结核
①多见于成年人及免疫力低下老年人，低热、乏力、盗汗等结核中毒症状。抗结核治疗有效，好发于两肺上叶尖段、后段与下叶背段，多种征象并存，病灶内可见空洞。
②密度不均，可呈渗出性磨玻璃影和致密实变影，边缘模糊，可见支气管播散的"树芽征"、胸腔积液等征象。

肺炎
①多见于青壮年，好发于两肺下叶，以肺段或肺叶性渗出和（或）实变为主，实变的肺体积不变，抗生素治疗有效；
②病变密度较均匀，边缘被胸膜局限且平直，病变区常可见"空气支气管征"。

肺炎样肺癌
①中老年男性多见，多有咳嗽、呼吸困难、咳白色泡沫痰，痰量较多等症状，在肺内弥漫分布，肺段或肺叶或弥漫分布的磨玻璃影或实变影，粟粒大小至1cm不等；
②密度不均，病变内可见"枯树枝征"和"蜂窝征"，边界不清，增强可见"血管造影征"。

七、肺结核空洞、肺脓肿空洞、癌性空洞的鉴别

肺结核空洞
①多见于成人，低热、乏力、盗汗等。抗结核治疗有效，好发于锁骨上下区，由纤维厚壁空洞、广泛的纤维性变及支气管播散病灶组成。
②密度差别大，可见钙化，周围有较多的条索致密影。易伴发支气管播散，CT上表现为"树芽征"，周围常见钙化，可见支气管扩张征象。纵隔移向患侧，增强无强化。

肺脓肿
①好发于成年人，多有高热、畏寒、咳嗽、咳大量脓痰等症状，两下肺多见；
②肺实变、厚壁空洞及周围渗出性磨玻璃影，密度不均，主脓腔周围常有多发的小脓腔，可有胸膜肥厚及胸腔积液，增强洞壁环形强化。

癌性空洞
①好发于中老年人，与发生部位及大小有关，空洞位于病灶远侧，呈偏心性；
②CT可见空洞壁厚薄不均，以厚壁为主，内壁不规则，常见内壁结节，密度不均外壁常见分叶征、毛刺征、血管集束征、胸膜凹陷征等恶性征象，转移至胸膜可有胸膜结节和胸腔积液，增强明显强化。

八、肺结核球、周围型肺癌、肺错构瘤、硬化性血管瘤的鉴别

肺结核球
①多无症状，多位于尖段、后段及背段，单发多见，圆形或类圆形，大小多在 1~4cm。
②多数中等偏高密度，可较均匀，边缘多光整，可有浅分叶；如有毛刺多，为朝向肺门或背向肺门排列的粗长毛刺。周围肺野血管束增粗、受牵拉，钙化多见，可呈层状，可见空洞影，多在近心侧；周围多见"卫星灶"。空泡少见。邻近胸膜肥厚粘连。
③增强多无明显强化，少部分可出现周边的轻度"环形强化"。

周围型肺癌
①晚期咳嗽、咯血、胸痛，常位于前段、下叶，空洞呈偏心性，壁凹凸不平，厚壁为主，3cm 以内为结节，以上为肿块。
②密度分为实性、磨玻璃及混合密度，常见分叶征、毛刺征、血管集束征、胸膜凹陷征及小泡征。血管腔内可见癌栓或闭塞，以肺静脉多见多无"卫星灶"，可见转移灶。肺门及纵隔淋巴结肿大多见。
③增强均匀或不均匀强化，时间-密度曲线上升较快，超过 20HU。

肺错构瘤
①好发于 30~60 岁，多无症状，好发于肺的浅表部位，病变呈圆形或椭圆形，多数小于 3cm；
②瘤内"爆米花"样钙化和脂肪成分，边缘清晰锐利，可有浅分叶征，无毛刺征；
③增强轻度强化或无强化。

硬化性血管瘤
①中年女性多见，肺外围多见，圆形或类圆形单发，边缘清晰；
②密度多均匀，钙化偶见；
③增强明显均匀或不均匀强化。

九、继发性肺结核、特发性肺间质纤维化、结节病、弥漫性泛细支气管炎的鉴别

以间质改变为主的继发性肺结核
以双肺上叶多见，CT 上可出现以小叶内细网织线影、微小结节、"雪花片"征，小叶间隔增厚、"树芽征"、支气管管壁增厚及扩张等。

特发性肺间质纤维化
多见于中老年人，双肺弥漫分布，多呈较高密度的磨玻璃影、实变影、胸膜下线影、网状影、晚期出现"蜂窝影"，牵引性支气管扩张。

200

结节病 20～40岁女性多见，临床症状轻与影像表现重不相符的特点，中上野为主，表现为沿淋巴管分布或沿小叶间隔、胸膜下、叶间裂分布，双侧对称性肺门和（或）纵隔淋巴结增大，小结节、网格状等间质性改变。

弥漫性泛细支气管炎 40～50岁多见，多数患者伴有慢性鼻窦炎，双肺弥漫性分布，以双下肺分布为多，小叶中心性小结节影及"树芽征"，可伴有细支气管管壁增厚及扩张。

十、肺曲霉菌的分型及鉴别

寄生型

临床：通常无临床症状，有时可引起大量咯血。①曲霉菌菌丝寄生、炎性细胞、纤维细胞等在肺原有空洞、空腔内，形成游离状态肺曲霉菌球；②肺原有病变：肺结核空洞、肺癌性空洞、慢性肺脓肿、支气管扩张、肺大疱及肺脓肿。

影像：①肺空洞或空腔内圆形或类圆形致密影；②肺空洞或空腔壁与内容物之间新月形或环形透亮影，改变体位，内容物有所移位；③曲菌球大小可长时间不变，并可出现钙化。

过敏型

临床：即变态反应介导型：哮喘、咳嗽、咳痰、咯血和胸痛等，伴有刺激性干咳。①曲霉菌抗原引起的Ⅰ、Ⅱ、Ⅳ型变态反应的联合作用，引起气道高反应性疾病；②易见于长期哮喘或肺纤维化患者。

影像：①肺内浸润阴影，肺实变；反复发作和多发游走的特点。②支气管壁增厚及扩张。③支气管内黏液栓征象（Y/V征，指套征，葡萄串阴影）。④支气管腔内病变引起阻塞性肺炎及肺不张。

侵袭型

临床：持续性干咳、胸痛、咯血，严重者可出现喘息、呼吸困难，甚至呼吸衰竭。①曲霉菌引起肺部炎症、化脓及肉芽肿性炎症；②绝大多数患者存在免疫缺陷；

影像：①CT早期特征："日晕征"，表现为结节周围的磨玻璃影；②CT表现为单发或多发结节，肺段或亚段实变，弥漫性磨玻璃影和小空洞影；③肺组织坏死、收缩，可在结节周围形成半月形气影，称为"空气半月征"。

十一、肺不张的原因与分型

原因
①支气管阻塞：肿瘤、腔内血肿、黏液栓、异物等；
②腔外压迫：肿瘤、气胸、胸腔积液、大囊肿等；
③肺内瘢痕收缩：肺结核病等；
④肺或支气管先天发育不良。

分型
①**一侧性肺不张**：中老年人多为肿瘤，儿童多为异物或腔内血肿、黏液痰栓。患侧肺野呈均匀一致性密度增高影，胸廓塌陷，肋间隙变窄，纵隔向患侧移位，膈面升高，心缘及膈影均不清楚，健侧肺呈代偿性肺气肿表现。
②**肺叶性肺不张**：两肺上叶多为肿瘤，少数为结核。不张的肺叶体积缩小并移位，密度增高且均匀一致，肺门及纵隔向患部移位，邻近肺可出现代偿性气肿。
③**肺段性肺不张**：少见。形状为基底向外、尖端指向肺门的三角形密度增高影，肺段体积缩小。右中叶内侧段不张较特殊，正位上呈基底向内与右心缘重叠、尖端向外的三角形密度增高影。
④**小叶性肺不张**：为终末细支气管被黏液等阻塞所致，多见于支气管哮喘及支气管肺炎。表现为多发斑片状密度增高影，表现不典型，不易与小叶性肺炎鉴别。
⑤**亚段肺不张**：层状或盘状肺不张少见，多见于下肺。在右侧膈顶上方见横行索条状影，可达胸膜面，但从不穿过叶间裂，可随呼吸而上下移动。
⑥**圆形或球形肺不张**：X线表现为肿块，CT见"彗尾征"。

十二、肺不张、肺实变及胸腔积液的鉴别

	肺不张	肺实变	胸腔积液
相同	①患侧肺部透亮度减低，密度增高；②健侧肺可出现代偿性肺气肿，透亮度增高		
胸廓与肋骨	胸廓塌陷，肋间隔变窄	胸廓及肋间隙无变化，与健侧对称	胸廓可扩大，肋间隙增宽
纵隔移位	纵隔向患侧移位	纵隔居中无移位	纵隔居中或向健侧移位
膈肌位置	患侧膈肌抬高	患侧膈肌位置不变	患侧膈肌位置不变或下移
病变密度	密度均匀，无"空气支气管征"	病变内见"空气支气管征"	病变内密度较均匀
病变分布	病变依肺叶、段分布	病变依肺叶、段分布	病变沿胸腔后下侧分布
病变边缘	边界多为叶间裂，边缘可凹陷	边界多为叶间裂，可平直或突出	下界不清，上缘外高内低

第四节　肺弥漫性病变

一、常见肺弥漫性粟粒性病变的鉴别

鉴别要点	急性肺粟粒性肺结核	粟粒性肺转移瘤	弥漫性肺癌	结节病	尘肺
临床特点	急性发病、发热、有时高热、寒战、可伴结核中毒症状	慢性发病、可以出现低热、恶病质	慢性发病、咳嗽、气短消瘦	慢性发病、症状轻或无明显症状、有时伴发玫瑰皮疹	缓慢发病、有几年或十几年粉尘接触史、咳嗽、气短
好发人群	青壮年、男性多见	中老年、男性多见	中老年、男性多见	中年、女性多见	中老年、大多为男性
大小形态分布	3mm左右、圆形、肺内均匀分布	3～5mm、圆形、大小不等、双肺下部周边区	3～5mm、圆形、大小不等、双肺中下部	3～5mm、圆形、大小不等、肺门和双肺中下部	圆形或不规则形、双肺中上部、内中带
密度	均匀软组织密度	软组织结节、伴小空洞	软组织结节	软组织结节	不均匀软组织密度
肺纹理	模糊	正常或增强	增强	增强	扭曲、变形、移位
小叶间隔增厚及钙化	无增厚、无钙化	偶出现、不均匀、模糊、偶见钙化	常见、不均匀、模糊、无钙化	偶出现、较均匀、模糊、无钙化	常见、较均匀、清晰、常见钙化
肺门及纵隔淋巴结肿大	无	有时	常见	双肺门淋巴结肿大和（或）纵隔淋巴结肿大	双肺门及纵隔淋巴结肿大伴蛋壳钙化

二、常见肺弥漫性网状病变的鉴别

		特发性间质性肺炎	特发性间质性纤维化	胶原血管性疾病	石棉肺	结节病	间质性肺水肿	癌性淋巴管炎	肺泡蛋白沉积症	慢性过敏性肺炎
病因		原因不明	原因不明	自身免疫	长期石棉接触史	原因不明	左心功能不全	原发癌肺内淋巴转移	原因不明	抗原接触史
病理		肺泡炎和肺泡壁细胞结构增加，进而肺纤维化和蜂窝状改变	肺泡间隔不同程度细胞浸润，以淋巴细胞为主，肺泡间隔增厚	间质性肺炎和纤维化，胸膜渗液，胸膜增厚，支气管扩张和闭塞性细支气管炎改变	纤维化出现在呼吸性细支气管周围，进一步累及小叶间隔，肺下部外周蜂窝状改变	非干酪性肉芽肿性病变，后期引起间质纤维化	肺毛细血管内血浆外渗到肺间质（小叶间隔、支气管血管周围间质）	肿瘤在肺间质（小叶间隔、支气管周围间质）淋巴管内生长	细支气管及肺泡腔内积聚大量嗜伊红磷脂蛋白，PAS染色阳性	细支气管及其周边间质纤维化；小叶内间隔、小叶间隔增厚；肺间质内肉芽肿和多核巨细胞
临床		男性多见	男性多见	女性多见	有职业史	中年女性	男女均可	老年男性	中年男性	男性多见

HRCT表现								
①线状影和蜂窝状胸膜下肺和著，伴细支气管扩张；②磨玻璃阴影	①小叶内间隔增厚，蜂窝状；②不规则小叶间隔增厚；③磨玻璃阴影；④牵拉性细支气管扩张；⑤肺下部外周分布为主	①小叶内间隔增厚，蜂窝状；②磨玻璃阴影；③牵拉性支气管扩张；④肺下部分布为主；⑤胸膜增厚	①不规则增厚叶间隔增厚，牵拉窝样征，性支气管扩张；②胸膜下线；③胸膜下逗点状影；④胸膜凹陷；⑤以肺下部外周为主	①早期小叶间隔增厚，伴小结节；②进行性肺纤维化导致中央区支气管血管聚集，多见于上叶；③严重纤维化形成蜂窝状；④双肺门和（或）纵隔淋巴结肿大	①小叶间隔光滑增厚；②支气管血管束增厚；③胸膜增厚或胸腔积液；④左心房室增大	①不规则小叶间隔增厚，支气管血管束增粗；②增厚肺间质伴结节；③胸膜增厚或伴叶间积液	①小叶间隔，小叶内间隔均匀增厚；②磨玻璃阴影；③"铺路石"征"地图样"	①不规则线样影，肺结构扭曲；②蜂窝状；③胸膜下分布为主，中上肺野为著，后期弥漫性分布；④磨玻璃阴影；⑤马赛克征

三、肺水肿的分类

心源性 ← { 左心功能衰竭、 二尖瓣狭窄 } ← { 冠心病、高心病、瓣膜病、 心肌病、心肌炎 }

非心源性 { 肾源性、中枢性、高原性、吸入性、感染性、 中毒性、药物性、复张性、ARDS }

间质性 { ①起病慢；②肺纹理增粗和肺门影增大、模糊，上肺静脉增粗为主；③支气管袖口征；④小叶间隔线（Kerley A/B/C）；⑤胸膜下水肿；⑥胸腔积液；⑦心包积液；⑧心影增大。 }

肺泡性 { ①起病急；②肺泡实变影、斑片状、大片状；③分布和形态呈多样性，呈中央性、弥漫性和局限性（中央性呈"蝶翼状"，弥漫性以双肺中下部外带为主，局限性局限于一侧或一叶，右肺多见）；④实变阴影短期（数小时或1~2天）变化；⑤胸腔积液；⑥心包积液；⑦心影增大 }

四、肺水肿与间质性肺炎的鉴别

肺水肿 { ①临床：呼吸困难、发绀、咳嗽、心悸气短、咳白色或粉红色泡沫痰，两肺散在湿啰音。
②病理：毛细血管与组织间隙之间液体交换平衡失调时，可引起肺水肿。可由早期的间质性肺水肿发展为肺泡性肺水肿。
③影像：A. 间质性：可有两上肺静脉分支增粗、间隔线影，以 Kerley B 线常见，肺门及肺纹理影模糊，支气管袖口征，胸膜下水肿。B. 肺泡性：可有弥漫性片状影，多分布于肺野的中内带及基底部，典型为蝶翼征，严重肺水肿可伴少量胸腔积液，右侧较多，心影增大。CT 可见小叶间隔均匀增厚，支气管血管束增粗，磨玻璃样密度影和（或）实变影。 }

间质性肺炎 { ①临床：常出现气急、发绀、咳嗽、鼻翼煽动等，而体征较少。
②病理：炎症主要累及支气管和血管周围、肺泡间隔、肺泡壁、小叶间隔等肺间质，肺泡则很少或不被累及。
③影像：病变分布较广，好发于两肺门区附近及肺下野，可见细条纹状或网状密度增高影及细小结节状影；CT 可见两肺弥漫分布的网状影，以下肺明显，HRCT 可见小叶间隔及叶间胸膜增厚。有时可见小叶肺气肿及肺不张征象。 }

五、肺弥漫性病变的 HRCT 表现

线样和网状影 {
肺间质增厚 {
支气管血管周围间质、小叶间隔、小叶内间隔、胸膜下 → 蜂窝、线样影、胸膜下线 {
①特发性间质纤维化
②间质性肺炎
③癌性淋巴管炎
}
}
}

结节影 {
淋巴管周围结节 {
支气管血管、间质、小叶间隔、胸膜下间质 {
①结节病
②癌性淋巴管炎
③尘肺
}
}

小叶中央结节 {
胸膜下、叶间裂、小叶间隔 {
①过敏性肺炎
②呼吸性细支气管炎
③泛细支气管炎
}
}

随机分布结节 {
弥漫分布，均匀或下肺外周为著 {
①粟粒性肺结核："三均匀"
②粟粒性转移瘤：下肺外周分布
}
}
}

磨玻璃影 {
①间质增厚
②气腔填充
{
①间质性肺炎：肺下部周边区，伴网状影；
②肺泡蛋白沉积症："铺路石征""地图样"；
③肺水肿：肺门周围、"铺路石征"；
④肺出血：斑片状或弥漫性；
⑤细支气管肺泡癌：弥漫性、斑片状，伴结节、实变；
⑥急性呼吸窘迫综合征（ARDS）：斑片状或弥漫性，实变常见。
}
}

肺实变影 {
肺气腔填充
{
①肺炎：斑片状、小叶性或弥漫性；
②ARDS：斑片状或弥漫性，肺坠积区；
③肺水肿：肺坠积区或肺门周围；
④肺出血：斑片状或弥漫性；
⑤慢性嗜酸细胞性肺炎：肺外周上叶为著；
⑥隐源性机化性肺炎：肺外周、支气管及小叶周围。
}
}

肺密度减低影 {
①肺组织破坏
②肺血减少
{
①肺气肿：小叶中央型、全小叶型、间隔旁型；
②特发性间质性肺炎：肺外周、底部、胸膜下蜂窝；
③过敏性肺炎（慢性）：肺外周或弥漫蜂窝，中上肺野为著；
④肺淋巴管肌瘤病：中年女性，弥漫分布薄壁气囊；
⑤肺朗格汉斯细胞组织细胞增多症：中上肺野大小不等圆形或不规则形气囊，伴小结节；
⑥肺梗塞：马赛克征。
}
}

六、先天性气管支气管病变

气管性支气管 { ①气管分支异常；
②气管旁自内上向外下走行的含气支气管。

支气管桥 { ①叶支气管起源异常；
②左主支气管侧壁发出右肺中叶或下叶支气管跨过纵隔进入右肺。

气管狭窄 { ①气管软骨发育异常；
②气管内径 <10mm，甚至 <5mm，新生儿 <3mm。

气管瘘 { ①气管食管瘘；
②气管与食管相通，常伴食管闭锁。

支气管闭锁 { ①肺前肠发育畸形；
②肺门区结节状影或自肺门向外延伸分支状致密影，内充满黏液，相应肺段密度增高。

气管憩室 { ①气管壁局部缺陷外突；
②气管后外侧局部突起囊带状，与气管相通。

巨气管支气管症 { ①常染色体隐性遗传；
②气管支气管管径明显增大。

气管支气管软化症 { ①弹性纤维或气管软骨异常；
②气管冠状径变窄，小于矢状径50%。

支气管囊肿 { ①肺前肠发育畸形。
②分纵隔型、肺内型、异位型。纵隔型表现为纵隔内类圆形囊性肿物，气管或支气管相邻侧壁平直，增强无强化。

七、获得性气管支气管病变

气管支气管异物 { 异物吸入史 { 金属性和非金属性；阳性和阴性；植物性、动物性、化学性、矿物性、其他。气管支气管内高低、等密度或低密度影，伴阻塞性肺气肿、肺炎、肺不张。

剑鞘状气管 { 气管冠状径变窄 { 胸内段气管冠状径变窄，呈"剑鞘状"，伴肺气肿。

复发性多软骨炎	免疫反应	气管壁增厚，厚度 >2mm，累及主支气管，前侧壁管壁增厚，管腔变窄，主动脉弓上气管横径 <1cm。
气管支气管淀粉样变	淀粉样物沉积	气管支气管黏膜下层不均匀增厚、腔内结节、斑状突出、伴钙化，管腔变窄，气管后壁亦受累。
气管支气管良性肿瘤	气道占位，管腔狭窄或阻塞	气管支气管内类圆形结节，边缘光滑，密度均匀，管壁无增厚，管腔变窄。
气管支气管恶性肿瘤	气道占位，管腔不规则狭窄	管腔内结节或不规则肿块，管腔不规则狭窄，气管壁外侵犯。
支气管扩张	支气管管径扩大	"轨道征""印戒征"、含液囊、气液囊，串珠样。
支气管哮喘	反复发作气道狭窄	支气管壁增厚和肺过度充气，散在和局限支气管扩张。
支气管结石	支气管腔内结石	类圆形或不规则形结石，位于支气管腔内，右肺中叶多。
慢性支气管炎	慢性进行性气流受阻	临床诊断：支气管管壁增厚、扭曲、变形；肺气肿。
细支气管炎	细支气管炎细胞聚集	小叶中心结节、分支状、树芽征、细支气管扩张、磨玻璃影，马赛克征。
肺气肿	终末细支气管远端气腔扩大	小叶中央型、全小叶型、间隔旁型、瘢痕旁型，肺大疱。

八、新生儿呼吸窘迫综合征与新生儿肺炎的鉴别

	新生儿呼吸窘迫综合征（NRDS）	新生儿肺炎（NP）
原因	肺泡表面活性物质（PS）缺乏	吸入羊水或胎粪、病原菌感染
高危因素	低体重儿、多胎儿、母亲有妊娠高血压综合征、糖尿病或剖宫产新生儿、围产期缺氧或出生后窒息史	低体重儿、围产期缺氧或出生后窒息史
年龄	早产儿（胎龄小于35周）	足月儿、过期产儿、早产儿
临床表现	出生后数小时发生（6小时以内），呼吸困难，面色青紫，呼吸急促（＞60次/分）、呼气性呻吟、吸气时三凹征，病情呈进行性加重	①吸入性：早期新生儿（1周内），生后不久出现呼吸急促、呻吟、口周及肢端发绀、拒乳，无发热；②感染性：晚期新生儿，体温不升或发热、呼吸增快、口吐白沫，无明显咳嗽，双肺呼吸音粗，闻及湿啰音
X线表现	Ⅰ级：双肺野有细小颗粒影，下肺野较明显；Ⅱ级：双肺野透亮度减低，可见均匀分布密集的细颗粒影及网格征，出现支气管充气征；Ⅲ级：肺内颗粒影增大，双肺野透度明显减低，呈磨玻璃样改变，心影与膈肌模糊不清或部分消失，支气管充气征；Ⅳ级：双肺野透度明显减低呈"白肺"，支气管充气征明显或消失，心影轮廓消失	①吸入性：下肺野小片状模糊影，重者双肺弥漫点片状模糊影，但无支气管充气征；②感染性：肺纹理增粗模糊，沿肺纹理分布小点状模糊影，两肺弥漫性肺气肿，双肺广泛点片状影及支气管充气征

第五节 纵隔、胸膜及膈肌病变

一、胸膜常见良恶性肿瘤的鉴别

<table>
<tr><td rowspan="8">良性</td><td colspan="2">胸膜假性肿瘤</td><td>①叶间包裹性积液，常见于水平裂；②充血性心力衰竭病史；③椭圆形，两端逐渐变窄</td></tr>
<tr><td rowspan="4">胸膜神经源性肿瘤</td><td>神经鞘瘤</td><td>圆形或分叶状，形态不规则，边缘清晰，密度均匀，强化明显，有沿神经干走行生长趋势</td></tr>
<tr><td>神经纤维瘤</td><td>哑铃形，靶征，强化明显</td></tr>
<tr><td>节神经细胞瘤</td><td>少见，卵圆形，边缘光滑，密度均匀，位于椎旁，有包膜，部分钙化</td></tr>
<tr><td>副节细胞瘤</td><td>罕见，常见于青少年；多位于$T_5 \sim T_7$椎体旁，边缘光滑的膨出性肿物，血供丰富，强化明显，常伴有肾上腺或胸腔外副节神经肿瘤</td></tr>
<tr><td colspan="2">胸膜脂肪瘤</td><td>①少见，发生于胸膜腔任何部位；②肿瘤内含脂肪成分；③CT、MRI检查有利于脂肪成分显示，可定性诊断</td></tr>
<tr><td colspan="2">孤立性纤维性肿瘤</td><td>①少见；②肿瘤大小不等、分叶，界限清晰，好发于中下胸部；③肿瘤密度常不均匀，囊变、出血、坏死、带蒂；④有钙化；⑤肿瘤血供丰富，明显强化</td></tr>
<tr><td colspan="2">腺瘤样瘤</td><td>①罕见；②多偶然发现；③孤立小结节，界限清晰</td></tr>
<tr><td colspan="2">胸膜钙化瘤</td><td>①罕见；②发生于脏胸膜的间叶性肿瘤，生长缓慢；③多见于儿童和年轻人；④单发或多发以胸膜为基底结节，有钙化</td></tr>
</table>

恶性	胸膜间皮瘤（弥漫性、局限性）	①罕见，具有特征性石棉接触史，胸膜斑；②弥漫性单侧胸膜广泛甚至环绕全胸腔不规则增厚，多发结节及肿块；③纵隔胸膜、心包、叶间胸膜的脏壁层受侵，具特征性，患侧胸廓缩小；④包裹性胸腔积液；⑤胸壁受侵（多处）常见，全身多部位转移少见
	淋巴瘤	①罕见；②同时伴纵隔淋巴结肿大；③伴有胸腔积液；④胸膜侵犯与胸膜外侵犯鉴别可有困难
	胸膜转移	①原发肿瘤病史，常见肺、乳腺、卵巢、胃恶性肿瘤，腺癌多见；②无法解释的单侧胸腔积液，胸膜不规则增厚，胸膜结节；③增强后转移瘤强化
	胸膜肉瘤	①罕见；②边界清晰，大的实性肿块，密度不均匀；③宽基底位于胸膜或肺表面；④明显不均匀强化
	恶性神经源性肿瘤（神经母细胞瘤、神经节母细胞瘤、恶性神经鞘瘤）	①少见；②肿块 5cm 以上，形态不规则，边界欠清，密度不均匀，囊变、出血、坏死、钙化；③增强后均质、不均质或环状强化；④浸润性生长，侵犯邻近结构，伴胸腔积液、胸膜结节、肺转移
	侵袭性纤维瘤病	①少见；②浸润性生长，无包膜，多次复发，少远处转移；③软组织肿块，沿肌肉长轴生长，边缘不规则，范围广泛明显侵犯周围肌肉、骨骼、纵隔；④不均匀强化

二、纵隔常见肿瘤与肿瘤样病变

纵隔分区			
	上纵隔常见		胸内甲状腺肿
	下纵隔常见	前纵隔	淋巴瘤；生殖细胞肿瘤（畸胎瘤、精原细胞瘤、胚胎性癌、内胚窦瘤、绒毛膜癌及混合性生殖细胞肿瘤）；甲状腺肿块；胸腺瘤；胸腺增生；脂肪过多症；转移瘤
			胸腺肿块（胸腺癌、胸腺类癌、胸腺囊肿）；甲状旁腺肿块
			胸腺脂肪瘤；淋巴管瘤；非精原细胞性生殖细胞肿瘤
		中纵隔	淋巴结肿大（感染、结节病、淋巴瘤、肺癌和胸外病变的转移）；前肠囊肿；食管裂孔疝
			主动脉瘤；脂肪过多症；纵隔甲状腺肿
			食管肿块；纵隔炎；纵隔出血；气管肿瘤
		后纵隔	神经源性肿瘤；交感神经节肿瘤；淋巴瘤；食管裂孔疝；食管肿瘤
			转移瘤；前肠肿瘤；髓外造血；主动脉瘤；食管静脉曲张；脊柱肿瘤
			血管瘤；淋巴管瘤；脊膜膨出

三、胸腹水 CT 的鉴别

	胸水	腹水
膈肌为界	膈肌以上，胸膜腔内	膈肌以下，腹膜腔内
膈脚移位征	积液将膈脚推向前方，远离脊柱	无膈脚移位
膈肌征	积液在膈肌外侧	积液在膈肌内侧
界面征	与肝脏临界面略模糊	与肝脏临界面清晰
肝裸区征	肝裸区水平后方积液	肝裸区水平后方无积液

四、纵隔肿瘤的诊断思路

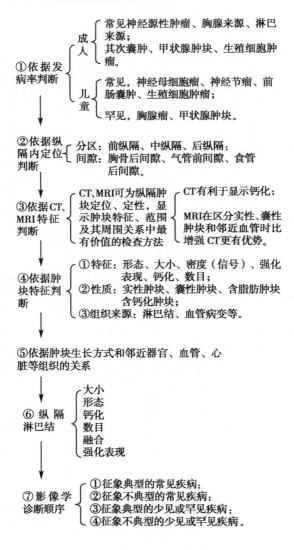

①依据发病率判断
- 成人
  - 常见神经源性肿瘤、胸腺来源、淋巴来源；
  - 其次囊肿、甲状腺肿块、生殖细胞肿瘤。
- 儿童
  - 常见，神经母细胞瘤、神经节瘤、前肠囊肿、生殖细胞肿瘤；
  - 罕见，胸腺瘤、甲状腺肿块。

②依据纵隔内定位判断
- 分区：前纵隔、中纵隔、后纵隔；
- 间隙：胸骨后间隙、气管前间隙、食管后间隙。

③依据CT、MRI特征判断
- CT、MRI可为纵隔肿块定位、定性，显示肿块特征、范围及其周围关系中最有价值的检查方法
  - CT有利于显示钙化；
  - MRI在区分实性、囊性肿块和邻近血管时比增强CT更有优势。

④依据肿块特征判断
- ①特征：形态、大小、密度（信号）、强化表现、钙化、数目；
- ②性质：实性肿块、囊性肿块、含脂肪肿块、含钙化肿块；
- ③组织来源：淋巴结、血管病变等。

⑤依据肿块生长方式和邻近器官、血管、心脏等组织的关系

⑥纵隔淋巴结
- 大小
- 形态
- 钙化
- 数目
- 融合
- 强化表现

⑦影像学诊断顺序
- ①征象典型的常见疾病；
- ②征象不典型的常见疾病；
- ③征象典型的少见或罕见疾病；
- ④征象不典型的少见或罕见疾病。

五、纵隔含脂肪病变的鉴别

膈疝	常见	①包括食管裂孔疝、胸腹膜裂孔疝、先天性胸骨后膈疝、创伤性膈疝；②内容物通常为脂肪和肠管
脂肪过多症		①多见于上纵隔、肋隔角、脊柱旁；②无包膜脂肪；③与全身肥胖、库欣综合征、皮质激素治疗相关
脂肪瘤		①多见于前纵隔；②有包膜或带蒂；③边界清晰，仅含脂肪；④如有任何软组织成分，考虑脂肪肉瘤或胸腺脂肪瘤
神经源性肿瘤	少见	①神经纤维瘤、神经鞘瘤；②后纵隔肿瘤；③因含脂肪或囊变而成低密度（15～20HU）
胸腺脂肪瘤		①前纵隔肿块，与邻近结构形状相匹配；②常较大，平均直径18cm；③脂肪（至少50%）与软组织混合物（软组织呈线条状或螺旋状）
畸胎瘤（皮样囊肿）		①前纵隔；②75%含脂肪，90%含液体；③脂肪、软组织、液体和钙化混合物；④囊性成分为主（多房），15%为单纯囊性
脂肪肉瘤		①后纵隔；②密度不均，伴大片软组织密度区
血管瘤		①上纵隔；②40%含脂肪，10%～40%含静脉石
心包脂肪垫坏死	罕见但重要	①表现为急性胸膜炎性胸痛；②影像和病理表现与肠脂垂炎的脂肪坏死相似
髓外造血		①常见于先天性遗传性贫血，尤其是地中海贫血患者；②后纵隔肿块，常位于 T₆ 椎体左侧；③较大病变含脂肪；④以椎体为中心，伴骨髓膨胀，骨小梁膨大
Whipple 病（肠源性脂肪代谢障碍）		①Tropheryma whippelii 菌感染；②游走性关节炎后出现肠道吸收障碍；③由泡沫样含脂巨噬细胞导致的低密度淋巴结

六、纵隔含气病变的鉴别

食管裂孔疝	常见	有/无气-液平
食管憩室		气-液平位于食管中部（牵拉型）或位于膈上区域（膨出型）
咽下部憩室（Zenker 憩室）		①气-液平位于上纵隔（咽食管交界处）；②并发症：吸入性肺炎和细支气管炎
贲门失弛缓症		食管扩张伴气-液平
食管穿孔	少见	①穿透伤（90%）：内镜检查后医源性损伤、术后或误吞异物。②自发性：Boerhaave 综合征（呕吐后食管破裂）。③X 线：纵隔气肿或颈部软组织皮下气肿；CT 平扫：气体以食管为中心积聚（90%）
纵隔脓肿		①常继发于食管癌侵蚀；②心脏或食管术后
支气管囊肿	罕见但重要	①囊肿自发破裂至气道、食管、胸膜腔和心包腔内；②X 线和 CT：隆突下大囊肿伴气-液平（破裂）
包裹性纵隔气肿		新生儿的纵隔气体常局限性包裹；与成人易广泛分散不同

七、纵隔囊性病变的鉴别

支气管囊肿 （前肠囊肿）	常见	①多见于中纵隔或后纵隔，位于气管旁或隆突下，圆形，轮廓光滑；②无强化；可因出血或感染而体积突然增大；③MRI 有特征性表现，T_1WI 高信号（因含蛋白），T_2WI 高信号
甲状腺肿 （甲状腺囊肿）		①位于上纵隔；②CT 平扫示高密度囊性或不均匀密度病变，连续图像、冠状图像与甲状腺相连；③淋巴结肿大、转移或邻近结构受侵，提示甲状腺恶性肿瘤征象
心包囊肿		①边缘光滑清楚，多与膈肌相接触；②多位于右侧，无症状；③CT 值低
淋巴结坏死		①边缘强化淋巴结伴中央低密度；②感染性：结核和组织浆菌病；③恶性：淋巴瘤或肺癌；④胸外恶性肿瘤
肿瘤坏死或囊变	生殖细胞瘤	少见	①畸胎瘤位于前纵隔，边界清楚，囊性、钙化，有或无脂肪；②精原细胞瘤位于前纵隔，密度均匀，年轻男性；③非精原细胞性肿瘤位于前纵隔，密度不均，伴坏死或囊变
	大的胸腺瘤或胸腺癌		前纵隔肿块，囊变或坏死；可见坠落转移征；胸腺癌侵犯大血管、纵隔结构；血行转移
其他前肠囊肿	食管囊肿	罕见但重要	发生于食管壁内；与支气管囊肿表现类似
	神经管原肠囊肿		后纵隔肿块；通过脊柱缺损处与脊膜相连；脊柱异常；与其他前肠囊肿表现一致
淋巴管瘤		①儿童多见，自颈部向下延伸，成人局限于纵隔；②单房或多房，较大；③有或无细小分隔；④MRI 显示 T_2WI 信号不均匀增高
胰腺炎导致的假性囊肿		①经食管或主动脉裂孔到达纵隔下部；②胰腺炎病史
纵隔脓肿		①典型边缘强化伴中央低密度；②含气泡，与邻近感染相通；③与术后血肿较难鉴别
胸腺囊肿		①偶然发现，单房或多房，薄壁；②先天性或霍奇金病放疗后获得；③液性密度
脊柱旁脊膜膨出		①与I型神经纤维瘤病或结缔组织病密切相关；②后纵隔囊性肿块，延伸入椎管；③伴脊柱侧弯和椎弓根间距增宽；④MRI 或脊髓造影显示其与椎管相连，有诊断意义

八、前纵隔实性肿块的鉴别

淋巴瘤	常见	①霍奇金病比非霍奇金淋巴瘤更常见；②肿大淋巴结均匀软组织密度；③霍奇金淋巴瘤更倾向于累及前纵隔和气管旁淋巴结，非霍奇金淋巴瘤好发于前纵隔；④对化疗和放疗敏感
生殖细胞肿瘤		①畸胎瘤，良性生殖细胞肿瘤，可恶变；显示囊性区、软组织、脂肪和钙化；脂-液平有诊断价值，但不常见。②精原细胞瘤，恶性，见于男性；密度均匀肿块，可含灶性密度减低区
甲状腺肿块		①甲状腺病变向下延伸；②与甲状腺相连；③甲状腺肿和肿瘤难以鉴别
胸腺瘤		①常见于 60～70 岁，伴重症肌无力；②圆形或分叶状，密度均匀；③可伴坏死、出血、钙化、囊变，可为单侧性；④根据其对邻近组织结构侵犯情况，分为侵袭性和非侵袭性，CT 判断有时也困难
胸腺增生		①与儿童或青年人化疗后或烧伤后恢复（胸腺反弹）相关；②与成人 Grave 病、重症肌无力、再障相关；③胸腺增大，密度均匀
转移		①肺和乳腺的原发病多见；②表现无特异性
胸腺肿块	少见	①胸腺癌，转移多累及肺、骨、肝、脑；②胸腺类癌，常分泌 ACTH，导致库欣综合征；③胸腺囊肿，无强化，壁薄，水样密度，无软组织成分
甲状旁腺肿块		①正常腺体，CT 不可见；②胸腺位置发现异位腺体；③CT 不能区分腺瘤、增生和癌
胸腺脂肪瘤	罕见但重要	①常见于 10～50 岁；②无症状，发现时较大；③脂肪密度，伴软组织密度影
淋巴管瘤		①先天性，常见于儿童；②边界清晰，水样密度；③可包绕纵隔结构
非精原细胞性生殖细胞肿瘤		①侵袭性肿瘤，预后差；②浸润性，密度不均，伴出血和坏死区

九、中纵隔实性肿块的鉴别

淋巴结肿大	常见	①感染、结节病、淋巴瘤、肺癌或胸外病变转移；②致密钙化常见于先前的肉芽肿性感染；③蛋壳样钙化，见于结节病，硅沉着病和治疗后淋巴瘤
前肠囊肿		①圆形，边界清楚；②CT值多变，取决于液体成分
食管裂孔疝		CT：胃自食管裂孔疝出，易诊断
主动脉瘤	少见	①扩张≥4cm，动脉瘤≥5cm，高破裂风险≥6cm；②动脉环扩张及主动脉根部扩张，与马方综合征相关
脂肪过多症		肥胖、长期激素治疗、库欣综合征
纵隔甲状腺肿		①气管移位；②肿块与甲状腺相连
食管肿块		①食管静脉曲张；②增强CT有诊断价值
纵隔炎	罕见但重要	①与胸骨切开术、食管穿孔或感染播散相关。②急性：临床有高热、寒战；纵隔弥漫性增宽，纵隔积液或积气，胸腔或心包积液，淋巴结肿大。③慢性：局限型可见前上纵隔增宽，纵隔胸膜增厚，局限性含钙化灶的软组织肿块；弥漫型：弥漫浸润性不含钙化灶的软组织肿块；CT和MRI检查有诊断价值
纵隔出血		①严重钝挫伤或穿透伤；②动脉瘤或夹层破裂
气管肿瘤		①常继发于原发性鳞状细胞癌或腺样囊性癌；②单发或多发转移少见

十、后纵隔实性肿块的鉴别

神经鞘膜肿瘤	常见	①成人常见，神经鞘瘤、神经纤维瘤、丛状神经纤维瘤；②圆形、卵圆形，边缘光滑；③邻近椎间孔扩大，偶尔向椎管内延伸；④含囊变或脂质低密度灶；⑤强化不均匀
交感神经节肿瘤		①儿童、青壮年常见；②节细胞神经瘤，良性；③节细胞神经母细胞瘤，常见于年长儿童；④神经母细胞瘤，常见于 5 岁以下儿童
淋巴瘤		①非霍奇金淋巴瘤较霍奇金病更常见；②均匀软组织密度；③可伴坏死
食管裂孔疝		胃自食管裂孔向上疝出
食管肿瘤		①食管癌；②间质肿瘤，常见平滑肌瘤
转移瘤	少见	后纵隔淋巴结受累，常提示腹部原发性恶性肿瘤
主动脉瘤		①真性主动脉瘤，常见于动脉粥样硬化；②假性动脉瘤，常见于创伤
脊柱肿块		①肿瘤，骨髓瘤、转移、原发性肿瘤；②感染，脊柱炎、椎旁脓肿；③椎间隙和椎体破坏
血管瘤	罕见但重要	①软组织肿块；②表现与体内其他部位的软组织血管瘤类似
淋巴管瘤		①淋巴管良性增生；②在邻近组织结构内迂回走行的低密度肿块
脊膜膨出		①脊膜疝出椎管外；②与神经纤维瘤病和创伤性神经撕脱相关；③与脊髓周围的蛛网膜下隙直接相通；④神经纤维瘤病中伴邻近脊柱畸形

十一、纵隔淋巴结肿大的鉴别

淋巴瘤	霍奇金病（结节硬化型）	常见	①少见；②青壮年、老年人多见；③前纵隔多发淋巴结肿大，两侧对称分布是其特征，增强后均匀、轻中度强化，肿大淋巴结相互融合呈不规则肿块；④纵隔血管漂浮征，坏死囊变罕见
	非霍奇金淋巴瘤		①常见；②好发于成年男性，常累及一组淋巴结，多见于上纵隔、隆突下；③肿瘤大时可出现囊变、坏死；④多中心起源，跳跃性播散，常伴有结外器官受累
肿瘤转移性淋巴结肿大			①多有明确原发病，常见于支气管肺癌、乳腺癌、上消化道肿瘤等；②单发或多发淋巴结，多发可相互融合，部分钙化；③呈明显均匀、不均匀强化
淋巴结结核			①有明确肺部结核病史，结核杆菌感染症状；②早期淋巴结边缘光整、清晰，密度均匀，强化均匀；③病变进展，密度不均匀，增强后环状强化，中心低密度；④后期部分或全部钙化
结节病		少见	①非干酪性肉芽肿表现为特征，多见于女性；20～30岁高峰期；可累及全身多个脏器。②肺内及肺门纵隔淋巴结肿大。③典型征象，右侧气管旁淋巴结肿大；呈圆形、卵圆形、边界不清；少数可见浓密状、蛋壳状钙化；轻中度均匀一致强化。肺内病变表现为沿胸膜、叶间裂分布的斑片、结节影，支气管血管束增粗
巨淋巴结增生			①病因不明确，局灶性巨淋巴结增生常见；②好发部位依次为：中纵隔、肺门、后纵隔、前纵隔；③圆形或卵圆形，边缘光整的实性肿块，有分叶，密度不均，病灶强化程度不一
慢性淋巴结炎			常位于气管旁、隆凸下或肺门处局限性含钙化的淋巴结

十二、肺内病变与纵隔病变的定位鉴别

鉴别点

①首先要明确病变的起源部位，然后结合病变的形态、密度、与周围结构的关系等进行分析。

②定位征：纵隔病变多数都有典型部位，将肿块定位在纵隔的某一区域，有利于鉴别诊断。

③形态和轮廓征：纵隔肿块大多为圆形、椭圆形，较少为三角形、长椭圆形、分叶状。一般都有完整的包膜，凸入肺野的部分又为纵隔胸膜所包绕，轮廓大多整齐光滑。如果肿块的边缘是不规则的，那很可能是来源于肺。

④界面征：即肿块-肺接触面（MPI），来源于纵隔的肿块与相邻的肺组织形成钝角；来源于肺的肿块与相邻的纵隔形成锐角。

⑤CT 和 MRI 多层面观察有助于病变起源判断。

十三、肺内病变与胸膜病变的定位鉴别

鉴别点

①胸膜肿块的共同特征是边缘贴附于胸膜的肿块多位于周边胸膜，少数位于叶间胸膜；

②胸膜肿瘤在正侧位胸片上与肺叶、肺段解剖部位不符，常有跨叶现象；

③胸膜肿块与胸膜关系密切，在胸部侧位片上肿块长轴与叶间裂方向一致；

④胸膜肿瘤位于肺内时，形态与良性肿瘤相似；

⑤胸膜病变多合并不同程度的胸水，肺内病变较少见；

⑥夹角：肺内病变与胸壁的夹角多为锐角，胸膜病变与胸壁的夹角多为钝角；

⑦胸膜病变多可见胸膜尾征；

⑧肺内病变支气管可破坏堵塞，胸膜病变支气管受压移位，应用支气管血管成像有助于鉴别。

第六章　循环系统

一、先天性心脏病的临床表现

类型	表现	举例
左向右分流（非紫绀型先心病）	气促、呼吸困难，轻者无症状	房缺，室缺，动脉导管未闭
右向左分流（紫绀型先心病）	发绀，活动力下降	法洛四联症，完全性大动脉错位
无症状儿童流出道梗阻	无症状	主动脉狭窄，肺动脉狭窄，成人型主动脉缩窄
症状型婴儿流出道梗阻	活动耐力下降，重者晕厥	主动脉缩窄，左心发育不全综合征

二、常见非紫绀性先天性心脏病的鉴别

	特点	表现
室间隔缺损	最常见先天性心脏病，单独发生或与其他缺陷伴发，临床可分为膜周部、干下型和肌部缺损	缺损小者，可无症状。缺损大者，症状出现早且明显，以致影响发育。有气促、呼吸困难、多汗、喂养困难、乏力和反复肺部感染，严重时可发生心力衰竭。有明显肺动脉高压时可出现发绀。本病易罹患感染性心内膜炎
房间隔缺损	根据缺损在房间隔的位置分类：①继发孔型：最常见，位于卵圆窝的部位通常为单个/多个小缺损；②原发孔型；③上腔静脉型；④下腔静脉型；⑤冠状静脉型	缺损小者无症状，大者活动力下降，易感冒
房室间隔缺损（心内膜垫缺损）	与唐氏综合征高度相关，一般需要手术。类型：①部分房室间隔缺损；②完全房室间隔缺损	很早就出现典型的充血性心力衰竭症状，以及反复上呼吸道感染、喂养困难、体重不增、多汗等，未及时手术治疗，患者很快会发展为严重的肺动脉高压，并由于充血性心力衰竭死亡
动脉导管未闭	动脉导管持续性开放，通常在出生后的前几天就会关闭，延迟关闭或不关闭可见于：①遗传因素；②孕期病毒感染；③早产儿出生于高纬度；④管壁缺陷，发生于先天性的风疹	取决于主动脉和肺动脉分流血量的多少以及是否产生继发肺动脉高压及其程度；轻者可无明显症状，重者可发生心力衰竭

三、紫绀与非紫绀先天性心脏病的鉴别

	紫绀性先天性心脏病	非紫绀性先天性心脏病
肺血多	共同动脉干肺静脉异位引流；大动脉错位，三尖瓣闭锁	左向右分流：室缺、房缺、动脉导管未闭
肺血少	法洛四联症、Ebstein畸形	肺动脉瓣狭窄
肺血正常	—	主动脉缩窄，主动脉瓣狭窄

四、紫绀与先天性心脏病的相关性

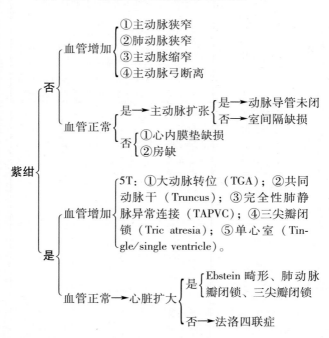

五、心胸比率及影响因素

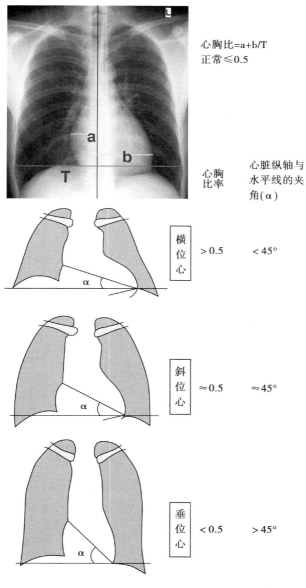

心胸比=a+b/T
正常≤0.5

	心胸比率	心脏纵轴与水平线的夹角(α)
横位心	> 0.5	< 45°
斜位心	≈ 0.5	≈ 45°
垂位心	< 0.5	> 45°

①体型：斜位心，横位心，垂位心。
②年龄：随着年龄增长，球形-倾斜-水平。
③呼吸：吸气，心影垂位；呼气，心影横位。
④患者体位：站立位，心影拉长；平卧位，心影增大。

六、心包积液的分类

发病情况 $\begin{cases} 急性（>1周） \\ 亚急性（>1周且<3个月） \\ 慢性（>3个月） \end{cases}$

多少 $\begin{cases} 轻度（<10mm） \\ 中等（10~20mm） \\ 重度（>20mm） \end{cases}$

分布 $\begin{cases} 包绕 \\ 局部 \end{cases}$

血流动力学影响 $\begin{cases} 心包填塞 \\ 无心包填塞 \\ 缩窄性 \end{cases}$

组成/类型 $\begin{cases} 漏出液；渗出液；心包积液（漏出液，血浆超滤液）；心包积血（心包腔内血液）；乳糜性心包积液（乳糜性心包积液）；心包积脓（化脓性心包积液）；心包积气（空气在心包） \end{cases}$

七、心包常见良性肿瘤的鉴别

	特点	CT	MR
囊肿	最常见，常位于右心膈角，其次为左心膈角	边界清楚非强化水样密度，一般无分隔；囊内出血密度可增高	T_1WI 低信号，T_2WI 高信号，无增强，出血 T_1WI 可增高
脂肪瘤	发病率第二，无特点	有或无包膜，脂肪密度，无强化	T_1WI 及 T_2WI 均呈高信号，抑脂呈低信号，无增强
脂肪母细胞瘤/病	婴幼儿（<3岁）	与脂肪瘤类似，但部分可表现为侵袭性生长	瘤体内可见纤维血管网分隔，局部可见囊性变
副神经节瘤	生长缓慢，心包内最常靠近左房或者主动脉根部前部靠近冠状动脉起源处	高度强化的血管团，在大约一半的患者中，中心区域廓清慢	T_2WI 高信号，对比增强 T_1WI 显示的结果类似于 CT 图像
生殖细胞瘤	多数位于前方和右侧，新生儿期及婴儿期多见，成熟畸胎瘤一般表现囊性	边界清楚，非均质，多室的团块；囊性成分为主，钙化脂肪成分多见	不均匀的团块，信号强度与其组成成分的特性有关
血管瘤	可发生于任何年龄，最常见的为海绵型，常单发	平扫时非均匀病变，可伴有钙化灶，增强时明显强化	T_1WI 中等信号，T_2WI 高信号，增强延迟，结节进行性填充增强
纤维瘤	瘤灶可很大，但症状轻微	软组织密度偏低	T_1WI 等信号，T_2WI 低信号，增强后轻微不均质强化
炎性假瘤	少见，主要见于成年人	较组织密度肿块，增强扫描可均匀或不均匀强化，邻近心包可增厚	T_1WI 及 T_2WI 均呈低信号，注射对比剂后，可均匀或不均匀强化

八、心包常见恶性肿瘤的鉴别

	特点	CT	MR
间皮瘤	最常见的恶性心包肿瘤，男性多于女性	不均强化的肿块，包括心包壁层和脏层，可侵犯邻近血管和结构	T_1WI、T_2WI 信号及强化不均匀
血管肉瘤	高度侵袭性，与右房室沟有关，依赖于右冠状动脉	分叶状，瘤样团块，伴坏死则不均匀强化	根据肿瘤内出血和坏死程度，T_1WI 信号主要与心肌呈等信号，T_2WI 和 SSFP 表现为高于心肌不均匀信号；增强表现为"日光线"明显强化
滑膜肉瘤	较早的年龄，单一	不均匀软组织密度肿块	肿瘤血管化程度高，横断面成像有助于显示其浸润性
纤维肉瘤	较少见	浸润性肿块，可表现为中心区坏死	T_1WI 及 T_2WI 非均匀信号强度，增强后非均匀强化
脂肪肉瘤	生长缓慢	主要为具有侵袭性的脂肪成分	脂肪信号特点，但与良性脂肪瘤不同具有侵袭性特点
平滑肌肉瘤	高度异质性	大的、实体、浸润性肿块，根据坏死和空洞的程度，可均匀或不均匀强化，可见钙化灶	T_1WI 等信号及 T_2WI 高信号，伴均质或不均质强化
未分化肉瘤	没有特定的组织学特征	形态不一，浸润性肿块，可浸润心肌和血管侵犯邻近结构	T_1WI 及 T_2WI 与心肌等信号，伴不均匀增强
淋巴瘤	多为弥漫性大 B 细胞淋巴瘤	等或者低密度伴不均匀强化，高密度的血性心包积液	T_1WI 低信号，T_2WI 等到高信号伴不均匀增强，血性心包积液在 T_1WI 高信号，T_2WI 等信号
神经外胚层瘤	好发于年轻人	不均质伴坏死灶，侵袭性，侵袭到心肌和相邻的纵隔和血管结构	T_1WI 等或低信号，T_2WI 中或高信号，增强扫描均匀或不均匀强化

九、限制型心肌病与缩窄性心包炎的鉴别

项目	限制型心肌病	缩窄性心包炎
病史	继发性限制型心肌病可有心肌淀粉样变性、心内膜心肌纤维化病变等病史，特发性限制型心肌病则无特殊病史	既往有急性心包炎，有结核杆菌、细菌、寄生虫、病毒感染病史
体征	二尖瓣、三尖瓣区收缩期杂音（相对性关闭不全），S3 奔马律	可有心包叩击音，偶闻及心包摩擦音
心电图	P 波常高、宽并有切迹，QRS 波可增宽，可呈低电压，ST 段和 T 波改变常见，可出现窦性心动过速、心房扑动、房颤、束支传导阻滞等心律失常	非特异性改变，部分心房扩大明显者可出现 P 波增宽及房颤，QRS 波均称低电压，可出现 ST-T 改变，也可出现窦性心动过速，房扑、传导阻滞较少见
超声心动图	左右心房明显增大，可见心内膜增厚，二、三尖瓣相对性关闭不全，充盈受呼吸影响小，二尖瓣环组织速度 <8cm/s	左右心房增大，常伴心包钙化、增厚，随着呼吸运动，室间隔切迹随呼吸摆动，二尖瓣环组织速度 >8cm/s，舒张早期彩色血流等速线斜率多 >100cm/s
胸片	心包无钙化	常伴心包钙化
CT 或 MRI	可见心内膜增厚，心包积液、胸腔积液常见	常伴有心包钙化或增厚，胸腔积液及腹水多见
心导管检查	收缩面积指数较低（0.92 ± 0.19），左右心室舒张末期压力差 >5mmHg，右心室舒张末期压/右心室收缩压（0.35 ± 0.14）	收缩面积指数较高（1.4 ± 0.2），左右心室舒张末期压力差 <5mmHg，右心室舒张末期压/右心室收缩压（0.50 ± 0.13）

十、心脏原发肿瘤的良恶性分类

良性肿瘤	恶性肿瘤
①黏液瘤；②横纹肌瘤；③纤维瘤；④淋巴管瘤；⑤血管瘤；⑥脂肪瘤；⑦嗜铬细胞瘤；⑧神经纤维瘤；⑨纤维弹力瘤；⑩平滑肌瘤；⑪囊肿；⑫畸胎瘤；⑬间叶瘤	①血管肉瘤；②未分化肉瘤；③横纹肌肉瘤；④平滑肌肉瘤；⑤纤维肉瘤；⑥黏液瘤；⑦恶性畸胎瘤；⑧骨肉瘤；⑨淋巴瘤；⑩间皮瘤

十一、常见原发心脏肿瘤的 CT 及 MRI 特征

肿瘤类型	好发人群	好发部位	CT	MRI
黏液瘤	成人最常见	左房	平扫低密度，细蒂附于房间隔，无强化或中央细线状强化，偶有钙化	T_1WI 低信号，T_2WI 中高信号，质地柔软，活动度良好，舒张期可部分脱入左室
横纹肌瘤	90% < 1 岁	心室	平扫等密度，边界清，明显增强	T_1WI 与邻近心肌相仿；T_2WI 较邻近心肌高
纤维瘤	婴幼儿	心室	平扫略低于正常心肌，略增强	T_1WI 为等或低信号，T_2WI 为低或无信号，不均匀强化
淋巴管瘤	成人	左心房室	低密度（30～60HU），包膜或瘤体内部有时见钙化，不增强	T_1WI 低信号，T_2WI 高信号，增强后信号不均，T_2WI 高信号
血管瘤	成人	右心房室及心瓣膜	平扫为低密度团块影，内部可钙化，明显增强	T_1WI 中等信号，T_2WI 高信号
脂肪瘤	成人	心外膜	CT 值 –50HU 以下，不增强	T_1WI 及 T_2WI 均为高信号，抑脂低信号

嗜铬细胞瘤	成人	左房	较组织密度肿块，可轻中度强化	T_1WI 低或等信号，T_2WI 高信号，均匀增强
囊肿	成人	心包	单纯囊肿 CT 值 30HU 以下，不增强	T_1WI 低信号，T_2WI 高信号，增强不强化
神经纤维瘤	成人	无房室特异	与纤维瘤相似	T_1WI 低信号，T_2WI 高信号，增强轻中度强化
弹力纤维瘤	成人	心瓣膜	均匀低密度，可分叶	湍流信号
血管肉瘤	成年男性	右房	第一种类型：宽基底、低密度占位，瘤体较大，常分叶，并向邻近组织结构膨胀性生长，出血坏死常见，不均匀增强；第二种类型：心包增厚与积液	"花椰菜" 现象和 "日光放射" 现象，局部或外周增强
未分化肉瘤	成人	左房	CT 值 100HU 以下，肿瘤内部可有出血及坏死、液化灶，可被增强	多有强化，因肿瘤变性及坏死，可表现为瘤体周边强化，中央不强化
横纹肌肉瘤	未成年人	无房室特异	心腔内边界清楚或不规则低密度肿块，中央更低密度坏死灶，胸腔积液常见，易累及瓣膜	表现不一（等信号或混杂信号），可被增强
淋巴瘤	免疫缺陷病人	右心房室	心包积液，右房室表面弥漫结节状占位，均匀增强	T_1WI 低或等信号，T_2WI 高信号，增强程度不一
间皮瘤	成年男性	心包	不规则结节或弥漫性心包增厚伴心包积液	软组织信号、常伴大量心包积液

十二、心脏原发肿瘤的良恶性鉴别

项目	良性肿瘤	恶性肿瘤
生长方式	呈膨胀性生长，有包膜，周围组织受压，但其与正常组织的分界一般清楚	宽基底、浸润性生长，破坏邻近的正常组织结构
肿瘤个数	除婴幼儿的横纹肌瘤外，多单发	结节状多发常见
肿瘤表面	表面多光滑，偶有分叶	不规则，菜花状
钙化	除极其罕见的心脏骨肉瘤外，良性肿瘤钙化常见	出血、坏死液化常见，无钙化
浆膜腔积液	一般无心包积液或胸腔积液	多有
邻近及远处器官组织受累	多不受累，少数受压，无浸润	邻近组织浸润，晚期可见肺部、纵隔、淋巴结、胸廓骨性结构的转移灶
病程	缓慢	迅速恶化
好发部位	肿瘤局限，单发，也可多发	累及多个心腔或弥漫性
MRI 信号	均匀	高低混杂、囊变、坏死、出血
增强	轻度或者均匀强化	明显强化，不均匀

十三、主动脉夹层的分型

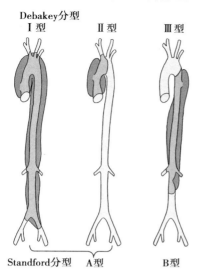

Debakey分型

Ⅰ型 Ⅱ型 Ⅲ型

Standford分型 A型 B型

主动脉夹层分型：
Stanford 和 Debakey

Debakey 分型

Ⅰ型：累及范围自升主动脉到降主动脉，甚至到腹主动脉；

Ⅱ型：累及范围仅限于升主动脉；

Ⅲ型：累及降主动脉。

Stanford 分型

A 型：相当于 DeBakey Ⅰ型和Ⅱ型；

B 型：相当于 DeBakey Ⅲ型。

十四、胸-腹主动脉瘤分类

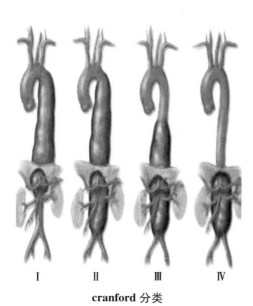

Ⅰ Ⅱ Ⅲ Ⅳ

cranford 分类

① Ⅰ型：左锁骨下动脉延伸到肾动脉；

② Ⅱ型：左锁骨下动脉延伸到主动脉的分叉；

③ Ⅲ型：降主动脉中部到主动脉分叉；

④ Ⅳ型：腹主动脉下段累及肠系膜上动脉及双肾动脉。

第七章　乳腺

一、乳腺 BI-RADS 评估（X 线词典与报告系统）

乳腺影像报告及数据系统（BI-RADS）是美国放射学院（ACR）的多个委员会与其他多个组织包括国家癌症中心、疾病控制与预防中心、食品与药物监管局、美国医学协会、美国外科医生学院及美国病理医生学院合作的成果。

该系统作为一种质控手段，可标准化乳腺 X 线摄影报告，减少乳腺影像分析过程中出现的混淆，并有利于医疗结构对诊断结果的监测。通过医学审计及结果的检测，BI-RADS 提供了进行同行评议及质量保证的重要数据，从而有助于提高诊疗质量。

1）乳腺影像术语词典

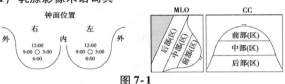

图 7-1

乳腺影像学术语词典

形态：圆形、卵圆形、不规则状。

边缘：清楚、模糊、小分叶、遮蔽状、毛刺征。

密度：与乳腺肿块周围腺体密度相比，将其分为高、等、低（不含脂）及含脂密度。

钙化

　形态

　　典型良性：皮肤钙化、血管钙化、爆米花样钙化、大杆状钙化、圆点状钙化、中心透亮的钙化、蛋壳样或边缘钙化、钙乳钙化、缝线钙化、营养不良性钙化。

　　可疑恶性：无定型或模糊钙化、粗糙不均质钙化、细小多形性钙化、细线或细线分支状钙化。

　分布：弥漫/散在、区域性、簇状、线样、段样。

结构扭曲：局部正常结构的变形失常，但无明确肿块。

不对称：不对称影、球形、局灶性、进展性。

相关征象：皮肤回缩、乳头回缩、皮肤增厚（>2mm）/小梁结构增宽、皮肤病变、腋窝淋巴结肿大（>2cm）。

病变位置

　定位

　　①在左侧、右侧或双侧乳腺前加上钟面描述（图 7-1）乳腺分为上外象限、上内象限、下外象限及下内象限；

　　②乳晕下区、中央区及腋区（均不要求描述钟面定位）。

　深度：用前、中、后区来描述病变距乳头的深度（乳晕下区及腋区不要求描述病变深度）。

乳腺MR影像词典	腺体背景强化（BPE）		①需要动态增强第一期（90 s）图像上评估； ②强化程度分类：极轻度强化、轻度强化、中度强化、显著强化； ③双侧比较呈对称与不对称强化； ④绝经前及绝经后均可见BPE，月经期的任何时期均可见BPE，一般黄体期较明显，表现为持续强化； ⑤BPE与纤维腺体的量无直接关系，致密型乳腺者可无BPE，少量腺体者也可见很明显的背景强化。
	点状强化		通常小于3 mm，不代表一个有效占位效应的病变或肿块。
	非肿块样强化		①分布：局灶强化、线样强化、段样强化、区域性强化、多区域性强化、弥漫性强化； ②内部强化特征：均匀、不均匀、边缘强化、内部低信号分隔。
	相关征象		乳头回缩内陷、增强前导管内高信号、皮肤回缩、皮肤增厚、皮肤受侵水肿、淋巴结肿大、胸肌受侵、胸壁受侵、血肿/出血、异常的信号缺失、囊肿。
	病变位置	位置	①左侧、右侧乳腺或双侧乳腺； ②上外象限、上内象限、下外象限及下内象限； ③乳晕下区、中央区及腋尾区。
		深度	酌情加上病变距乳头、皮肤或胸壁的距离（cm）。
	动态曲线评估（信号强度/时间曲线描述）		早期增强期：缓慢、中等、快速。 延迟期：①流入型（信号随时间持续性增强，90%以上为良性）；②平台型（早期强化升高后就不随时间延长而发生变化，50%～70%是恶性）；③流出型（信号强度在升高达到峰值后就开始降低，90%以上为恶性）。
	假体评估		包括成分（生理盐水、硅酮、其他材料）和囊腔数目（单囊或多囊）。

2）报告系统

①**检查适应证**：无症状的筛查、临床检查后召回进一步检查、乳腺保守治疗后的追查。

②**乳腺的总体构成**：a. 脂肪型；b. 少腺体型；c. 多腺体型；d. 致密型。

③**影像学发现**
- 肿块：位置、大小、形态/形状、边缘、密度、相关钙化、相关其他征象。
- 不对称：球形不对称、局灶性不对称、进展性不对称。
- 结构扭曲：位置、相关钙化、相关其他征象。
- 钙化：位置、形态、分布及相关其他征象。

④**与既往检查比较**：是否新发或评估其是否随时间发生变化（若为阴性检查或明显良性病变时，比较意义不大）。

		类别	管理	恶性比例
⑤总结分类评估	0	需要进一步影像学评估和（或）与既往检查比较	n/a	
	1	阴性	常规筛查	基本为0%
	2	良性	常规筛查	基本为0%
	3	可能良性	短期随访（6个月）或进一步检查	>0%但≤2%
	4	可疑恶性	组织活检	4A. 低度可疑（>2%但≤10%）
				4B. 中度可疑（>10%但≤50%）
				4C. 高度可疑（>50%但<95%）
	5	高度提示恶性	组织活检	≥95%
	6	活检证实的恶性病变	临床可行时手术治疗	n/a

二、乳腺 BI-RADS 评估（MR 词典与报告系统）

1. 乳腺 MRI 影像词典

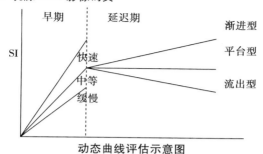

动态曲线评估示意图

2. 报告系统

① 临床病史：a. 记述临床的异常发现（触诊发现；乳头溢液等）；b. 记述既往活检类型、日期、部位、细胞学或组织学结果；c. 记述与影像相关的荷尔蒙状态（绝经前或后、月经周期、围产期、是否有外源性激素治疗）。

② 与既往检查比较：过去的 MRI 检查日期；其他影像检查和检查日期。

③ MRI 检查技术：a. 右乳、左乳或双乳 MRI 检查；b. 标记物的位置及意义（瘢痕、乳头、触及病变等）；c. 使用专用的乳腺线圈，是否进行压迫；d. 脉冲序列（增强前和后）——TR，TE；e. 对比剂，药物名称，注射类型，扫描时间。

④ 发现—形态学

A. 影响分析图像的伪影。

B. 乳腺的构成：a 型：几乎全是脂肪；b 型：散在纤维腺体组织；c 型：乳房由不均质的纤维腺体和脂肪组织构成；d 型：乳房大部分由纤维腺体构成。

C. 如有乳房植入体，应当在报告中陈述，包括它的成分（生理盐水，硅酮，其他材料）和囊腔数目（单囊或多囊）。

D. 任何有意义的异常强化进行清晰的描述（包括哪一侧乳房，病变描述和描述语）：a. 点状强化；b. 肿块：大小、部位、描述语、相关发现；c. 非肿块样强化：大小、部位、形态——类型和描述语、分布、相关发现；d. 对称或不对称（多双侧描述）：应当报告根据异常发现的 MRI 空间位置所推算出来的临床定位［钟点位置和（或）象限］。

⑤ 动态曲线的报告：对相关发现的动态增强特征作清晰描述。

⑥ 后处理技术：MPR/MIP、时间/信号强度曲线、减影、药代动力学/生理成像、其他技术。

⑦ 总体评价同 BI-RADS 评估。

三、乳腺影像学观察、分析及诊断

X 线
- **观察方法**
  - 乳腺可分五区
    - ①时钟 12~3 点间为外上象限；
    - ②3~6 点间为外下象限；
    - ③6~9 点之间为内下象限；
    - ④9~12 点为内上象限；
    - ⑤乳头及乳晕称中央区。
  - 双侧乳腺对称排列、从上至下、从后向前对比观察，并结合不同投照体位的图像。
- **检查方法**
  - ①X 线对致密型乳腺易误诊或漏诊，而 CT、MRI 对此型乳腺内病变的检出有很大优势。
  - ②X 线对脂肪型乳腺内病变的诊断正确度最高，不易漏诊。
- **病变分析**
  - ①肿块性病变应确定部位及大小，并分析其形态、边缘、密度以及伴随的钙化或其他征象。
  - ②钙化的分析应包括部位、形态、类型、分布、伴随征象。
  - ③结构扭曲的观察应注意有无伴随的钙化或其他征象。
  - ④有无邻近皮肤增厚、皮下脂肪层浑浊、乳头回缩、血运增加、淋巴结肿大等异常征象。
  - ⑤乳腺导管造影
    - a. 导管内充盈缺损、扩张征象应考虑占位病变；
    - b. 同时伴导管截断、僵直、破坏时高度怀疑恶性病变。
  - 乳腺 X 线诊断可根据 BI- RADS 做出评估分类。

CT
- ①分析病变的形态、大小、边缘、密度、有无钙化以及病变周围情况等；
- ②增强扫描除需观察病变的形态学表现外，还需注意观察增强前后病变密度的动态变化情况；
- ③观察各区淋巴结有无肿大、有无肺转移，以明确诊断和对乳腺癌做出准确分期。

MRI
- ①MRI 平扫在定性诊断上与 X 线检查相比并无显著优势，故应常规行 MRI 增强扫描；
- ②对病变的观察分析包括形态学表现、信号强度及内部结构，要特别注意动态增强前后病变信号强度的变化。

四、乳腺异常 X 线表现

肿块
- 形状：可分为圆形、卵圆形、分叶状及不规则形（良性可能依次递减，恶性递增）。
- 边缘
  - ①良性边缘多清晰、锐利、光滑；
  - ②恶性多有分叶、边缘模糊及毛刺。
- 密度
  - ①良性多为等及低密度，脂肪密度常见于良性病变，如错构瘤、脂肪瘤和脂性囊肿等；
  - ②恶性密度多较高，但极少数乳腺癌亦可呈低密度。
- 大小：当临床测量的肿块明显大于 X 线所示时，恶性可能性较大。

结构扭曲
- 可为良性，如慢性炎症、脂肪坏死、术后瘢痕、放疗后改变等。也见于乳腺癌，如排除手术及放疗因素，应建议活检。

导管征
- 表现为乳腺一支或数支乳导管增粗、密度增高、边缘粗糙。可见于恶性病变，非特异性，部分良性病变中也可出现。

晕圈征
- 表现为肿块周围一薄环状透亮带，有时因肿块推压周围脂肪组织，仅部分显示此征象，良性多见，如囊性病变或纤维腺瘤，有时也见于恶性肿瘤。

皮肤增厚凹陷
- ①皮肤增厚并向肿瘤方向回缩，即酒窝征，恶性多见，也可见于术后瘢痕；
- ②病因：肿瘤侵犯皮肤、血供增加、静脉淤血、淋巴回流障碍。

血供增多
- 表现为在乳腺内出现增多、增粗、纡曲的异常血管影，多见于恶性肿瘤。

腋下淋巴结肿大
- ①形状及边缘：病理性淋巴结一般呈圆形或不规则形，外形膨隆；边界模糊或毛刺。
- ②密度：密度增高，淋巴结门低密度脂肪结构消失变实。
- ③可为癌瘤转移或炎症所致。

乳腺导管改变
- 导管造影可显示，包括导管扩张、截断、充盈缺损、受压移位、走行僵直、破坏、分支减少及排列紊乱等。

五、乳腺钙化的良恶性鉴别

提示良性钙化

①皮肤钙化：常见中心透亮区，多见于胸骨旁乳房下壁、腋窝及乳腺，可通过切线位投照证实钙化位于皮肤层。

②血管钙化：轨道样，线样。

③粗大钙化或爆米花样钙化：直径 > 2 ~ 3mm，常见于乳腺纤维腺瘤退变。

④大杆状钙化

- 形态及大小：呈实心或中心透亮的断续、光滑的线样杆状形态，直径 > 1mm，可有分支；
- 分布：以乳头为中心沿导管呈放射状分布，多双侧出现；
- 意义：此型钙化与乳腺导管扩张有关。

⑤圆点样钙化：可多发，常大小不一，如 < 0.5mm，可以用"针尖样"来形容。

⑥中心透亮的钙化。

⑦"蛋壳样"或"边缘"钙化：壁厚常 < 1mm，"边缘"钙化常见于脂肪坏死或囊肿壁的钙化。

⑧钙乳状钙化：A. 形状：因投照体位不同而变化，轴位显示不明显，呈模糊的圆形无定形钙化；90°侧位较清晰，呈凹面向上的弯月形、弧形或是沿囊壁的线样钙化。B. 意义：属囊肿或微囊肿内钙质沉积表现。

⑨缝线钙化：缝合线上的钙质沉积，表现为线状或管状，并常见缝线结显示。

⑩营养不良性钙化：常见于放疗或创伤后乳腺，呈粗大不规则状，常 > 0.5mm，多可见其中心透亮。

提示恶性钙化

①无定型或模糊钙化：弥漫散在无定形钙化多为良性，簇状、区域、线样或段样分布的无定形钙化可活检以确诊。

②粗糙不均匀钙化

- 形状及大小：形状不规则，显著而易于发现，常 > 0.5mm，趋于聚集，较营养不良钙化小。
- 意义：可能与恶性病变有关，也可出现于纤维化、纤维腺瘤或创伤后营养不良钙化的区域。

③细小多形性钙化：比无定形钙化更显著，其大小及形态多样，直径常 < 0.5mm。

④细线或细线分枝状钙化：呈不规则的纤细直线或曲线排列，可为断续状，宽 < 0.5mm，提示导管内癌肿的浸润及填充。

<table>
<tr><td rowspan="5">钙化的分布</td><td>①弥漫/散在：随机分布于整个乳腺内弥漫/散在分布的针尖样及无定形钙化常为良性；且常在双乳同时出现弥漫分布的细线或细线分枝状钙化恶性可能性大。</td></tr>
<tr><td>②区域性：散在分布于较大体积的腺体组织（>2cm），但并不沿导管走行分布，区域分布的细线分枝状钙化恶性可能性大。</td></tr>
<tr><td>③簇状分布：是指至少5个钙化灶聚集一起，占据小体积的乳腺组织（<1cm）。</td></tr>
<tr><td>④线样分布：沿线样分布，因其提示钙化沉积于导管内，应考虑恶性的可能。</td></tr>
<tr><td>⑤段样分布：提示钙质沉积在一个或多个导管及其分支，应考虑到在乳腺的一叶或一段内广泛存在或多灶乳腺癌的可能。这种钙化也可出现在良性病变内（如分泌性钙化），良性钙化常光滑、杆状、钙化灶体积较大，而恶性钙化常细小，更为不规则段样分布的圆点状或无定形钙化恶性可疑度升高。</td></tr>
</table>

六、乳腺炎性病变的鉴别

<table>
<tr><td rowspan="5">乳腺炎性病变的鉴别</td><td>急性乳腺炎</td><td>①腋窝淋巴结肿大，疼痛；②WBC↑；③弥漫性密度增大；④弥漫性皮肤增厚；⑤乳腺肿胀；⑥经抗生素治疗快速消退。</td></tr>
<tr><td>慢性乳腺炎</td><td>由急性乳腺炎转变而来。</td></tr>
<tr><td>乳腺脓肿</td><td>①发热，疼痛，WBC↑；②抗生素治疗有效；③边界不清楚的肿块，密度增加；④结构紊乱，皮肤增厚；⑤T_1WI病灶中心无增强，脓肿壁呈明显强化。</td></tr>
<tr><td rowspan="2">乳腺结核</td><td>临床概述：分原发和继发，好发于30~50岁，病程长，病灶时大时小，乳房肿块常为首发症状；皮肤水肿、粘连，窦道形成，乳头内陷。</td></tr>
<tr><td>影像：
X线：①浸润型：浸润影密度较淡，边缘模糊，累及浅筋膜至该处筋膜增厚、致密。
②结节型：呈圆形、卵圆形、分叶状，直径3~5cm，边缘光滑、整齐、锐利；1/3结节内可见钙化，多为细砂粒样或粗大钙化，少数皮肤增厚、乳头内陷。
③干酪型：病变范围广泛，呈片状浸润，浸润区内多发不规则透亮区；皮肤常破溃并明显增厚，乳头内陷。
CT：皮肤增厚，皮下脂肪模糊，呈网格状及蜂窝状改变，腺体结构紊乱、模糊，且密度增高；形成肉芽肿时，边缘环形强化，中央干酪样坏死区不强化。
MR：表现与CT相同。</td></tr>
</table>

七、乳腺良性肿瘤、瘤样病变的鉴别

项目	乳腺良性肿瘤		
	纤维腺瘤	大导管乳头状瘤	脂肪瘤
发病年龄	40 岁以下	40 ~ 45 岁	中年以上
临床症状	无明显症状	乳头溢液	一般无症状
病灶大小	1 ~ 3cm	通常较小	一般 3 ~ 5cm
触诊	多为类圆形肿块，表面光滑，质地韧，活动，与皮肤无粘连	约 2/3 患者可触及肿块，多位于乳晕下区，挤压肿块常可致乳头溢液	柔软、光滑、可活动的肿块
边缘	边缘光整	边缘光整	边缘光整
位置	外上象限	乳晕下大导管	无特殊
密度/信号	近似正常腺体密度；呈等长 T_1 稍长 T_2 信号，部分在 T_2WI 上见内部低或中等信号分隔	等或稍高于周围腺体密度；呈等长 T_1、稍长 T_2 信号	脂肪密度/信号；MR 压脂呈低信号
强化方式	明显强化	纤维成分多（硬化性）时无明显强化，细胞成分多（非硬化性）时明显强化，动态增强曲线为"流出型"	无强化
特殊征象	肿块周围"晕圈征"，肿物内"爆米花样"钙化	乳导管中断，断端呈光滑杯口状，导管内圆形或卵圆形充盈缺损	其表现始终与同层面皮下脂肪信号一致

项目	乳腺瘤样病变	
	错构瘤	积乳囊肿
发病年龄	任何年龄	<40 岁曾哺乳, 多在产后 1～5 年发现
临床症状	无症状, 妊娠期及哺乳期肿物迅速增大	合并感染有红、肿、热、痛等
病灶大小	1～20cm 不等	大小不一
触诊	肿物质地软或软硬不一, 呈圆形、卵圆形, 活动, 无皮肤粘连受累	无法触及或可触到光滑活动肿块
边缘	边缘光整	边缘光整
位置	无特殊	位置较深
密度/信号	密度/信号混杂	可为致密型、透亮型; 信号由内容物成分不同而呈现多样性
强化方式	轻度渐进性强化	无强化, 合并感染轻度强化
特殊征象	实性肿物	囊性肿物

八、乳腺癌的影像征象

主要征象

肿块
X 线: 肿块边缘呈分叶状、不规则形, 边缘见小分叶及毛刺, 密度多较高。
CT: 动态增强多有明显强化, 呈"快进快出"强化方式, CT 值增高约 50HU 以上。
MR ①增强: 呈向心性强化、导管或段性分布强化; 强化方式为"快进快出", 时间-信号强度曲线呈"流出"型。②平扫: 肿块呈长 T_1、不均匀长 T_2 信号。③功能成像: DWI 呈高信号, ADC 值减低; 1H- MRS 上, 部分乳腺癌于 3.2ppm 处可出现增高的胆碱峰。

钙化 无定形或模糊钙化、粗糙不均质钙化、细小多形性钙化、细线或细线分枝状钙化。

结构扭曲 乳腺实质与脂肪界面发生扭曲、变形、紊乱, 但无明确肿块, 可伴或不伴有钙化。

次要征象
①皮肤改变: CT、MRI 及 X 线皮肤增厚和局限性凹陷; ②血供增加: CT 及 MRI 增强均呈"快进快出"表现; ③乳头改变: 乳头内陷; ④淋巴结肿大: 腋窝及锁骨上淋巴结大; ⑤局限性不对称致密: 与以前 X 线片相比, 发现新出现的局限致密区或两侧乳腺对比有不对称局限致密区; ⑥导管征: 乳头下一支或数支导管增粗、密度增高、边缘粗糙。

九、乳腺癌与乳腺纤维腺瘤的鉴别

项目	乳腺癌	乳腺纤维腺瘤
部位	外上象限约占 1/3，乳晕区占 1/3，外下象限、内上象限、内下象限合占 1/3	多位于外上象限
成分	腺小叶和导管	小叶内纤维组织和腺上皮组织
数目	小叶单发，单大叶多发，多大叶多发	单发或多发
触诊	质地坚硬，固定	质地实韧，活动度好
形态	多为分叶状或不规则形；乳腺实质与脂肪间界面扭曲、变形、紊乱，可呈星芒状或蟹足样	与皮肤无粘连；呈圆形、卵圆形，亦可呈分叶状
大小	瘤体大小不一，瘤体边缘以细针状向四周放射达 4cm 以上，Ⅰ期 <2cm（新国际分期）	一般直径 <3cm，直径达约2~3cm 时即缓慢生长或停止生长，常年无变化；妊娠或哺乳期增长迅速，直径可 >7cm
密度/信号	①CT 上密度一般高于周围腺体密度；②MR 呈长 T_1 信号、不均匀长 T_2 信号；③在 DWI 上呈高信号，ADC 值较低；1H-MRS 上，部分可见胆碱峰增高	①CT 上密度一般较淡或等于周围腺体密度；②T_1WI 呈低或中等信号，T_2WI 呈不均匀稍高信号，64% 的纤维腺瘤有胶原纤维形成的分隔，其在 T_2WI 上为低或中等信号强度
钙化	无定形或模糊钙化、粗糙不均质钙化、细小多形性钙化、细线或细线分枝状钙化	粗大钙化或"爆米花样"钙化
边缘	呈小分叶状，并见长短不一毛刺	表面光滑，边界清楚，周围可见"晕征"
CT/MR 增强	①多有明显强化，呈向心性强化、导管或段性分布强化；②强化方式为"快进快出"，MR 上时间-信号强度曲线呈"流出型"	①轻、中度强化，少数明显强化；②MR 增强多呈缓慢渐进性均匀强化或中心向外围扩散的离心样强化，少数为快速显著强化

第八章　消化系统

第一节　胃肠道病变

一、胃肠道造影基本病变的 X 线表现

管壁改变	隆起	管壁向腔内突出，占据一定的空间，致使这部分空间不能被钡剂填充，从而形成消化道轮廓局限性内凹表现，即充盈缺损
	凹陷	管壁局限性缺损，当达到一定的深度时可以被钡剂填充，在切线位时，形成凸出于消化道轮廓外的钡斑表现，即龛影
	憩室	消化道管壁膨出于器官轮廓外，使钡剂可以填充，X 线表现为凸出于轮廓外的囊袋状影，黏膜可以伸入，形态可改变
	管壁僵硬	消化道管壁失去正常的柔软性，形态固定，蠕动消失，当压迫时也无明显改变
管腔改变	管腔狭窄	①指正常的管腔持续性缩小； ②炎性狭窄：范围广、边缘光整、与正常管壁分界不清； ③癌性狭窄：范围局限、边缘不规则、管壁僵硬、与正常管壁分界清； ④外压性狭窄：偏心性狭窄且伴有移位、压迹光整； ⑤痉挛性狭窄：形态不固定、可消失
	管腔扩张	①指正常的管腔持续性扩张； ②梗阻性扩张：在梗阻部位上方，积气积液、钡剂稀释呈雪花状，可见逆蠕动或蠕动增强； ③麻痹性扩张：消化道的广泛扩张，轻中度积气积液、以结肠积气明显，蠕动明显减弱或消失
位置和移动度改变	压迫移位	为胃、肠管被推移形成弧形压迹，边缘光整，部分肠管被推压聚集
	粘连	肠管向粘连部位聚集，位置改变，移动度差
	先天异常	结肠或盲肠位置异常，如盲肠位于肝下、左季肋区、左下腹等

黏膜及黏膜皱襞改变	黏膜破坏	①黏膜皱襞消失，正常黏膜的连续性中断，取而代之的是杂乱无章的钡剂影； ②多见于恶性肿瘤侵犯
	黏膜皱襞平坦	①条状的黏膜皱襞变得平坦而不明显，甚至消失； ②炎性水肿所致：与正常黏膜皱襞无明显分界、管壁柔软； ③恶性肿瘤浸润所致：与正常黏膜皱襞有明显分界，管壁僵硬、形态固定
	黏膜纠集	黏膜皱襞由四周向病变区集中，形成放射状的钡剂影
	黏膜皱襞肥厚	①表现为黏膜皱襞的透明条纹状影增宽、纤曲、紊乱； ②多见于胃底静脉曲张和慢性胃炎
功能性改变	张力改变	①张力增高：管腔缩窄、变小，紧张有力； ②张力降低：管腔扩张、松弛无力，蠕动减弱
	蠕动改变	①蠕动增强：蠕动波增多加深，频率加快，排空加快； ②蠕动减弱：蠕动波减少变浅，频率减慢，排空延迟； ③逆蠕动：与正常蠕动方向相反，内容物反流，多见于梗阻上方
	排空功能改变	①排空延迟：胃排空时间为 4 小时，小肠为 9 小时，超过上述时间为排空延迟； ②运动力增强：服钡剂后 2 小时即到达盲肠，即为运动力增强
	分泌功能改变	①胃分泌增加表现为胃液增多，可见空腹潴留液，钡剂稀释呈雪花状，不容易涂抹胃壁； ②小肠分泌增多时，钡剂呈片絮状； ③大肠黏液增多时，钡剂呈线状或柱状，结肠涂抹不良

二、食管癌与食管静脉曲张、贲门失迟缓、食管炎的鉴别

	食管癌	食管静脉曲张	贲门失迟缓	食管炎（反流性）
好发人群	中老年男性多见	肝硬化病史	青壮年患者，女性多于男性	反流性食管炎好发于中老年人、肥胖、饮酒、精神压力大者
临床表现	早期无症状，中晚期为进行性吞咽困难	早期无症状，食管静脉曲张破裂表现为突发呕血	咽下困难，食物反流，胸骨后不适或疼痛	吞咽疼痛，困难，可有胸骨后疼痛
好发部位	食管中下段居多	食管中下段	中下段多见	食管下段
早期 X 线表现	管壁边缘欠光整，黏膜中断，紊乱。多发小溃疡和小充盈缺损	食管黏膜少稍纤曲增宽，管壁边缘稍不光整	食管稍扩张，钡剂停留时间延长，管壁光整	黏膜增粗
典型表现	局限性环形狭窄，管壁僵硬，边缘不光整。腔外不规则龛影，与长轴不一致，边缘不光整。腔内不规则充盈缺损，其内可见溃疡	食管黏膜皱襞明显纤曲增宽，呈串珠状或蚓状，边缘呈锯齿状	食管下段呈鸟嘴状或漏斗状，管壁柔软，边缘光滑变细，管壁柔软或稍不光整	黏膜增粗，可见多发在的颗粒状充盈缺损，大小约 1～6mm。可见细小溃疡，呈纵行，多位于食腔外。管腔不同程度狭窄
管壁	僵硬，蠕动消失	柔软，蠕动减弱	柔软，蠕动减弱	柔软，蠕动增强或减弱
淋巴结	增多，可明显肿大	多不增大	多不增大	增多，稍大
并发症	食管穿孔、纵隔食管瘘、邻近器官侵犯和远处转移	食管出血	吸入性肺炎、支气管炎、食管炎等肿、溃疡、狭窄	食管狭窄、食管炎、食管穿孔、出血、溃疡，恶变

三、良恶性胃溃疡的 X 线鉴别

项目		良性胃溃疡	恶性胃溃疡
龛影	位置	位于胃轮廓之外	位于胃轮廓内
	形状	圆形或乳头状，边缘光整	不规则
	大小	直径 < 1.0cm	直径 > 2.0cm
	底部	平整	凹凸不平
	口部	光整，可见黏膜线、项圈征和狭颈征	指压迹状充盈缺损和尖角征，环堤宽窄不等
黏膜纠集		纠集的黏膜可到溃疡口部	纠集的黏膜被破坏，不能到溃疡口部
邻近胃壁		柔软、光整、有蠕动	僵硬、蠕动消失
发生部位		多发生在小弯	多发生在小弯
年龄		多见于青、中年人	多见于老年人
症状		周期性上腹部痛明显，制酸药可缓解疼痛，内科治疗效果良好	进行性发展，可有上腹部包块，全身表现明显（如消瘦），制酸药效果一般差

四、胃壁局限性增厚的鉴别

项目	恶性肿瘤	良性肿瘤	炎症
形态与边缘	形状不规则，边缘不光整	圆形或卵圆形，边缘光整	形态不规则，边缘不光整
黏膜	破坏	完整	水肿，糜烂
与正常胃分界	分界清楚	分界清楚	分界不清
邻近胃壁	僵硬	柔软	柔软
浆膜面	可受侵犯	光整	光整
CT 增强	轻、中度强化，黏膜强化不均匀	中度、明显强化，黏膜强化均匀	黏膜强化、黏膜下层水肿
周围淋巴结	增多、肿大明显	一般无	增多、轻度肿大
远处转移	可有	无	无
常见病	胃癌	异位胰腺	胃溃疡

五、胃壁弥漫性增厚的鉴别

项目	全胃癌	淋巴瘤	慢性胃炎	门脉高压性胃病
好发人群	40~60岁，男女比为2:1	多见于50~60岁，男性多	中年人	中年多，门脉高压患者
临床表现	左中上腹痛、黑便、消瘦	腹痛、体重减轻、贫血	腹痛、恶心、呕吐、便、贫血	腹胀、食欲差
X线表现	胃壁僵硬，轮廓固定，蠕动消失，正常黏膜皱襞破坏消失，管腔狭窄	黏膜粗大、排列紊乱，胃窦黏膜呈粗糙颗粒状，可见多发大小不等充盈缺损伴贲疡。管壁柔软度好于胃癌	浅表性胃炎、偶可见黏膜增粗。萎缩性胃炎表现为黏膜皱襞变细、稀疏或消失，胃底光秃，胃大弯等较正常平滑	胃底静脉曲张表现。胃潴留，胃黏膜增粗纤细弯曲，胃蠕动减弱，排空稍延迟
CT表现	胃壁弥漫性增厚，厚薄不均，增强呈较均匀中度强化。累及浆膜面周围脂肪间隙模糊，可见肿大淋巴结	胃壁明显增厚，密度较均匀，轻度强化。当坏死时不均匀。增厚胃壁黏膜面呈波浪状或分叶状，外缘光整	多无异常所见	食管下段胃底间纤曲扩张的静脉团，脾大，门脉宽、腹水等门脉高压表现。胃壁均匀性水肿增厚
MR表现	呈等/稍长 T_1 信号、稍长 T_2 信号	呈等/稍长 T_1 信号、等/稍短 T_2 信号	多无异常所见	胃壁增厚，T_1WI 低，T_2WI 高信号

六、肠道间质瘤与淋巴瘤的鉴别

项目	间质瘤	淋巴瘤
好发人群	中老年多见	四十岁以上中老年多见，男多于女
好发部位	小肠各部位	远端回肠多见，其次为空肠及十二指肠
病理分型	分为低危、中危、高危三种类型	可分霍奇金、非霍奇金淋巴瘤，大多为非霍奇金淋巴瘤
临床	黑便	腹痛、发热、腹泻
肠壁	偏心性增厚，边界清楚	环形增厚
肿块	可在黏膜下或浆膜下形成较大肿块	一般不形成肿块，可在黏膜下形成肿块
病灶大小	可大可小，以体积大者多见，恶性者多大于4cm	60%～70%的肿瘤直径超过5cm
密度	等密度，无坏死时密度均匀，出血坏死时为混杂密度，病灶越大越易坏死，可见钙化	等密度，一般较均匀，黏膜面可出血多发坏死
强化	实体部分明显强化，出血坏死部分不强化	不强化或轻度强化
血供	大部分病例可见供血动脉，多由肠系膜动脉供血	较少病例可见供血动脉
淋巴结	恶性病例可出现淋巴结增多增大	淋巴结增多增大多见，密度均匀
邻近血管包绕	较少	常见
远处转移	可	可
肠道梗阻	可	可

七、肠道弥漫性肠壁增厚病变的鉴别

项目	缺血性	门脉高压性	自身免疫性
好发人群	老年人，合并高血压、糖尿病者	门脉高压患者	中年女性
临床表现	腹痛、腹泻、便血	结直肠出血	腹痛、腹泻、恶心、呕吐
CT 表现	节段性或弥漫性肠壁增厚，黏膜下水肿呈靶征。有时肠管强化不明显	肠壁增厚，黏膜下水肿。常合并有胃壁增厚	弥漫性肠壁增厚，黏膜下水肿，以空回肠明显
CTA 或 DSA	动脉粥样硬化、肠系膜动脉及分支狭窄、血栓形成	门脉增宽、脾大、多发侧支形成	肠系膜血管影增多增粗、边缘模糊、排列异常
梳征和缆绳征	多见	严重时出现	多见
肠系膜和腹膜后淋巴结	一般不增大	一般不增大	增多增大
腹水	少、中量	少量多见，严重者有中、大量	常见，少、中量

八、肠道局限性肠壁增厚病变的鉴别

项目	恶性肿瘤性	炎性	血管瘤或血管畸形
病变长度	一般较短	较长	一般较短
病变边缘	较清楚	不清楚	清楚
肠壁增厚程度	厚，一般 >1cm	稍增厚，一般 <1cm	可轻度
黏膜面	凹凸不平	稍欠光整	较光整
浆膜面	累及时模糊	光整	光整
CT 增强	肠壁不规则增厚、强化，管腔狭窄	肠壁增厚呈靶征，黏膜强化，黏膜下水肿	明显强化
供血动脉	部分可见供血动脉增粗	部分供血动脉边缘模糊	可见供血动脉增粗
淋巴结	增多，可明显增大	增多，稍增大	多无增大
远处转移	可	无	无

九、回盲部常见病变的鉴别

项目	结核	克罗恩病	淋巴瘤	腺癌
好发人群	中青年，女性多见	青年人，女性多见	中老年，男性多见	中老年，男性多见
肠壁增厚	区域性，一般不形成肿块	跳跃性，一般不形成肿块	增厚明显，可形成肿块	局限性明显增厚，可形成肿块
溃疡形态	小刺状，浅而不规则	口疮样溃疡，纵行或横行溃疡，裂隙状溃疡	多发不规则细小溃疡	腔内龛影，大而不规则
溃疡分布	横轴方向，环状分布	纵轴方向，散在，在系膜侧	散在	长轴方向
溃疡周围	可见正常黏膜	卵石样黏膜隆起	多发指压状充盈缺损	不规则环堤，可见充盈缺损
肠管狭窄	瘢痕性狭窄，回盲部缩短	线状狭窄，末端回肠易受累	环形向心性或偏心性狭窄，管壁僵硬	环形不规则狭窄，管壁僵硬
回盲瓣受累	常受累	不受累	多不受累	不受累
窦道形成	常有	常有	一般无	多无
激惹征	有	有	无	无
多段受累	可有	多有	可有	少见
周围、肠系膜和腹膜后淋巴结	增多肿大，环形强化	增多稍肿大，均匀强化	明显增多肿大，轻度或无强化	可明显肿大、强化

十、结直肠癌的分期（TNM 第 7 版）

原发肿瘤（T）	T_x	原发肿瘤无法评价
	T_0	无原发肿瘤证据
	T_{is}	原位癌：局限于上皮内或侵犯黏膜固有层
	T_1	肿瘤侵犯黏膜下层
	T_2	肿瘤侵犯固有肌层
	T_3	肿瘤穿透固有肌层到达浆膜下层，或侵犯无腹膜覆盖的结直肠旁组织
	T_{4a}	肿瘤穿透腹膜脏层
	T_{4b}	肿瘤直接侵犯或粘连于其他器官或结构
区域淋巴结（N）	N_x	区域淋巴结无法评价
	N_0	无区域淋巴结转移
	N_1	有 1~3 枚区域淋巴结转移
	N_{1a}	有 1 枚区域淋巴结转移
	N_{1b}	有 2~3 枚区域淋巴结转移
	N_{1c}	浆膜下、肠系膜、无腹膜覆盖结肠/直肠周围组织内有肿瘤种植，无区域淋巴结转移
	N_2	有 4 枚以上区域淋巴结转移
	N_{2a}	4~6 枚区域淋巴结转移
	N_{2b}	7 枚及更多区域淋巴结转移
远处转移（M）	M_0	无远处转移
	M_1	有远处转移
	M_{1a}	远处转移局限于单个器官或部位
	M_{1b}	远处转移分布于一个以上的器官/部位或腹膜转移

直肠癌国际 TNM 分期

分期	TNM 标志	病变范围
0	$T_{is} N_0 M_0$	原位癌
I	$T_1 N_0 M_0$	癌限于黏膜或黏膜下，无淋巴结转移无远处转移
	$T_2 N_0 M_0$	癌侵及肌层，未超越浆膜，无淋巴转移
	$T_2 N_1 M_1$	无远处转移
II	$T_{3~5} N_0 M_0$	癌穿透肠壁或浆膜，无淋巴转移，无远处转移
III	任何 T，$N_1 M_0$	任何深度的肠壁浸润，区域淋巴结有转移，无远处转移
	$N_2 M_0$	
IV	任何 T，任何 N，M_1	任何深度的肠壁浸润，不论有无淋巴结转移，远处有转移

第二节　肝脏病变

一、肝脏病变的分类

良性肿瘤
①肝细胞腺瘤；
②胆管细胞囊腺瘤；
③肝血管平滑肌脂肪瘤；
④肝细胞瘤；
⑤肝平滑肌瘤；
⑥肝良性畸胎瘤。

肿瘤样病变
①肝局灶性结节增生；
②肝海绵状血管瘤；
③肝婴儿型血管内皮瘤；
④肝囊肿；
⑤肝淋巴管瘤；
⑥肝炎性假瘤。

常见恶性肿瘤
①肝细胞癌；
②肝内胆管细胞癌；
③肝转移癌；
④肝血管肉瘤；
⑤肝母细胞瘤。

代谢性遗传性疾病
①肝脂肪变性；
②原发性血色素沉着症；
③含铁血黄素沉着症；
④肝豆状核变性；
⑤肝淀粉样变性；
⑥肝糖原贮积症。

弥漫性病变
①肝硬化；
②脂肪肝；
③肝血色素沉着症；
④肝豆状核变性；
⑤肝淀粉样变性。

单发结节
①感染性：肝脓肿、单发肝包虫（囊型）、肝炎性假瘤；
②良性：肝海绵状血管瘤、局灶结节增生、肝细胞腺瘤、肝血管平滑肌脂肪瘤；
③恶性：不典型增生结节、肝细胞癌、肝内胆管细胞癌。

肝多发结节
①肝多发转移瘤；
②多发结节型肝细胞癌；
③多发结节型肝淋巴瘤；
④肝硬化多发再生结节和不典型增生；
⑤肝脏上皮样血管内皮瘤；
⑥肝多发海绵状血管瘤；
⑦粟粒性肝结核；
⑧肝包虫病。

肝内多发片状低密度影
①血管性：肝小静脉闭塞性疾病、肝梗死；
②感染性：病毒性肝炎、脂肪肝；
③恶性肿瘤：淋巴瘤。

肝内单发片状低密度影
①外伤性肝损伤；
②局灶性脂肪肝；
③肝脓肿；
④肝结核；
⑤肝梗死局灶性肝紫癜病；
⑥局灶性肝紫癜病。

富血供病变

良性
①肝海绵状血管瘤；
②局灶结节增生；
③肝细胞腺瘤；
④肝血管平滑肌血管瘤。

恶性
①神经内分泌瘤；
②肉瘤；
③肝细胞肝癌；
④肝转移瘤。

二、肝硬化结节癌变的影像诊断

肝硬化相关结节：

- 再生结节（regenerative nodule，RN）
- 不典型增生结节（dysplastic nodule，DN）
  ①低级别 DN（LGDN）
  ②高级别 DN（HGDN）
- 小肝癌（HCC）

肝硬化结节多步癌变过程中的血供变化

▨肝动脉供血　▤肝静脉供血　▨异常动脉供血

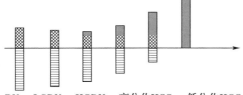

RN→LGDN→HGDN→高分化HCC→低分化HCC

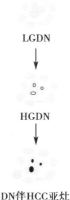

RN

↓

LGDN

↓

HGDN

↓

DN伴HCC亚灶

↓

HCC

RN
{
铁质沉着RN
{
CT：平扫呈等/稍高密度，强化各期均为等密度，如纤维间隔强化明显呈相对低密度。
MRI：T_1WI、T_2WI 低信号，强化各期均呈稍低信号。
}
非铁质沉着RN
{
CT：平扫呈等密度，各期均为等密度，如纤维间隔强化明显呈相对低密度。
MRI：T_1WI、T_2WI 均呈等信号，少数为低信号，强化各期均为等信号，如纤维间隔强化明显呈相对低信号。
}
}

DN
{
铁质沉着DN
{
CT：平扫呈等/稍高密度，强化动脉期等密度，门脉期及延迟期等或稍低密度。
MRI：T_1WI、T_2WI 低信号，强化各期均呈等或稍低信号。
}
非铁质沉着DN
{
CT：平扫呈等/稍高密度，强化动脉期等密度，门脉期及延迟期等或稍低密度。
MRI：T_1WI、T_2WI 等信号少数为低信号，强化动脉期等信号，少部分HGDN可呈稍高信号，门脉期及延迟期等信号，少数呈相对低信号。
}
}

小HCC
（≤3cm）
{
CT：平扫呈等/低/高密度，强化动脉期高密度，少数为低/等密度，门脉期低/等密度，延迟期低密度，少数为等密度。
MRI：T_1WI低/等/高信号，约半数为低信号，T_2WI高分化者呈等信号多见，中低分化者呈高信号多见，强化动脉期高信号，少数高分化者可呈等信号，门脉期及延迟期低信号，部分可呈等信号。
}

三、肝脏富血供良性病变的鉴别

血管瘤
①常见于成年女性，多无症状。
②单发或多发，圆形或类圆形，边界清楚。
③密度多较均匀；少部分密度不均匀。
④T_1WI 呈低或等信号，多数信号均匀；T_2WI 呈明显高信号（灯泡征）。
⑤动脉期周边结节状强化，门脉期及延迟期逐渐向中心填充，呈高或等密度/信号；或动脉期瘤体均匀强化，门脉期和延迟期密度/信号始终高于正常肝实质。
⑥鉴别要点：灯泡征；典型强化模式。

FNH
①较常见，多在体检时偶然发现；年轻女性多见。
②多为单发，圆形或类圆形，边界清楚。
③等或略低密度，密度较均匀，部分可显示低密度瘢痕。
④T_1WI 等信号、T_2WI 稍高或等信号；中心瘢痕 T_1WI 低信号、T_2WI 高信号。
⑤动脉期：明显、均匀、快速强化，常可见由中心向周围放射状分布的供血动脉；门脉期及延迟期多呈略高或等密度/信号；中心瘢痕缓慢强化，延迟期呈等或高信号/密度。
⑥鉴别要点：中青年女性；富血供，廓清慢；中央瘢痕及放射状分布供血动脉。

肝细胞腺瘤
①少见；多偶然发现；中青年女性多见。
②单发，圆形或类圆形，边界清楚，少数可见假包膜。
③低或等密度；瘤内出血和脂质沉着者密度多不均匀。
④T_1WI 呈低、等或稍高信号，T_2WI 略高或中等高信号，信号不均匀。
⑤明显不均匀强化（小腺瘤表现为均匀增强）；门脉期及延迟期：呈等或低信号/密度（肿瘤内动静脉瘘形成，强化持续时间短）。
⑥鉴别要点：中青年女性，有长期服用避孕药史；富血供，对比剂廓清慢。

血管平滑肌脂肪瘤
①很少见；临床症状不典型；中青年女性多见。
②单发，圆形或类圆形，瘤体常较大，边界清楚。
③分脂肪瘤型、肌瘤型和混合型；密度与瘤体组织成分相关；肌瘤型密度相对均匀，部分囊实性；脂肪信号多为团块状、片状。
④实性成分动脉期呈明显强化，强化多不均匀；并持续强化，呈等或高密度/信号；部分可见扭曲血管影。
⑤鉴别要点：肌瘤型与高分化肝癌鉴别难，前者门脉期和延迟期持续强化。

四、肝脏富血供恶性病变的鉴别

肝细胞肝癌
①常见，常发生在乙肝、肝硬化背景下；各年龄段均可，中老年多见。
②分结节型（单发或多发）、巨块型、弥漫型。
③类圆形低密度肿块，出血、坏死、脂肪变时为混杂密度；可有假包膜。
④多呈长 T_1 长 T_2 信号；瘤体较大者因合并坏死、出血、脂肪变、纤维组织增生等信号不均匀。
⑤多表现为"快进快出"的强化特点，动脉期可见肿瘤血管（走行不规则、边缘毛糙）。
⑥鉴别：多表现为"快进快出"的强化特点，动脉期可见肿瘤血管（走行不规则、边缘毛糙）。

神经内分泌癌
①罕见；多由胃肠道、胰腺转移而来；少数可表现类癌综合征，AFP 可轻度升高。
②多数形态规则，瘤体常较大，无包膜。
③多呈不均匀低密度，内可见液化坏死区。
④T_1WI 呈不均匀低信号，T_2WI 呈不均匀高信号。
⑤不均匀明显强化，有的可见多发纤曲血管，持续性强化呈等或稍低密度/信号。
⑥鉴别：鉴别困难，有赖于病理学检查。

转移瘤
①好发于中老年人，表现为原发灶的症状或肝区疼痛。
②肝内多发类圆形低密度病灶，少数为单发。
③T_1WI 低信号，T_2WI 稍高信号，如坏死囊变，T_2WI 表现为明显高信号。
④呈中心低密度，边缘强化，外围低密度水肿带，典型表现呈"牛眼征"表现。
⑤鉴别：原发灶，多发；单发者鉴别困难。

肉瘤
①少见，临床症状无特异性。AFP 可正常或轻度升高。不同组织学类型年龄有差别，以中老年多见。
②多数形态不规则，瘤体常较大，边界多模糊，无包膜。
③多呈不均匀低密度，出血、囊变、坏死多见。
④MRI：明显不均匀强化。
⑤鉴别：鉴别困难，有赖于病理学检查。

五、肝脏良性肿瘤及瘤样病变的组织学分类

肝细胞源性 {
①肝细胞腺瘤
②局灶性结节增生（FNH）
③不典型结节（DN）
}

胆管细胞源性 {
①胆管细胞腺瘤
②胆管细胞囊腺瘤
③胆管微错构瘤
④肝囊肿
}

血管源性 {
①海绵状血管瘤
②婴儿型血管内皮瘤
③淋巴管瘤
④肝紫癜症
⑤遗传性出血性毛细血管扩张症
}

间叶源性（非血管性）{
①肝血管平滑肌脂肪瘤
②脂肪瘤
③平滑肌瘤
④肝脏黏液瘤
⑤髓性脂肪瘤
⑥纤维性间皮瘤
}

胚胎源性 {
①良性畸胎瘤
②肾上腺残余瘤
}

其他 {
①炎性假瘤
②异位胰腺
}

六、肝脏常见良性肿瘤的鉴别

肝细胞腺瘤 {
①好发于中青年女性；与服用避孕药（女性）及类固醇药物（男性）有关。
②类圆形、边界清楚低密度肿块，合并出血、坏死、脂肪变时为混杂密度。有假包膜。
③T_1WI、T_2WI 高信号，有的可见包膜。
④"快进慢出"，延迟期呈等密度或略低密度。
⑤恶变潜能：潜在。
}

平滑肌瘤 {
①罕见，可发于任何年龄，女性多见；多无症状。
②类圆形均匀低密度，边界清楚，有包膜。
③普通型平滑肌瘤呈类圆形肿物，边界清楚，T_1WI 及 T_2WI 为均匀低信号，瘤内玻璃样、黏液样变或坏死，T_2WI 可见混杂信号；细胞型平滑肌瘤 T_2WI 呈均匀高信号。
④增强扫描动脉期明显不均匀强化，门脉及延迟期强化渐均匀。
}

血管平滑肌脂肪瘤 {
①较少见，好发于中青年女性；可与肾脏血管平滑肌脂肪瘤、结节性硬化并存。
②类圆形，边界清楚；因病灶内血管、平滑肌和脂肪比例不同，密度差异大，钙化、出血、坏死及囊变少见。
③T_1WI 以低信号为主，脂肪成分为局灶性高信号；T_2WI 均匀或不均匀高信号，其内可见网状、线状血管影。
④肿瘤成分不同，强化程度不同，强化不均匀，可见线状、条索状血管及肝静脉"早显"。
}

脂肪瘤
①罕见，好发于 40 岁以上女性，多无症状；
②圆形或不规则均匀低密度灶（同皮下脂肪密度）；
③T_1WI 及 T_2WI 均高信号，边界清，与皮下脂肪信号一致；
④动脉期、门脉期、延迟期均无明显强化。

胆管细胞囊腺瘤
①多见于中年女性，多无症状，少数可腹胀、疼痛等；
②囊实性，多囊为主，囊壁较薄，可有壁结节，囊内分隔厚薄均匀，可少量点状钙化（如间隔厚薄不均、壁结节较多及伴粗大钙化时提示恶变）；
③多房囊性病灶，可见多发分隔，囊内偶见壁结节，T_1WI 低信号，T_2WI 高信号。
④动脉期囊壁、分隔、壁结节明显强化，门脉期强化减弱。

畸胎瘤
①罕见，多见于 1 岁以下，上腹部肿块；病因不详。
②病灶内含脂肪组织、囊性成分、实性成分、钙化或骨、牙齿等，可见索条状分隔。
③边界清楚的囊实性肿块，信号不均匀。脂类在 T_1WI、T_2WI 呈高信号，囊性长 T_1 长 T_2 改变；可见液-脂面。
④实性成分或索条状分隔强化。

七、肝脏常见肿瘤样病变的鉴别

FNH
①少见，年轻女性多发，多无症状。
②等或稍低密度，边界清楚，无包膜；中央瘢痕呈更低密度，可多发或有卫星灶，病灶内可出血和坏死。
③T_1WI 等或稍低、T_2WI 等或稍高信号，信号较均匀。
④动脉期除中央瘢痕外病变快速显著强化，门脉及延迟期呈等或略低密度，中央瘢痕可强化。

婴儿型血管内皮瘤
①儿童较常见，好发于 6 个月内，肝大、腹部膨隆；
②低密度球形肿块，密度不均，钙化、出血常见，少数为多发小病灶，出血、坏死少见；
③T_1WI 不均匀低 T_2WI 不均匀高信号，中央可见血管流空现象，为瘤体内动静脉瘘和高速血流；
④强化模式为"早出晚归"、渐进性强化。

淋巴管瘤
①极为罕见，好发于儿童；为无痛性包块。
②呈类圆形囊性肿块，边界清楚，囊壁厚薄不均，外缘光滑，内缘结节状突起，可见薄分隔。
③类圆形囊性，边界清楚，信号欠均匀，偶可见液-液平，T_1WI 低、T_2WI 高信号。
④壁及分隔轻度强化，壁结节明显强化。

炎性假瘤
①少见，好发于中青年，男性；少数出现低热，右上腹疼痛；WBC 增多，血沉增快。②平扫呈低密度肿块，边界清楚或模糊，少数见点状钙化。③T_1WI 低或等，T_2WI 稍高信号，其内出血、坏死，信号均匀或不均匀。④动脉期强化不明显，门脉期和延迟期病灶呈轻到中度环状强化。

八、肝脏常见恶性肿瘤的鉴别

肝细胞癌
①常见，好发中年男性，多有乙肝史，AFP 可明显升高，肝区疼痛，黄疸，乏力等；
②可有肝硬化背景，病灶等或低密度，可有假包膜；
③T_1WI 低、T_2WI 稍高信号，T_2WI 可见"假包膜"；
④动脉期肿块明显强化，呈"快进快退"表现，中晚期可见淋巴结转移。

肝内胆管细胞癌
①好发于中老年男性，临床表现为上腹部隐痛；
②单发或多发低密度肿块，周围可有胆管扩张，邻近包膜常皱缩；
③T_1WI 低、T_2WI 稍高信号，信号不均匀，边界不清；
④动脉和门脉期轻度强化，延迟期较明显强化，呈"渐进性强化"。

血管肉瘤
①好发于中年男性，腹胀，腹痛。早期转移至肺。
②多表现为多发低密度，呈囊实性，可见腹水。
③T_1WI 低信号，伴有不规则高信号（出血），T_2WI 高低囊实性混杂信号改变，可见液液平面。
④动脉期病灶边缘结节状或病灶中心斑点状强化；门脉期及延迟期强化范围扩大。

肝母细胞瘤
①男童多见，多表现为右上腹无痛性包块，AFP 升高；
②多为单发巨块，呈圆形或不规则形，边界较清，密度不均，可有低密度囊变坏死区，常见钙化；
③T_1WI 低信号，T_2WI 高信号，可见低信号的包膜；
④强化不均匀强化，可见条纹状增强分隔，动脉期包膜可明显强化。

肝转移瘤
①好发于中老年人。临床表现为原发灶的症状或肝区疼痛。
②平扫肝内多发类圆形低密度病灶。
③T_1WI 低信号，T_2WI 稍高信号，如有坏死囊变，T_2WI 表现为明显高信号。
④增强病灶呈中心低密度，边缘强化，外围低密度水肿带，可见"牛眼征"表现。

九、肝代谢性、遗传性病变的鉴别

弥漫性脂肪肝
①常见于肥胖者，多无症状，少数可进展为肝硬化；
②实验室检查无明显异常；
③肝脏密度减低，CT 值低于脾，肝内血管密度相对高而清楚，但血管走行、大小、分支正常；
④轻度脂肪肝信号正常，重度脂肪肝 T_1WI 高信号，T_2WI 稍高信号，脂肪抑制序列低信号；
⑤强化与正常肝实质一致，强化的肝内血管在肝实质内显示更加清晰。

局限性脂肪肝
①常见肥胖者，多无症状；
②实验室检查无明显异常；
③肝内扇形低密度影，血管走行正常，肝轮廓正常；
④T_1WI 上高信号，T_2WI 上低或等信号；
⑤增强扫描与正常肝实质一致。

肝淀粉样变性
①男多于女，成人多见。常表现为肝区不适、疼痛、黄疸、皮肤瘙痒、腹水及门脉高压等。
②碱性磷酸酶及谷氨酰转肽酶升高；白蛋白下降等。
③肝大，肝实质弥漫性低密度区，有时可表现为地图样、块状低密度区；偶见钙化性淀粉样沉积。
④肝大，肝实质于 T_2WI 上多无异常改变，T_1WI 上信号可增高。
⑤病变由于血管及肝窦受累，常可见延迟强化。

含铁血黄素沉着症
①常有慢性贫血史、反复溶血及输血史，多器官损害表现与"原发性血色素沉着症"相同；
②转铁蛋白饱和度、血清铁、铁蛋白升高；
③CT 表现同"原发性血色素沉着症"；
④T_1WI、T_2WI 上信号明显降低，呈"黑肝"，胰、脾、骨髓信号减低，增强扫描未见异常强化，MRS 可定量测定肝组织内铁的含量。

肝血色素沉着症	①好发于中年男性。常有慢性贫血、反复溶血及输血史。肝硬化、糖尿病和皮肤青铜色色素沉着是本病三大特征。 ②转铁蛋白饱和度、血清铁升高。 ③肝密度均匀性明显增高，CT 值增高，表现为"白肝"，肝内血管密度则相对减低；可继发肝硬化。双能 CT 能对铁沉积总量定量测定。 ④肝在 T_1WI、T_2WI 信号明显降低，呈"黑肝"；MRS 可定量测定肝组织内铁的含量，原发者无脾、胰、骨髓信号减低，继发者则有。 ⑤增强扫描未见异常强化。
肝糖原贮积症	①先天性糖代谢异常，酶缺乏导致肝糖原在肝内贮积；好发于婴幼儿；分型不同，临床表现各异。 ②实验室检查可出现空腹低血糖、高血脂、肝功能异常等。 ③肝大，糖原含量多者密度增高，脂肪含量多者密度正常或减低。 ④肝大，T_1WI 及 T_2WI 上信号明显升高，脂肪抑制 T_2WI 信号显著减低。 ⑤肝内血管显示很清楚，肝内无异常强化。
肝豆状核变性	①好发于青少年；进行性肢体震颤、肌张力增高等神经系统表现；特征性角膜色素环（K-F 环）。可继发肝硬化。 ②尿铜量增高，血清铜蓝蛋白降低（ <200mg/L）；肝活检铜含量 >100μg/g。 ③肝脾大、肝脂肪变，晚期可肝硬化、再生结节等；有时可见肝周边有脂肪沉积所致的低密度带。 ④增强扫描未见异常强化。

十、肝多发结节病变的鉴别

多发转移瘤

①有原发肿瘤病史。晚期可出现肝大、肝区疼痛、黄疸、腹水等。多有酸性、碱性磷酸酶，胆红素升高等，胃肠道原发肿瘤多有 CEA 升高。

②多呈圆形、类圆形低密度，内部多坏死呈更低密度区。钙化少见，结肠癌、胃黏液癌、卵巢癌较易钙化。

③多发边界清楚结节，T_1WI 均匀稍低、T_2WI 稍高信号，中心坏死信号更高，呈"环靶征"；若肿瘤周围 T_2WI 高信号水肿环，则形成"亮环征"或"晕征"。DWI 上肿瘤实性部分呈高信号。

④可表现为动脉期强化不明显，门脉期及延迟实性部分强化。富血供转移动脉期明显强化，门脉期强化减低，但仍见周边强化。呈"牛眼征"改变，即中心未强化，周围环形强化带，最外层强化不明显低密度。

多发结节型淋巴瘤

①腹痛、腹部不适、乏力、纳差、黄疸、脾大、腹水。好发于 50～60 岁男性。

②多发较均匀低密度结节，边界清楚。治疗后可坏死、钙化。

③类圆形病灶，边界清楚，T_1WI 低、T_2WI 呈稍高或高信号。弥漫型表现为肝大，比例异常，肝信号减低，T_2WI 信号增高。

④动态增强动脉期及门脉期强化不明显，为轻度均匀强化，其内有时可见贯通连续血管。

多发结节型肝癌

①肝区胀痛、乏力、贫血以及肝炎、肝硬化等基础病表现，AFP 升高。

②多发低密度或低密度内更低密度区；合并肝硬化；可见假包膜；可有门脉癌栓。

③T_1WI 多低信号，T_2WI 高信号，部分病灶含脂质较多或合并出血、铁沉积时 T_1WI 高信号；坏死囊变则低信号。DWI 高信号。

④增强扫描呈"快进快出"。动脉期肿瘤内出现粗细不均、扭曲紊乱的肿瘤血管，瘤灶邻近异常粗大供血动脉，或见动脉-门静脉分流。

肝硬化多发再生结节和不典型增生结节	①有肝硬化基础，门脉高压，晚期消化道出血、肝性脑病、肝肾综合征。实验室检查示肝功能异常。 ②肝硬化表现弥漫分布的稍低密度结节，部分呈等密度，含铁较多的结节则可呈高密度。 ③再生结节 T_1WI 呈等或稍高信号，T_2WI 等或稍低信号；增强一般无强化。大部分不典型增生结节 T_1WI 高或等信号，T_2WI 多为低信号；增强早期无强化，延迟期与肝实质强化一致。不典型增生结节 T_2WI 低信号区内有高信号，即出现"结中结"。 ④动态增强较难鉴别再生结节与不典型增生结节，小部分不典型增生结节可能出现动脉期强化（提示有癌变可能）。理论上再生结节血供与周围肝组织一致，而不典型增生结节肝动脉供血增加。
上皮样血管内皮瘤	①可有右上腹不适、疼痛、黄疸、门脉高压等。 ②多位于肝周边；密度不均匀，中心密度低，可伴钙化；肝"包膜回缩征"。 ③T_1WI 病灶为不均匀低信号；T_2WI 不均匀高信号；DWI 呈高信号。 ④动态增强病变周边呈"早进晚出"及向心性强化，其程度低于同期腹主动脉；中央区索片状无强化区。周边可见起源静脉止于病灶边缘，与病灶周边强化、中心无强化区一起形成"棒棒糖征"。
多发海绵状血管瘤	①症状及发病年龄、性别无特异。 ②多为圆形或类圆形低密度影，边界清楚，小病灶密度均匀，较大病灶不均匀。 ③T_1WI 低信号，T_2WI 显著高信号，称灯泡征。 ④动脉期边缘结节状、云絮状明显强化；门静脉期强化逐渐向中央扩散；延迟期病灶呈等或略高密度；强化呈"早进晚出"。

<table>
<tr><td rowspan="4">粟粒性肝结核</td><td>①低热、乏力、消瘦等；肝区隐痛。实验室检查示嗜酸性粒细胞计数升高，血红蛋白轻度降低；血沉、C 反应蛋白升高。</td></tr>
<tr><td>②肝大，肝脏弥漫多发小结节，内可合并砂粒样钙化。病灶直径一般小于 2cm。</td></tr>
<tr><td>③T_1WI 低信号，呈多发散在分布，T_2WI 高信号，边界较清楚。</td></tr>
<tr><td>④动脉期及门静脉期病灶均无明显强化，呈低密度。</td></tr>
</table>

<table>
<tr><td rowspan="4">肝包虫病</td><td>①20～40 岁多见，疫区及牛、羊等接触史；肝区不适，查体有"包虫囊震颤征"。实验室检查示包虫内皮试验、补体结合试验阳性；嗜酸性粒细胞计数升高。</td></tr>
<tr><td>②肝内多个囊性病灶，边缘光滑，内呈水样密度，可伴钙化；可见囊中囊、母子囊等；破裂后可见"双边征"或"飘带征"。</td></tr>
<tr><td>③T_1WI 低、T_2WI 高信号类圆形病灶，囊壁均匀一致，T_2WI 呈低信号。囊破裂可见类似 CT 的征象。</td></tr>
<tr><td>④增强扫描囊液及囊壁无强化。</td></tr>
</table>

十一、肝内单发片状低密度病变的鉴别

<table>
<tr><td rowspan="4">外伤性肝损伤</td><td>①腹部创伤病史，有腹痛，病情变化快。Ⅰ级：肝包膜撕裂，表面撕裂＜1cm；Ⅱ级：肝撕裂深度 1～3cm；Ⅲ级：肝撕裂深度＞3cm；Ⅳ级：肝内血肿或血管裂伤在 1 段以上，实质裂伤在 2 段以上；Ⅴ级：血管裂伤或组织破坏及两叶。</td></tr>
<tr><td>②肝包膜下新月形、梭形、弧带状等低混杂密度影，肝局部轮廓不整、模糊；肝实质内不规则裂隙状、片状边缘模糊低密度影，其间可夹杂结节状或团块状高密度影；合并其他脏器损伤，如肋骨骨折、脾损伤。少见征象有轨迹征：门静脉周围的低密度带，可能为门静脉周围出血或淋巴管损伤、梗阻等；肝内积气：肝组织损伤坏死软化，伤后 48～72h 在坏死区或包膜下出现，位于碎裂肝组织内，沿血肿内缘和沿断裂面呈直线状分布；胆汁瘤：胆管破裂致胆汁漏至肝实质内，表现为低密度囊状改变。</td></tr>
<tr><td>③T_1WI 上肝实质内不规则斑片低信号，边界不清；T_2WI 上斑片状高信号。</td></tr>
<tr><td>④增强病灶不强化，但病灶范围较平扫小。</td></tr>
</table>

局灶性脂肪肝

①多在体检或其他检查时发现，多无症状。中年好发，男性多见。

②平扫 CT 值低于脾，即可诊断。分级为轻度：40～52HU；中度：23～40HU；重度：<23HU。分布：不规则、地图状或扇形分布的密度减低区；密度低于脾；肝内血管影变得模糊不清或血管呈相对高密度。

③T_1WI 稍高或等信号，T_2WI 脂肪抑制等信号；正相位稍高或等信号，反相位信号减低，为稍低或低信号。与正常肝一致，但仍相对低信号，血管显示完整。

肝结核

①可有发热、盗汗及肝区痛，好发于中老年男性。

②粟粒型：肝弥漫性肿大，伴多发性粟粒状低密度灶；局限型：单发或多发结节状、片状低密度灶，中心密度高，伴有"粉末状钙化"；结核瘤型：边界清楚，伴有中央坏死，包膜菲薄且光滑。

③T_1WI 低、T_2WI 低或高信号。

④粟粒型增强无明显强化；局限型动脉期范围缩小，静脉期出现典型环状强化；结核瘤型增强扫描可见包膜轻度强化，周围可见卫星灶。

肝脓肿

①有发热、寒战及上腹痛等表现。

②环征或靶征：单环、双环、三环，双环结构表明脓肿壁（内环）和周围水肿带（外环），内环密度高于外环而低于肝组织；蜂窝征：出现蜂窝样强化；花瓣征：不均匀强化，内分隔强化明显，相邻分隔组成花瓣样；周边多囊征：较大脓肿周围分布多发小囊状低密度影，以动脉后期及门脉期观察最清楚，可见气体及液气面。

③T_1WI 低、T_2WI 不均匀性高信号，脓腔呈较高信号、间隔及脓肿壁呈相对低信号；可见簇状征或蜂窝征、环征；花瓣征或不规则多房脓肿；晕征：病灶周围水肿带，呈细环状或片状稍长 T_1、稍长 T_2 信号带，可宽窄不等；门脉期显示呈低信号，延迟期呈等信号；DWI：脓腔呈明显高信号，低 ADC 值。

④肝段强化征：动脉期周围肝实质强化明显，门脉期强化与正常肝一致；延迟期病灶缩小。

肝吸虫
①生吃淡水鱼、虾等而被感染。有上腹部不适、疼痛；黄疸；腹泻、发热等。
②肝内末梢胆管小囊状、杵状扩张，伴或不伴肝门部胆管扩张；肝内可见斑片状低密度灶。
③肝包膜下胆管小囊状或杵状扩张，T_2WI 高信号；肝内可见斑片状稍长 T_2WI 信号灶；MRCP：肝内胆管弥漫扩张。
④增强扫描病灶轻度强化。

肝梗死
①多有肝手术或动脉化疗史，部分有外伤史、糖尿病史。可有上腹疼痛，血清转氨酶水平短时间内急剧升高，可达正常的数十至数百倍。分为肝叶型、包膜下型、胆管周围型。
②肝叶型：扇形、楔形或类圆形的低密度影，尖端指向肝门；包膜下型：病灶较局限，内缘不规则，外缘光滑呈梭形或新月形；胆管周围型：胆管外围分支状低密度影，其走行与受累胆管一致。
③T_1WI 稍低、T_2WI 稍高或更高信号；边缘模糊。
④动脉期无强化或边缘有环形或晕状轻度强化。

肝炎性假瘤
①可有低热、右上腹痛，中年人多见。常单发。
②斑片状、类圆形及不规则形；稍低或等密度。
③T_1WI 等、稍低信号；T_2WI 等、稍高信号。
④动脉期多无强化；门脉期或延迟期病灶边缘环状强化、分隔或壁结节强化，中心可见更低密度。

局灶性肝紫癜病
①与服用激素、避孕药物及某些药物（硫唑嘌呤）有关。多无症状，少数有肝大及轻度转氨酶升高。女性多见。
②CT 表现为边界清楚的片状、类圆形低密度灶。
③MRI 表现主要取决于病变内出血所处时期，不同时期血液成分不同导致 MRI 表现不同。
④多为向心性持续性强化；部分为特征性"离心性"强化，动脉期强化影，呈"靶心征"，门脉期强化呈离心样向周围扩展，实质期呈弥漫均匀强化，周围可见低密度影。

十二、肝脏囊性病变的鉴别

按病因分：先天性、创伤性、炎症性、寄生虫性、肿瘤性及其他。

CT 表现分类：

均一水样密度
- ①多为先天性单纯性肝囊肿；
- ②单发或多发圆形、椭圆形均质水样密度影；
- ③边缘光滑锐利，囊肿的壁一般不显示；
- ④囊肿可为多房性，其内可见间隔；
- ⑤增强扫描后囊肿不强化，显示更清楚；
- ⑥肝囊肿通常伴有肾囊肿；
- ⑦多见于中老年，可缓慢增多增大；
- ⑧容积效应的影响，小囊肿的 CT 值常偏高。

密度有所增高性
- ①囊内出血、感染、囊液含蛋白量较多；
- ②囊肿感染时或脓肿时，CT 平扫显示其为厚壁；
- ③如果囊肿内见实性凝块，提示为囊肿内出血；
- ④出现气泡影，则是感染的特征性表现；
- ⑤完全坏死的肿瘤。

有壁结节性
- ①转移瘤；
- ②黏蛋白性囊腺瘤和囊腺癌；
- ③实性肿瘤。

实性肿瘤内囊性
- ①肝肿瘤坏死和出血，常见富血管性肿瘤；
- ②肝细胞癌坏死（常伴有门静脉瘤栓）；
- ③肝内富血管性转移瘤（平滑肌肉瘤、肾癌）。

短期内动态变化
- ①微小脓肿可能性大（可有发热，免疫力低下）；
- ②液化的血肿或胆汁样瘤（有外伤史）；
- ③肝动脉栓塞或无水酒精局部肿瘤治疗术后残腔；
- ④实性肿瘤坏死后。

稳定性小囊性
- ①单纯囊肿；
- ②血管瘤；
- ③紫癜性肝炎；
- ④胆管错构瘤。

扩张的管状囊性
- ①胆管梗阻扩张（肿瘤压迫、结石、黏蛋白嵌塞）；
- ②肝内胆管柱状或囊状扩张可为 Caroli 病或硬化性胆管炎；
- ③节段性 Caroli 化病；
- ④单纯胆管炎；
- ⑤结石阻塞。

十三、肝内多发片状低密度病变的鉴别

（一）血管性病变

肝小静脉闭塞性疾病

①肝大、黄疸、腹水等。为终末肝小静脉、肝血窦内皮细胞及肝小叶第三带肝细胞损伤。

②弥漫性低密度，斑片状或"地图状"。其他表现：门静脉、下腔静脉周围"晕征""轨道征"；腹水（原因：门静脉高压、淋巴回流障碍）。

③T_2WI肝实质内多发片状高信号，呈"云絮"状，T_1WI为低信号。

④动脉期肝动脉纡曲、增粗，肝实质不均匀斑片状强化（血流代偿）；门脉期肝实质强化峰值降低、峰值时间延迟；斑片状、地图状强化；延迟期见延迟强化区，无强化区（提示坏死）。

肝梗死

①突发腹痛，血转氨酶短期、急剧上升。病理组织学上肝局部组织因血流阻断引起缺血性坏死。

②扇形、楔形片状低密度影，尖端指向肝门；部分内可有气体。

③T_1WI为低信号、T_2WI为高信号。

④动脉期病灶无强化或环形、晕状强化。门脉期见周围强化降低。延迟期周围强化消失，呈等密度。

（二）弥漫性病变

病毒性肝炎

①乏力、肝大、肝功能异常、发热。

②"地图样"低密度影。其他表现：门静脉周围"晕征""轨道征"（原因：淋巴回流障碍）。

③T_2WI肝实质信号普遍均匀增高，T_1WI无明显异常信号改变。

④动脉期门静脉周围、近肝包膜下肝实质多发斑片状、楔形强化。门脉期及延迟期肝边缘强化高于中央区域。

脂肪肝

①部分无症状，少数乏力。男多于女。肝细胞脂肪变性。

②多发片状低密度影，边界不清。CT值肝/脾≤1；肝岛：脂肪肝背景下，部分未受累肝呈高密度，常见于胆囊床、叶间裂附近。

③T_1WI、T_2WI与正常肝实质信号相同，反相位信号下降。

④动脉期病灶区无强化，其内血管走行正常，无受压、移位。门脉期及延迟期病灶区与周围正常肝实质密度无差异。

（三）恶性肿瘤病变

淋巴瘤

①发热、消瘦、乏力。男：女为 2.3：1。平均 55 岁，也可见于年轻患者。淋巴瘤细胞呈结节状、弥漫性生长，大部分为弥漫大 B 淋巴瘤。

②多发结节肿块，弥漫斑片状低密度影；血管漂浮征；有时弥漫性肝大，密度或信号改变不易观察。

③T_1WI 为低信号，T_2WI 为等或稍高信号。

④动脉期轻微强化。门脉期、延迟期轻、中度强化，密度均匀，较大可见低密度坏死区（少见）。

（四）感染性病变

早期肝脓肿

①有高热、寒战、腹痛等，多见于老年人。为急性化脓性炎，大量中性粒细胞浸润。

②片状低密度影，周围模糊，多为单发，也可多发。

③T_1WI 为低信号、T_2WI 为高信号；弥散受限：DWI 为高信号，ADC 值较低。

④动脉期强化不明显。门脉期可见"蜂窝征"（脓肿形成早期），延迟期强化。

炎性假瘤

①有发热、乏力、上腹不适等表现。男性青壮年多见。为纤维结缔组织增生伴大量炎性细胞浸润。

②单发常见，也可多发，结节状、葫芦状低密度影。

③T_1WI 为低信号，T_2WI 为等或稍高信号。

④动脉期强化不明显，门脉期边缘强化，延迟期强化。

弓形虫感染

①有发热、腹痛、乏力等症状，有养或接触宠物（猫或狗）史。

②多发、散在不规则片状低密度，边界不清。

③病灶 T_1WI 为低信号、T_2WI 为高信号；

④增强扫描病灶无强化或动脉期病灶强化不明显，门脉期周围病灶无强化，显示更清。延迟期病灶无强化。

十四、肝脏良恶性肿瘤的鉴别

项目	良性	恶性
常见类型	肝囊肿、血管瘤、局灶性结节增生、腺瘤	原发肝细胞性肝癌、肝内胆管细胞癌、肝脏转移瘤
好发人群	任何年龄可见，成年女性多见	多见于中老年，无明显性别差异
分化程度	分化好，异型性小	分化差，异型性大
核分裂象	无核分裂象	可见核分裂象
生长速度	多较缓慢	较快
生长方式	膨胀性或外生性生长	浸润性或外生性生长
症状及体征	多无症状，多偶然发现，无腹水	多有肝区疼痛，消瘦，黄疸，可有腹水
实验室检查	无特异表现	可有 AFP 及肿瘤四项等指标升高
肝硬化背景	无	常有
密度/信号	多较均匀	出现坏死、出血密度可不均匀，可有晕征等征象
病灶大小	可大可小	大小不定
边缘	多较清楚，可有包膜，也可模糊	多模糊，常与周围组织分界不清
增强	渐进性强化，早出晚归	快进快出，多不均匀强化
继发改变	少见	常见，如出血、坏死、钙化等
淋巴结肿大	无	可有，常见肝门处淋巴结肿大
静脉瘤栓	无	可见门脉或下腔静脉内瘤栓
转移	无	常转移，肝内转移多见
复发	不或很少复发	易复发
对机体影响	较小，主要为局部压迫或阻塞	较大，破坏原发部位和转移部位的组织；坏死、出血、合并感染；恶病质

第三节 胆管、胰腺病变

一、胆系梗阻分析思路及鉴别要点

有无梗阻判断
- ①正常情况下肝内胆管一般不显示；
- ②近肝门处的肝内胆管管径一般不超过 3mm；
- ③肝总管管径一般不超过 8mm；
- ④胆总管管径一般不超过 10mm。

梗阻平面判断
- ①梗阻分肝门、胰上、胰头及壶腹 4 个平面；
- ②根据扩张胆管与正常胆管交界点确定梗阻部位；
- ③胆管扩张越明显，与正常胆管交界点表现越突出；
- ④CT、MRI 多方位图像、MRCP 可直接显示扩张胆管。

梗阻原因判断
- ①无痛性进行性梗阻多为恶性；
- ②梗阻程度严重的多为恶性；
- ③肝内胆管软藤状扩张多为恶性；
- ④肝内胆管残根状扩张的多为良性；
- ⑤梗阻平面在肝门区的多为恶性；
- ⑥出现双管征的多为恶性；
- ⑦梗阻端突然截断的多为恶性；
- ⑧梗阻端呈杯口状的多为结石；
- ⑨梗阻端逐渐变细变窄的多为良性；
- ⑩梗阻端偏心性不规则增厚多为恶性。

二、壶腹及壶腹周围病变的鉴别

壶腹癌
- ①中老年男性多见，无痛性黄疸、瘙痒、腹痛、消瘦；
- ②胰胆管汇合部远端的不规则结节或团块。

壶腹腺瘤
- ①老年男性多见，无痛性黄疸、瘙痒、腹痛、消瘦；
- ②壶腹软组织结节（＞1cm），肝外胆管扩张，胰管扩张。

下段胆管癌
- ①中老年多见，无痛性黄疸、瘙痒、腹痛、消瘦；
- ②胆管扩张，胆总管下段截断，管壁增厚，管内息肉样结节，延迟增强。

十二指肠腺癌
- ①中老年多见，腹痛、恶心、呕吐；
- ②息肉或腔内结节伴肠壁增厚，轻度强化。

壶腹周围脂肪瘤
- ①成年人多见，可发生于任何年龄，多无症状；
- ②边缘光滑结节，呈脂肪密度或信号。

胰腺腺癌 ①男性多于女性，无痛性黄疸、瘙痒、腹痛、消瘦；
②相对于正常胰腺组织呈乏血供，渐进延迟强化，强化不均匀；胰管扩张，胆总管扩张（侵及壶腹周围时）。

胰腺神经内分泌瘤 ①中老年多见，根据肿瘤类型，症状不同。
②CT：动脉期均匀强化；MRI：T_1WI 低信号，T_2WI 高信号，囊性病变者强化不明显。

胰腺导管内乳头状黏液肿瘤（主胰管型） ①老年人多见，无症状或类似胰腺炎症状。
②主胰管扩张，凸向十二指肠肠腔的乳头状结节；导管内充盈缺损，壁结节强化，黏液不强化。

乳头狭窄（良性） ①胰腺炎，黄疸，疼痛；
②MRCP 和 ERCP：胆总管扩张，乳头正常（< 12.3mm）。

胰腺分裂症 ①多无症状；
②非交通的副胰管（独立于胆总管）引流入相对较细的副乳头。

胆总管结石 ①右上腹痛，恶心，呕吐，肝功能异常。
②CT：高密度结石，周围低密度胆管和软组织；MRI：胆总管充盈缺损、梗阻，乳头光滑、水肿。

背侧胰管囊肿 ①胰腺炎；
②MRCP：副胰管囊样扩张。

胆总管囊肿（Ⅲ型） ①女童多见，典型表现：包块、黄疸、腹痛三联征。
②MRCP：与末段胆总管相通的囊样包块。

沟部胰腺炎（胰头肿块型胰腺炎） ①慢性胰腺炎。
②胰十二指肠沟部片状团块，呈延迟强化；十二指肠壁增厚及囊性变。

IgG-4 相关性 ①腹痛，黄疸，慢性胰腺炎。
②胰头或钩突局部增大，周围见假包膜。其他部位病变，如硬化性胆管炎。

| 胃肠道间质瘤 | ①中老年多见，可有包块、腹痛、消瘦；
②外观多变，小而均匀的团块到大的坏死性团块，分内生型和外生型。 |

| 胰十二指肠动脉假性动脉瘤 | ①胰腺炎病史。
②胰十二指肠沟区圆形团块；强化方式跟随血池，程度取决于假性动脉瘤开放的程度。 |

| Brunner腺增生和错构瘤 | ①多见于中年女性，多无症状，可能有十二指肠、胆总管、胰管梗阻。
②增生：典型表现为十二指肠近端多发结节样充盈缺损（<5mm）；错构瘤：较大单发团块。 |

| 十二指肠炎 | ①主要表现为上腹部疼痛；
②增厚的十二指肠壁、溃疡、狭窄、瘘管形成。 |

| 十二指肠克罗恩病 | ①乏力，腹痛腹泻，消瘦，出血可能；
②增厚的十二指肠壁、溃疡、狭窄、瘘管形成。 |

| 十二指肠憩室 | ①除了发生十二指肠憩室炎时，多无症状。
②十二指肠周围圆形结构，内含气体、液体和其他碎片；脂肪条纹征；憩室炎时壁增厚。 |

| 十二指肠穿孔 | ①腹痛，查体体征不明显（位于腹膜后）；
②十二指肠周围积液，肠壁增厚水肿，脂肪条纹征，肠腔外积气可能。 |

三、急性胰腺炎的分型与表现

类型	病理	CT表现
急性间质性胰腺炎（也称水肿性胰腺炎）-最轻类型	胰腺实质和胰腺周围组织的急性炎症，但没有可识别的组织坏死	胰腺弥漫或局限增大，或者是正常（没有增大）。胰腺实质均匀强化。胰周组织和腹膜后常表现为正常或是轻度的炎症改变（脂肪模糊、条索影、积液）
急性坏死性胰腺炎	炎症相关的胰腺实质坏死和（或）胰腺周组织坏死	胰腺弥漫和局部无强化。在积液里出现实性组织

四、局限性胆囊壁增厚病变的鉴别

恶性肿瘤

胆囊癌
①常见，易发生于中老年，女性多见，早期可无任何症状，之后出现右上腹痛、恶心、消化不良、黄疸、体重减轻等。②胆囊壁局部增厚（隆起、结节、肿块），可凸向腔内，也可向外生长。病变较大者，胆囊腔变小。胆囊内壁不光滑，黏膜线中断。不均匀强化，动脉期明显，门脉期和平衡期仍有较明显强化。侵犯毗邻结构（肝右叶、肝方叶、胃窦、结肠肝曲、十二指肠）；转移；胆囊引流途径淋巴结肿大。

胆囊转移瘤
①不常见，有原发肿瘤灶，黑色素瘤转移较多；②软组织结节或肿块，强化方式与原发肿瘤一致。

良性肿瘤及肿瘤样病变

腺瘤
①多无症状。②形态规则，边缘清楚，常为乳头状、椭圆形；相邻囊壁光滑；均匀软组织密度，T_2WI 等信号；强化均匀。

息肉
①炎性息肉：大部分无症状；②胆固醇息肉：常多发，窄基底，有蒂，直径 < 10mm，球型或乳头型；炎性息肉：无蒂的，球型或不规则型；轻度强化。

非肿瘤性

胆囊腺肌症
①常见，为胆囊壁增生性疾病，女性多见，临床表现与胆囊结石、胆囊炎极为相似。②局限型：帽状增厚，多向外凸出；节段型：节段性增厚，胆囊缩窄变形。胆囊内壁光滑；黏膜层至浆膜层逐渐强化；罗-阿窦为特征性改变。CT 上为增厚的胆囊壁及壁内点状或小囊状低密度无强化灶。MRI 上为增厚的胆囊壁及壁内点状或小囊状 T_2WI 高信号，MRCP 表现为沿胆囊壁走行的多点状高信号（珍珠项链征），增强为低信号无强化灶。

慢性胆囊炎
①常见，反复发作性的右上腹痛，可向右肩胛下区放射。腹痛发生可与高脂、高蛋白饮食有关。可伴消化不良症状，体格检查可有或无右上腹压痛。②胆囊壁增厚较规则；强化均匀，黏膜线完整，肝胆分界清楚；多伴有结石；囊壁常有钙化。

黄色肉芽肿性胆囊炎
①少见，中老年多见，临床表现与普通胆囊炎症相似。②胆囊壁增厚；"夹心饼干征"或"三明治征"：增强扫描动脉期黏膜层及浆膜层明显强化，肌层强化相对较低。壁内可见结节；黏膜线多完整，明显强化；常伴邻近肝实质动脉期一过性强化。

五、原发性弥漫性胆囊壁增厚病变的鉴别

胆囊癌

①常见，中老年易发，女性多见，早期可无任何症状，之后出现右上腹痛、恶心、消化不良、黄疸、体重减轻等，约70%～90%胆囊癌合并胆结石。

②胆囊壁广泛不均匀增厚。胆囊内壁不光滑，黏膜线中断。不均匀强化，动脉期明显，门脉期和平衡期仍有较明显强化。侵犯毗邻结构（肝右叶、肝方叶、胃窦、结肠肝曲、十二指肠）；转移；胆囊引流途径淋巴结肿大。

急性胆囊炎

①右上腹持续性疼痛，阵发性绞痛，伴有畏寒、高热、呕吐。查体右上腹压痛，Murphy征阳性。

②胆囊增大，胆囊壁增厚较为均匀，胆囊壁肿胀、毛糙；"夹心饼干征"或"三明治征"：增强扫描动脉期黏膜层及浆膜层明显强化，肌层强化相对较低；胆囊周围水肿；常有结石。

慢性胆囊炎

①常见。65岁以上女性多见，反复发作性的右上腹痛，可向右肩胛下区放射。腹痛发生可与高脂、高蛋白饮食有关。可伴消化不良症状，体格检查可有或无右上腹压痛。

②胆囊壁增厚较规则；强化均匀，黏膜线完整；肝胆分界清楚；多伴有结石；囊壁常有钙化。

黄色肉芽肿性胆囊炎

①不常见，中老年多见，发病率较低，临床表现与普通胆囊炎症相似。

②胆囊壁增厚；"夹心饼干征"或"三明治征"：增强扫描动脉期黏膜层及浆膜层明显强化，肌层强化相对较低。壁内出现结节；黏膜线完整（偶有中断），明显强化；常伴邻近肝实质动脉期一过性强化。

胆囊腺肌症

①常见，为一种原因不明的良性增生性疾病，为胆囊壁增生性疾病，女性多见，临床表现与胆囊结石、胆囊炎极为相似。

②弥漫型：胆囊壁增厚欠均匀，囊腔内面轮廓不整，胆囊内壁光滑或欠光滑；黏膜层至浆膜层逐渐强化；罗-阿窦为特征性改变。CT上为增厚的胆囊壁及壁内点状或小囊状低密度无强化灶。MRI上为增厚的胆囊壁及壁内点状或小囊状 T_2WI 高信号，MRCP表现为沿胆囊壁走行的多点状高信号（珍珠项链征），增强为低信号无强化灶。

六、累及胰腺的多系统性病变

类型	临床	影像	胰外
囊性纤维化	欧美白种人最常见，黄种人和黑人少见。可累及多个外分泌腺体和器官，累及胰腺时，可有胰腺功能不全的症状和体征，类似慢性胰腺炎、急性胰腺炎	胰腺萎缩，形态不规则；大小不一的囊肿；可有散在分布的钙化；实质强化明显减弱。可有不同程度的胰腺脂肪化	支气管扩张、黏液阻塞、肺不张等改变
VHL	常染色体显性遗传性疾病，以中枢神经系统血管母细胞瘤、视网膜病变及腹部实质器官的肿瘤或囊肿为特征	部分 VHL 病有胰腺病灶，可以是单纯囊肿、浆液性囊腺瘤或神经内分泌肿瘤。多发的无强化的囊性病灶，部分可见囊壁细小的钙化，有一定特征性	多发肾囊肿、肾细胞癌、中枢神经系统血管母细胞瘤、视网膜病变
多囊肾	多囊肾是遗传性疾病，部分患者伴有胰腺囊肿。临床表现包括高血压、腹痛、血尿、蛋白尿、肾功能不全	边界清楚薄壁囊肿，通常为水样密度/信号，囊肿壁无强化。合并出血时密度增高。囊肿合并感染时壁厚	多囊肾、多囊肝

七、胰管扩张的鉴别

胰管扩张标准：胰管正常管径 <3mm，从胰腺尾部至壶腹部是连续的，管径没有突然改变。

胰腺癌：癌灶处胰管截断样改变；扩张的胰管较光滑、均匀；胆管扩张（胰头、钩突癌灶）；癌灶边界不清，弱强化；侵犯毗邻结构（如包埋血管）。

慢性胰腺炎：管串珠样扩张（扩张与狭窄交替出现）；分支胰管扩张；胰管结石，实质钙化灶；胰腺萎缩。

导管内乳头状黏液瘤：病灶与胰管相通；胰管扩张可至壶腹部；分支胰管扩张，葡萄串状（分支型）；壁结节。

壶腹部及周围占位：壶腹部肿块；胰管扩张至壶腹部。

壶腹部结石：结石影像改变；胰管扩张至壶腹部。

单纯炎性狭窄：未见占位，狭窄段较短。

八、弥漫性胰腺增大病变的鉴别

类型	临床	影像
急性胰腺炎	剧烈腹痛，常伴有恶心、呕吐，腹胀较明显，听诊示肠鸣减弱或消失	胰腺密度减低；T_1WI 低信号，T_2WI 高信号；强化减弱，强化均匀或不均匀；胰周脂肪浑浊
慢性胰腺炎	反复发作的上腹部疼痛，严重者腹泻、消化不良、体重减轻，可出现糖尿病症状	胰腺萎缩，强化减弱，实质钙化灶，胰管结石，胰管串珠状扩张
自身免疫性胰腺炎	腹痛、黄疸、尿黄、上腹不适、腹胀、厌食、消瘦、脐周痛及腰背痛等症状	胰腺外形腊肠样改变；实质 T_1WI 等信号，T_2WI 高信号；强化均匀；胰腺边缘蚕茧样改变；胰管变细或不规则；胆总管可有受累
淋巴瘤	腹痛、黄疸和体重下降以及淋巴瘤的其他临床表现	实质密度减低；实质 T_1WI 低信号，T_2WI 高信号；中等程度强化；胰管扩张；肠系膜及肾静脉下方淋巴结增大
全胰腺癌	胰腺癌的一种，发病初期即为弥漫性，约占胰腺癌的10%。腹痛、黄疸和体重下降	密度减低，密度不均匀；T_1WI 低信号，T_2WI 高信号；胰管狭窄；淋巴结增大；毗邻结构侵犯；胆管扩张
结核	青年人多见，潜伏期4~8周，其中80%发生在肺部。结核全身中毒症状、上腹部胀痛	密度减低，密度不均匀；实质内散在小钙化、小坏死灶、小脓肿；强化不均匀；胰周水肿；淋巴结增大
AIDS	免疫缺陷的全身症状	密度减低；T_1WI 低信号，T_2WI 高信号；出血，脓肿，不均匀强化
白血病	白血病的全身症状	胰腺密度减低；T_1WI 低信号，T_2WI 高信号；中等强化，淋巴结增大；其他器官的白血病浸润表现

九、局限性胰腺增大病变的鉴别

①胰腺局限性增大是胰腺疾病的常见表现；

②主要是胰腺占位及局部炎性所引起的局部增大，具体鉴别诊断参见胰腺实性肿块鉴别诊断、胰腺囊性病变鉴别诊断；

③需注意，胰腺局部增大首先应除外胰腺正常形态变异的情况，如分叶状胰头、球形胰头、胰尾增宽等；

④正常形态变异与病灶的鉴别关键点在于胰腺增大的部分也是正常的胰腺实质，因此其影像学特点与胰腺实质一致，其内亦可见分支胰管。

十、胰腺囊性病变的分类

非肿瘤性	肿瘤性
（1）胰腺假性囊肿（PPs）	（1）浆液性囊性肿瘤（SCN）
（2）先天性囊肿	（2）黏液性囊性肿瘤（MCN）
（3）潴留性囊肿	（3）导管内乳头状黏液瘤（IPMN）
（4）肠源性囊肿（GIST 囊性变等）	（4）实性假乳头状瘤（SPN）
（5）壶腹周围十二指肠壁囊肿（异位胰腺囊性变等）	（5）神经内分泌肿瘤囊性变
	（6）导管腺癌囊性变
（6）淋巴上皮囊肿	（7）腺鳞癌囊性变
（7）异位子宫内膜囊肿	（8）囊性腺泡细胞癌
（8）寄生虫性囊肿（棘球蚴囊肿等）	（9）导管内管状瘤
	（10）淋巴管瘤
（9）其他	（11）海绵状血管瘤
	（12）囊性肉瘤
	（13）胰母细胞瘤
	（14）囊性错构瘤
	（15）囊性畸胎瘤
	（16）副脾表皮样囊肿
	（17）转移癌囊性变
	（18）其他

十一、常见胰腺囊性病变的鉴别

假性囊肿
①多见于成年男性,多有胰腺炎、胰腺外伤史,可见于任何部位;
②囊肿可能和胰管相通,单/多房、圆形、巨囊。

浆液性囊性肿瘤
①中老年妇女多见,微囊型胰体尾多见,寡囊型胰头多见。
②与胰管区无交通,胆管不扩张。微囊型:多发小囊(海绵状:由中心向周围囊泡直径渐大,蜂房状:囊泡直径多等大)围绕中心纤维瘢痕簇状排列(部分钙化),肿瘤中纤维组织辐射状排列,延迟强化。寡囊型:大囊或单囊;囊泡大而量少,与 MCN 相似,但囊壁更薄;不伴中心瘢痕或钙化。

黏液性囊性肿瘤
①大多为女性,中年女性居多,发病率胰体 > 胰尾 > 胰头,恶性提示:肿瘤 > 3cm,蛋壳样钙化,实性成分或壁结节。
②与胰管无交通,胆管无扩张。
③单发,少数多发,病灶较大,边界清楚。肿瘤可为单房或多房,囊内分隔菲薄呈线状或小梁状。

导管内乳头状黏液性肿瘤
①多发生于中老年男性。可能有慢性胰腺炎症状。主胰管型胰头多见;分支胰管型胰钩突多见。恶性提示:主胰管扩张 > 1cm,分支胰管病灶 > 4cm,壁结节 > 1cm,囊肿直径 > 3cm。
②与胰管相通,主胰管型胰头多见;分支胰管型胰钩突多见。
③主胰管型:大囊,胰管弥漫扩张伴囊肿形成;分支胰管型:30% 呈多灶性,大囊或单囊,分支胰管球囊样扩张,簇状排列;混合型:源于小胰管累及至主胰管。

实性-假乳头状瘤
①青年女性多见。任何部位均可发。恶性提示:包膜不完整;胰管扩张;转移;男性患者,老年患者。
②与胰管无交通,无胆管扩张。
③肿瘤较大,囊性或囊实性,<3cm 者可为实性;渐进性强化;包膜强化。

囊性胰腺神经内分泌肿瘤
①没有性别差异,中老年居多,多见于胰颈、胰体。
②与胰管无交通,无胆管扩张。
③肿瘤较大,病灶囊变或有坏死;边界较光滑,边缘强化,可有或无钙化。

囊性胰腺癌
①多发生于中老年男性,多见于胰头;
②与胰管无交通,有胆管扩张;
③形态不规则的囊实性分隔少见,胰管扩张,不均匀强化。

十二、胰腺常见囊性病变的分析路径

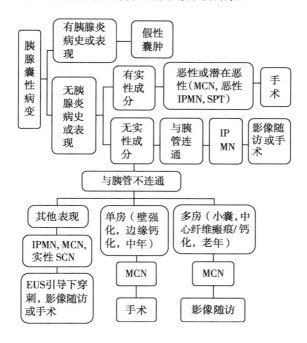

十三、胰腺萎缩病变的鉴别

病变	临床	影像表现
慢性胰腺炎	各种病因引起胰腺组织和功能不可逆改变的慢性炎症性疾病。主要表现为反复发作的上腹部疼痛和胰腺内、外分泌功能不全	腺体萎缩，实质钙化，胰管结石，胰管串珠状扩张
老年性改变	见于老年人，无明显临床症状	老年人，腺体萎缩或脂肪取代，胰管可有轻度扩张
肥胖或糖尿病	见于肥胖者或糖尿病患者（可有糖尿病表现）	显著的脂肪浸润
囊性纤维化	少见，是一种常染色体隐性遗传性疾病	部分有腺体萎缩，胰腺脂肪假性肥大

十四、胰腺神经内分泌肿瘤的分类

①原称为胰岛细胞瘤，约占原发性胰腺肿瘤的3%。
②分功能性和无功能性。无功能性pNENs约占pNENs的75%～85%，功能性pNENs约占20%。
③常见的功能性pNENs包括胰岛素瘤和胃泌素瘤，胰岛素瘤一般位于胰腺，而胃泌素瘤多见于十二指肠或胰腺；其余的功能性pNENs均少见，统称为罕见功能性胰腺神经内分泌肿瘤，包括生长抑素瘤、胰高糖素瘤、生长激素瘤等。

胰腺神经内分泌肿瘤的 WHO 分类及影像表现			
分类	G1：良性或不确定性行为的高分化内分泌肿瘤	G2：低度恶性行为的高分化内分泌肿瘤	G3：高度恶性行为的低分化内分泌癌
功能性	①体积小（<2cm）；②一般为单发；③T₁WI 上呈低信号，T₂WI 上呈高信号；④富血供病变（动脉期及门脉期明显强化）	①体积小（<2cm）；②可有多发；③血管较胰岛素瘤少；④T₁WI 上呈低信号，T₂WI 上呈高信号	① 融合的胰腺肿块；②淋巴结肿大；③无导管阻塞；④与淋巴瘤或转移灶相似；⑤广泛血行和淋巴结转移
无功能性	①体积大，占位效应明显；②一般不侵及邻近血管；③增强扫描呈中度-明显强化；④T₁WI 上呈低信号，T₂WI 上呈高信号	①体积大，占位效应明显；②包埋血管；③无胰管阻塞④ 散在结节样钙化灶⑤ 侵及腹膜后结构；⑥增强扫描均匀强化；⑦T₁WI 上呈低信号，T₂WI 上呈高信号	—

十五、胰腺常见神经内分泌肿瘤的鉴别

项目	胰岛素瘤	胃泌素瘤	胰高血糖素瘤	血管活性肠肽瘤	生长抑素瘤	无功能性肿瘤
相关综合征	Whipple三联征	Zollinger-Ellison综合征	4D综合征（皮炎、糖尿病、深部静脉血栓形成、抑郁）	WDHA综合征（水样腹泻、低血钾、胃酸缺乏）	抑制综合征	无
症状	低血糖、头晕、视力变化、心悸	消化性溃疡、腹泻、食管炎	坏死性游走性红斑、糖尿病和血栓栓塞	大量水泻、消瘦、及低钾血症	糖尿病、脂肪泻、腹泻和胆石症	腹痛、肿块、消瘦
平均大小（cm）	<2	3～4	7～8	5～6	5～6	5～6
病变部位	90%在胰腺内，胰腺内分布较为均匀	25%～60%在胰腺内；90%发生在胃泌素瘤三角区	>90%在胰腺内，更易发生于胰体尾部	90%在胰腺内（胰尾更常见），10%～20%在胰腺外	50%在胰腺内，50%在十二指肠	更易发生于胰头
恶性程度	10%是恶性	60%是恶性，超过60%病例见转移	70%是恶性，超过60%病例见转移	超过75%是恶性，超过70%病例可见转移	50%是恶性，50%病例可见转移	90%是恶性，超过50%病例可见转移
影像表现	均匀、实性、多均匀强化、钙化罕见	均匀、实性、多环状强化、钙化常见	不均匀强化、较大病灶内常有囊变、钙化常见	不均匀强化、较大病灶内常有囊变、钙化常见	不均匀强化、病灶内常有囊变、钙化常见	多变

十六、胰腺常见实性肿块的鉴别

项目	胰腺癌	胰腺内分泌瘤	慢性肿块型胰腺炎	自身免疫性肿块型胰腺炎	转移瘤	淋巴瘤
临床表现	好发于胰头。男>女。腹痛放射到背部;黄疸;体重减轻	好发于胰尾。男女发病无差异。可有内分泌相关表现	好发于胰头。男>女。腹痛,腹胀,黄疸,上腹饱胀,后期脂肪泻,腹泻,营养不良,消瘦等	好发于胰头。男>女。上腹痛,上腹不适,厌食,消瘦,脐周痛及腰背痛等症状	好发于胰头。男>女发病无差异。一般有肿瘤史	好发于胰头。男>女。腹痛,发热,黄疸
影像表现	常<5cm;边界模糊;罕有钙化;强化弱;主胰管扩张	无功能性PET常>5cm,功能性PET较小;边界清楚;20%有钙化;强化早期明显;特征性表现为:明显强化结节	大小无特点;边界模糊;常有钙化;强化不均匀;主胰管狭窄/阻塞狭窄扩张;特征性表现为:实质和导管钙化	边界清楚;无钙化;强化减弱;主胰管不规则狭窄	常<5cm;边界清楚;强化多变,与原发肿瘤一致;胰管通常正常;特征性表现为:恶性肿瘤的广泛改变	常>5cm,平均8cm。边界清楚。中等程度强化,强化均匀。主胰管通常正常。特征性表现为:肾静脉下方淋巴结增大;均匀强化的软组织块状伴有主胰管扩张;缺乏胰腺小叶结构的腺体异常弥漫性增大

十七、胰腺先天性病变的分类

病变	临床	影像特点
环状胰腺	①新生儿型多在出生后1周内发病，表现为急性完全性十二指导肠梗阻；②成人型多表现为十二指肠慢性不完全性梗阻的症状	部分胰腺组织环绕十二指肠降段、环形导管存在
不完全型环状胰腺	可表现为不完全性十二指肠梗阻	"鳄嘴式咬口"表现
异位胰腺	约90%的异位在胃、十二指肠、空肠，多单发。可有消化道出血、溃疡等	中央导管征，脐状凹陷的黏膜下病变，与正常胰腺无解剖上的连接
胰腺发育不全	可为胰的任何部分的缺失，而存留部分代偿性增大	胰腺短缩，背胰发育不全更常见。胰腺远端缺如
分裂胰腺	发育过程中主、副胰管完全未融合或以细的分支胰管的吻合易导致胰腺炎	背侧胰管于胆总管前方经过
胰胆管汇合异常	多见于胆总管囊肿，易并发急性胰腺炎	胰胆管共同通道较长，>15mm
胰管重复畸形	较少见，发病年龄较小	2条主胰管，于胰尾汇合
先天性胰腺囊肿	属于真性囊肿一种，多无症状	CT及MRI表现符合单纯性囊肿的影像表现。多发胰腺囊肿，与VHL综合征及多囊肾相关
胰腺内副脾	常见于胰尾，发生坏死、梗死、外伤出血可出现压迫症状	与脾脏相似的界限清楚的结节
胰腺脂肪替代	肥胖、糖尿病、囊性纤维化及老年人，多见，一般无临床症状	弥漫性或局限性负的CT值，没有胃体位依靠征或小肠体位依靠征

第四节 脾脏、腹膜后病变

一、弥漫性腹膜增厚的鉴别

炎症

急性弥漫性腹膜炎
- ①临床少见，起病急；
- ②腹腔积气积液，腹膜增厚粘连；
- ③肠壁增厚，肠郁张甚或继发粘连性肠梗阻征象，还可继发胸部改变。

结核性腹膜炎
- ①多见于青年，临床较常见，可有低热；
- ②腹水常为中少量；
- ③壁腹膜增厚呈线带状；
- ④肠系膜污垢状改变；
- ⑤大网膜增厚粘连，部分呈饼状改变，强化明显；
- ⑥可伴肠系膜淋巴结肿大。

肿瘤

弥漫性腹膜间皮瘤
- ①临床上罕见；
- ②显著的腹腔积液；
- ③腹膜不规则增厚，板层状改变；
- ④广泛分布的腹膜结节、肿块；
- ⑤腹膜增厚及结节肿块明显强化。

腹膜转移瘤
- ①多见于中老年，常可见腹部原发病灶征象；
- ②多种多样，与原发灶及转移途径有关；
- ③腹水：多为中到大量，局限性（种植转移）；
- ④网膜改变：壁或脏腹膜，增厚、结节，脏器压迹；
- ⑤肠系膜：混浊样、结节样改变；
- ⑥小肠壁增厚和肠管移位；
- ⑦右侧多见（膈下负压及右结肠旁沟）；
- ⑧腹膜增厚出可见强化，与正常腹膜强化不同，可伴腹腔淋巴结肿大。

腹膜假性黏液瘤
- ①较少见，起病慢，有腹胀，中年男性多见；
- ②单或多发囊样肿块，密度似水或略高，可有囊壁，大多厚度一致脏器表面形成扇贝状压迹（典型征象）；
- ③大量黏液性腹水：改变体位无流动部分显示原发灶、腹膜结构受限、淋巴结肿大，有分隔/多房性假腹水。

二、局限性腹膜增厚的鉴别

炎症

肠系膜脂脂膜炎
- ①临床上有腹痛，较少见；
- ②脂肪肿块，肠系膜大血管周围，分界清楚，不强化或轻度强化；
- ③"脂肪环"征，血管周围脂肪密度影围绕，无血管侵犯；
- ④"假包膜"征，边缘条索影（自限性反应）；
- ⑤病变晚期病灶内血管扩张、受压改变少数肿块内囊变、钙化影，肿大淋巴结。

肿瘤 {
　局限性腹膜间皮瘤 {
　　①临床上少见，起病隐匿；
　　②囊实性肿块，囊壁厚薄不均、壁结节；
　　③肿瘤实质性部分明显强化；
　　④一般无远处转移及腹水。
　}
　肠系膜硬纤维瘤 {
　　①临床少见；
　　②边界清楚的软组织肿块，多数较大；
　　③密度可均匀，亦可中心坏死而出现低密度区；
　　④瘤周见纤维组织增生的条索影，呈星芒状；
　　⑤邻近肠管被推移。
　}
　肠系膜淋巴管瘤 {
　　①临床较少见，病灶多较大，多见于成年人；
　　②多房圆形或椭圆形囊状病灶，囊壁菲薄，界限清楚的均匀水样密度肿块；
　　③合并感染或出血CT值可显著升高、密度不均匀；
　　④海绵状型呈软组织肿块，密度不均，界限清楚。
　}
}

三、腹腔及腹膜后病变的鉴别

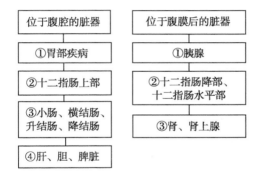

要点	腹腔病变	腹膜后病变
病变来源	多来源于腹膜、肠系膜、肠道	来源于纤维、神经、脂肪组织
临床症状	出现症状早	出现症状较晚
病变大小	可大，但多偏小	多较大
腹主动脉移位	无，巨大病变可有	常见
下腔静脉移位	少见	常见
腰大肌受压	少见	常见
肾、输尿管移位	少见	常见
腰椎受压	少见	常见

四、腹膜后常见良性肿瘤的鉴别

神经纤维瘤
①起源于神经纤维母细胞；
②肿瘤无包膜，可黏液变、囊变、坏死；
③身体任何部位的神经干或神经根；
④CT：在椎管内外呈哑铃状生长，局部骨呈膨胀性或压迫性破坏，肿瘤呈软组织密度，密度低且均匀；
⑤MR：T_1WI 高于肌肉信号强度，T_2WI 为高信号，其内信号不均匀，常合并囊变、坏死。

嗜铬细胞瘤
①起源于交感神经节；
②发生于肾上腺髓质，腹膜后为异位嗜铬细胞瘤；
③CT：实性、囊性、囊实性，多增强明显强化；
④MR：明显长 T_1 长 T_2，增强后快速明显强化。

神经节细胞瘤
①起源于交感神经节。
②境界清楚，有完整包膜；
③多发生于器官间隙；
④CT：多为单发，呈圆形或类圆形，均匀等密度，增强扫描呈轻度强化或不强化，边缘点状钙化；
⑤MR：肿瘤包膜完整，可有囊变坏死，T_2WI 高信号。

五、腹膜后常见恶性肿瘤的鉴别

原发性脂肪肉瘤
①起源于脂肪组织；
②多发生于肾周；
③CT：脂肪为主不均匀肿瘤，其内可见条索状或结节状软组织密度影，增强扫描轻微条索状强化；
④MR：短 T_1 长 T_2，内部有不规则增厚低信号分隔。

成神经细胞瘤
①起源于神经脊细胞；
②部位：肾上腺；
③可有发热、全身不适、体重下降、腹部包块；
④CT：类圆形、不规则形或分叶形实性肿块，密度多不均匀，其内可伴钙化、坏死、囊变，增强扫描不均匀强化；
⑤MR：T_1WI 高信号，T_2WI 明显高信号。

恶性纤维组织
①起源于原始间叶组织；
②多见于：肢体，下肢多见；
③CT：软组织密度，增强扫描一般强化；
④MR：浅分叶或类圆形，稍长或等 T_1 信号，稍长 T_2 信号。

淋巴管瘤
①2 岁以下儿童多见。
②颈部常见，可发生于腹腔、腹膜后腔。
③CT：水样密度，密度均匀，壁薄多房囊状，形态不规则；增强无强化，也可壁均匀轻度强化；
④T_1WI 低、T_2WI 高信号。

脂肪肉瘤
①中老年男性多见。
②多发于腹膜后深部软组织。
③CT：可侵及腹腔，瘤体常巨大，密度不均，可见软组织及脂肪成分；增强强化较明显；
④T_1WI、T_2WI 均呈高信号，信号不甚均匀。

畸胎瘤
①多见于青少年。
②发生于腹腔或腹膜后腔，内有毛发、脂肪、牙齿等成分（成熟型）。
③CT：密度不均，含有脂肪、骨骼、毛发密度，可见分隔（成熟型）；增强扫描软组织明显强化。
④T_1WI、T_2WI 均呈混杂信号，压脂序列脂肪成分呈低信号。

平滑肌肉瘤
①40～60 岁多发，女性多于男性；
②来源于各类平滑肌细胞或其间叶细胞；
③CT：常体积大且形态不规则，可呈分叶状，出血坏死钙化囊变均可见；
④增强呈不均匀强化，大多包膜完整，界限清，当侵犯周围组织时，分界不清，容易侵犯大血管；
⑤T_1WI 低、T_2WI 高信号，信号不均匀。

淋巴瘤
①发热、盗汗，可有腹痛；
②非霍奇金淋巴瘤多发于 50 岁以上，霍奇金淋巴瘤多发生在 15～35 岁；
③CT：腹膜后沿大血管分布的界限清晰的多发肿大淋巴结，伴或不伴有局部融合，形态不规则，密度均匀，出血、坏死、钙化少见；
④增强动脉期无强化，或轻度强化，静脉期轻度或中度持续强化，延迟期病变均匀持续性强化，少数中央坏死的表现为环形强化；
⑤T_1WI 稍低、T_2WI 稍高信号，信号均匀，增强扫描轻中度均匀强化。

纤维组织细胞瘤
①50～70 岁，男性多于女性。
②发于下肢，其次为上肢和腹膜后腔及腹腔。
③CT：病灶一般较大，与周围组织分界清或不清，以坏死、囊变及出血多见，可有团块状钙化；增强实性部分强化程度可中度至明显，轨道样强化为特点。
④T_1WI 低、T_2WI 高信号，信号不均匀。

提示病变位于腹膜后的征象

①扇形或大块融合生长，推压周围肠管使其向周边或一侧移动；

②病变与肾，输尿管关系密切；

③肾周围脂肪轮廓消失；

④肾输尿管受压移位；

⑤病变紧贴腰大肌；

⑥腰大肌团块增宽或受压变形，密度不均；

⑦脂肪轮廓消失。

除上述征象外，多考虑病变位于腹腔内

提示腹腔或腹膜后病变的征象

①神经源性肿瘤位置偏中线脊柱两侧，密度较均匀；

②平滑肌肉瘤肿出现大范围坏死呈低密度，无钙化影；

③肿瘤中出现脂肪密度倾向于脂肪肉瘤；

④婴幼儿和儿童腹膜后肿块为神经母细胞瘤可能性大；

⑤有阵发性高血压，血中 VAM 和儿茶酚胺浓度高，嗜铬细胞瘤诊断明确；

⑥脂肪瘤密度均匀，CT 值始终为负；

⑦畸胎瘤含多种组织成分，肿瘤内 CT 值变化范围较大，尤其当见到骨骼或牙齿影，诊断明确；

⑧肿瘤内出现不规则或点状钙化偏重于恶性纤维组织细胞瘤诊断。

一些影像学间接征象定位线索：

①鸟嘴征；

②器官消失征；

③器官包埋征；

④肿瘤中心位置；

⑤肿瘤供血动脉；

⑥肿瘤界面征；

⑦器官移位征；

⑧血管移位征等，提示病变极有可能来自于腹膜后腔而非腹腔。

六、腹膜腔病变与腹膜后病变

间皮瘤
①常有石棉接触史，恶性者多见于 60～70 岁，腹腔浆膜可累及网膜肠系膜；
②CT：腹膜弥漫增厚或局部肿块，网膜呈饼状肠系膜星芒状增厚；增强：增厚腹膜及结节有强化；
③T_1WI 低、T_2WI 高信号，信号较均匀。

转移瘤
①常来源于卵巢及消化道。
②沿腹膜浆膜转至网膜肠系膜，病灶可为囊性。
③CT：多发小结节或弥漫性腹膜增厚，网膜可呈饼状，70% 伴有腹水；增强：明显强化。
④T_1WI 稍低、T_2WI 较高信号。

假性黏液瘤
①常来源于阑尾及卵巢，中年男性多见。
②好发邻近脏器和肠管表面。
③CT：囊性病变，分叶状，多分隔包裹积液，可见点状钙化；增强：强化不明显。
④T_1WI 低、T_2WI 高信号。

腹腔脓肿
①常有腹膜炎，手术病史。
②好发于膈下、盆腔、肠曲或肠系膜间。
③CT：早期团块状，边界模糊，后期中心液化呈厚壁空洞，可见气体；增强扫描可见环形强化。

结核性腹膜炎
①可伴有肠结核，女性，多见于 20～40 岁。
②好发于腹膜、大网膜、肠系膜淋巴结。
③CT：腹膜轻度增厚，大网膜呈污垢状饼状或结节状，腹腔积液常合并胸腔积液；增强扫描淋巴结呈环形强化。
④T_1WI 低、T_2WI 高信号。

腹膜炎
①多继发于胃肠胆囊穿孔或术后，症状明显。
②好发于腹膜，可累及网膜。
③CT：腹膜增厚，一般结节状增厚少见，可有腹腔渗液或积液，肠管扩张；增强扫描可轻度强化。
④T_1WI 稍低、T_2WI 高信号。

七、胰尾或脾门旁病变的鉴别

胃肠外间质瘤
①无明显临床症状。
②有良恶性之分，不仅发生在消化道也可起源腹腔或腹膜后腔，CD34、CD117强阳性。
③CT：多为单发，肿块较大，呈类圆形或分叶状，易发生囊变、坏死，病灶内较少钙化；增强：实性成分明显强化，坏死囊变区无强化，可表现为条索、分隔样强化，偶可见邻近胃壁同等程度强化。
④T_1WI稍低、T_2WI较高信号，有坏死者信号不均匀。当出现以下征象考虑为恶性；>5cm时侵犯邻近组织发生远处转移。

平滑肌肉瘤
①中年女性多见。
②来源于各类平滑肌细胞或间叶细胞。
③CT：较大直径，一般大于10cm，坏死常见，软组织密度肿块，密度多不均匀；增强后呈不均匀强化，大多包膜完整，界限清，当侵犯周围组织时分界不清，容易侵犯大血管。
④T_1WI低、T_2WI高信号，信号多不均匀。

淋巴瘤
①发热、盗汗，可有腹痛。
②非霍奇金淋巴瘤多发于50岁以上，霍奇金淋巴瘤多发生在15~35岁。
③CT：腹膜后沿大血管分布的界限清晰的多发肿大淋巴结，伴或不伴有局部融合，形态不规则，密度均匀；静脉期轻度或中度持续强化，延迟期病变均匀持续性强化，少数中央坏死可表现为环形强化。
④T_1WI稍低、T_2WI稍高信号，信号多均匀。

巨淋巴细胞增生症（CD）
①30岁左右，50~60岁为发病高峰。
②青年组90%多为透明血管型，中老年组多为浆细胞型及混合型。
③CT：直径<5cm病灶多为等密度，密度低于肌肉及肝脏；直径>5cm病灶呈混杂密度，界限清晰，中心可有纤维瘢痕，显示为低密度，50%边界不清，40%侵犯邻近结构，常有淋巴结转移；增强扫描早期强化程度中等至明显，强化均匀，延迟后消失为其特点。
④T_1WI稍低、T_2WI较高信号，信号多均匀。

八、肾周间隙及邻近部位病变的鉴别

外生性肝血管瘤
①肝海绵状血管瘤是肝脏最常见良性肿瘤，女性多见，生长与雌激素有关。
②多位于肝脏周边部分，由扩张血窦等间叶组织组成；可单发也可多发，大小不等。
③CT：平扫呈圆形、椭圆形边界清楚的低密度区，较大时密度可不均，偶可见不规则钙化、出血。
④增强扫描呈快进慢出表现。
⑤MR：T_1WI 低、T_2WI 明显高信号。

副脾
①多无症状；②为正常脾脏组织，多位于脾门附近、网膜内、胰腺及盆腔内；③CT：圆形、卵圆形边缘光滑锐利，密度均匀与脾脏同等；④增强扫描：与脾脏保持同步同质强化，可见副脾供血分支；⑤MR：各序列信号与正常脾一致。

表皮囊肿
①常由外伤引起或先天存在，无主诉症状；
②CT：类圆形或多房分隔，囊性、出血少见，水样低密度 10～20HU；增强扫描：无强化，但边界显示更清晰。
③MR：T_1WI 低、T_2WI 高信号，信号均匀。

异位嗜铬细胞瘤
①阵发性高血压、头痛、心悸，数分钟缓解。
②90% 以上为良性，多位于主动脉旁、性腺及膀胱附近。
③CT：多为单侧病变，较小时密度均一，较大时易囊变。增强扫描：强化明显。
④T_1WI 稍低、T_2WI 较高信号。

神经鞘瘤
①无症状，较大时可有相应神经压迫症状，20～40 岁成年人多见。
②CT：包膜完整，密度多变，边界清晰，可有邻近椎体骨质破坏；增强扫描：可见延迟强化。
③T_1WI 与 T_2WI 呈混杂信号，椎间孔多可见扩大。

九、腹膜后淋巴结肿大的鉴别（附：常见淋巴引流部位）

淋巴结结核
①多有明确的肺结核或肺外结核病史，中年人多见。
②好发腹膜后，较集中；有液化坏死；淋巴结多钙化。
③CT：多发小类圆形低密度灶，边界清楚。
④环形或多房样强化。
⑤T_1WI 低信号，T_2WI 高信号。

淋巴瘤
①好发于中年男性。
②好发位置：腹膜后淋巴结，多无液化坏死。
③CT：多个圆形、椭圆形分叶状软组织密度肿块。
④强化类型多样化，多为全身淋巴瘤一部分。
⑤T_1WI 较低信号，T_2WI 较高信号，信号均匀。

肿瘤转移
①多见于中老年人。
②好发于腹主动脉周围；可有液化坏死。
③CT：多发结节状、团块状软组织密度肿块，内可见低密度液化坏死区，肿块直径一般大于 1.5cm。
④CT 增强周边强化。
⑤T_1WI 低、T_2WI 高信号，信号多不均匀。
⑥其他器官多可查找到原发病灶。

腹膜后纤维化
①中年人多见，有甲基麦角类药物、手术、放疗史。
②好发于：腹主动脉周围；无液化坏死。
③CT：不规则软组织密度，肿块包裹大血管和输尿管，$L_4 \sim L_5$ 以上输尿管扩张。
④CT 增强不均匀强化。
⑤T_1WI 稍低、T_2WI 稍高信号，形态不规则。

巨淋巴细胞增生症
①好发于青壮年。
②好发于腹膜后；可坏死囊变。
③CT：多数表现为腹膜后密度均匀肿大淋巴结影，出现坏死囊变则信号不均匀，斑点状中心钙化。
④明显强化（血管透明样变），轻度强化（浆细胞类型），肿块周围供血动脉。
⑤T_1WI 稍低、T_2WI 较高信号，信号均匀。

附表：常见淋巴引流部位

胃癌⟶胃大弯区⟶胰腺和脾区⟶胃小弯区
胰腺癌⟶胰周⟶肝动脉⟶腹腔干⟶幽门部⟶脾
肝细胞癌⟶肝十二指肠韧带⟶腔静脉⟶肝动脉
结直肠癌⟶结肠周围⟶直肠周围⟶回结肠淋巴结、升结肠⟶横结肠淋巴结降结肠⟶肠系膜下动脉⟶直肠上（痔）
肾细胞癌⟶肾门⟶腔静脉旁⟶主动脉周围⟶主动脉弓旁

十、脾单、多发斑片状低密度病变的鉴别

脾梗死
① 继发于脾动脉栓塞，多有肝硬化、脾大、血液病；
② 单发或多发不规则斑片状低密度影；
③ CT 增强扫描病灶无强化；
④ MRI 对脾梗死检出较敏感，T_1WI 呈低信号，T_2WI 呈高信号。

淋巴瘤
① 脾原发淋巴瘤很少见，常见于 50 岁以上男性；
② 主要体征为脾大、左上腹部隆起、贫血、消瘦；
③ 单发或多发斑片状低密度，增强无明显强化。
④ 病灶 T_1WI 等或低信号，T_2WI 信号略高或低于脾。

感染
① 少见，多为成年人，病因多为细菌感染；
② 表现为斑片状低密度灶，增强后动脉期及延迟期明显强化；
③ MR：T_1WI 低、T_2WI 高信号。

脾血管肉瘤
① 罕见，50~60 岁多见，主要体征为脾大、腹痛、转移至肝，自发性破裂；
② 单发或多发斑片状低密度灶或混杂密度影，边界不规则，增强后常明显强化；
③ T_1WI 呈低或等信号，T_2WI 呈高信号为主的混杂信号。

十一、脾感染性病变的鉴别

脾脓肿
① 左上腹疼痛，寒战、高热，腹膜刺激征。
② 多见于成年人，儿童多见于免疫力低下者。
③ 单发或多发圆形低密度，脓肿内可见液-气平面；增强脓肿壁环形强化，有些脓肿中央有致密中心，称"靶征"。
④ T_1WI 低、T_2WI 高信号。

脾结核
① 腹痛、发热、盗汗、消瘦、纳差，好发于中青年；
② 在脾内形成结核性肉芽肿，常合并其他脏器结核；
③ 脾大，可见多发大小不等的不规则低密度灶，常可见病灶内或附近有钙化灶或钙化淋巴结；
④ 增强后强化不明显，病灶周围肉芽组织呈环状强化；
⑤ T_1WI 低、T_2WI 高信号。

十二、脾弥漫性肿大病变的鉴别

脾结核
1. 好发于中青年；常合并其他脏器结核；
2. 多发大小不等的不规则低密度灶，常可见病灶内或附近有钙化灶或钙化淋巴结；
3. 增强后强化不明显，病灶周围肉芽组织呈环状强化；
4. T_1WI 低、T_2WI 高信号。

脾血吸虫病
1. 多为中年男性，多有明确疫水接触史；
2. 可有贫血、白细胞和血小板减少等脾亢表现；
3. 脾内可见条形、斑片状、网状影等，部分可见钙化；
4. 增强后无明显强化；
5. T_1WI 低或等信号，T_2WI 高信号。

肝炎后肝硬化脾大
1. 肝脾综合征。
2. CT：脾大伴肝硬化表现。肝缩小，密度不均或降低，外形呈结节状或分叶状改变，肝叶比例失调。多表现为叶萎缩，肝裂增宽，肝门扩大。
3. 可见门脉增宽、食管下段静脉扩张及腹水表现。
4. T_1WI 与 T_2WI 信号尚均匀，易发现小的脾栓塞。

白血病
1. 贫血、发热，急性多见于青少年，慢性多见于老年。
2. 各类型白血病均有脾大，诊断依靠血象和骨髓象。
3. 平扫示脾实质内弥漫性粟粒状低密度影，增强后病灶轻度强化或不强化，呈相对低密度。
4. T_1WI 与 T_2WI 信号可不均匀。

脾淋巴瘤
1. 贫血、发热、肝脾淋巴结大，常见于 50 岁，男性；
2. 各类型白血病均有脾大，诊断依靠血象和骨髓象；
3. 脾内见单发或多发大小不等结节状或小斑片状低密度区，可伴腹水，脾外有增大淋巴结；
4. 单发或多发大小不等结节状或小斑片状长 T_1 长 T_2 信号影；
5. 增强扫描病灶轻度强化。

尼曼-匹克病
1. 贫血；多见于 2 岁以内婴幼儿。
2. 脾内可有孤立单发结节影。
3. 脑部见非特异性脑白质病变，脑萎缩伴脑室系统的 Evacuo 扩大，小脑及胼胝体发育不全。

十三、脾常见良性肿瘤的鉴别

脾囊肿
①左上腹触及肿块，可有腹胀，多见于成人，多单发。
②圆形低密度区，边界光滑；增强病灶不强化。
③T_1WI 低、T_2WI 高信号，边界光滑锐利。

脾血管瘤
①多无症状，多为偶然发现。
②最常见脾良性肿瘤，多发生于成年人。
③边界清晰低密度区；增强由周边逐渐向中央填充；延迟期完全填充与正常脾密度一致。
④T_2WI "灯泡征" 特征性表现，进行性向心性强化。

脾淋巴管瘤
①可无症状或轻微胀痛，少见；
②脾大，液性低密度灶，病灶内可见粗大分隔，增强扫描显示病灶周边及分隔轻度强化；
③T_1WI 大部分囊腔呈低或等信号，T_2WI 高信号，DWI 囊腔实质均匀偏低信号。

脾错构瘤
①多无明显症状，少见；
②脾内低密度实质性占位病灶，轮廓不清，病灶中央可见星状或团块状粗糙钙化，增强后轻中度强化，持续不均匀强化；
③T_1WI 略低、T_2WI 不均匀高信号，不均匀，延迟期较均匀。

十四、腹膜假性黏液瘤与腹腔积液的鉴别

腹膜假性黏液瘤
①胶冻状黏液性腹水，中年男性多见。
②囊性，黏液性团块影，密度略高于一般液体密度，肝脾边缘 "扇贝样" 压迹，腹腔可见散在点状不规则索条状钙化灶，增强后可有边缘强化，大网膜、小网膜不规则增厚，呈 "网膜饼" 样改变。
③T_1WI 低信号，T_2WI 及压脂高信号。

腹腔积液
①一般液体，改变体位有腹水流动；
②腹腔内弥漫性液体，无明显包块，一般液性密度，钙化少见，增强一般无明显强化，不累及腹膜；
③长 T_1 长 T_2 信号影，无分隔或少见分隔，余同 CT 表现。

十五、脾常见恶性肿瘤的鉴别

脾淋巴瘤
①左上腹不适、乏力、纳差；
②最常见，患者多大于 50 岁，男性多于女性；
③脾大，单发或多发大小不等结节状或小斑片状低密度区，可伴腹水，脾外有肿大淋巴结；
④单发或多发大小不等结节状或小斑片状长 T_1 长 T_2 信号影。

脾原发血管肉瘤
①脾迅速增大，伴腹胀、贫血、消瘦等。
②发病率低，多见于成人。
③脾大，脾内单发或多发结节状肿块影，多数为低密度，常有出血或钙化，边界清楚；增强可见簇状多发的强化区。
④T_1WI、T_2WI 局部或弥漫低信号区（出血后含铁质沉积）。

脾粉化肉瘤
①病变部位局部肿块，多见于 61～70 岁；
②恶性程度较高，切除后易复发和转移；
③CT：脾大，内见低密度区，边界欠清晰，增强后强度强化，三期肿块强化均低于正常脾组织；
④瘤灶 T_1WI 低、T_2WI 高信号。

脾转移瘤
①乏力、纳差，一般为多发，少数为单发；多合并肝转移。
②CT：脾无增大或轻度增大；病灶边界清楚且大部分位于脾边缘部；病灶以囊性为主，也可呈囊实性，增强后边缘及实质轻中度强化，来源于卵巢癌、结肠癌和恶性畸胎瘤的偶可见点状钙化；往往伴腹水及其他脏器转移。
③T_1WI 低、T_2WI 高信号，信号均匀。

第九章　泌尿生殖系统

第一节　肾脏病变

一、血尿的原因分析

定义 { 正常人尿液中红细胞含量仅为 0～2/HPF，超过该值即为血尿，分为镜下血尿及肉眼血尿。

分类：分为内科性及外科性血尿。

内科性血尿
- 肾小球性
  - ①原发性肾小球病变：急性、膜增殖性肾小球肾炎，IgA 肾病，局灶节段性肾小球硬化，系膜增殖性肾小球肾炎，抗基底膜肾炎；
  - ②家属遗传性肾病：Alport 综合征，薄基底膜肾病；
  - ③继发性肾小球病变：SLE 肾炎、过敏性紫癜肾炎、乙肝病毒相关性肾炎、溶血性尿毒症综合征、Goodparsture 综合征、Wegener 肉芽肿、特发性冷球蛋白血症、血栓性血小板减少性紫癜、药物性肾炎。
- 非肾小球性
  - 肾实质病变 { ①代谢异常：高尿酸血症、高尿钙尿、高草酸血症；②感染：急慢性肾盂肾炎、结核、巨细胞病毒感染、传单性单核细胞增多症；③家属性：多囊肾、海绵肾；④肾乳头坏死。
  - 肾外病变 { ①凝血功能异常；②外伤；③药物肾外病变性；④膀胱、尿道感染。

外科性血尿
- 结石 { ①肾结石；②输尿管结石；③膀胱结石；④尿道结石。
- 肿瘤
  - ①肾肿瘤：肾实质细胞肿瘤、肾移行细胞肿瘤、肾胚胎性肿瘤、肾间质瘤、转移瘤。
  - ②输尿管肿瘤：移行细胞癌、息肉。
  - ③膀胱肿瘤
    - 上皮性肿瘤 { ①移行细胞癌（原位癌，乳头状瘤）；②乳头状癌；③腺癌或胶样癌；④鳞状细胞癌
    - 非上皮类肿瘤
      - 良性：横纹肌瘤、平滑肌瘤、血管瘤、纤维瘤、畸胎瘤、嗜铬细胞瘤
      - 恶性：横纹肌肉瘤、平滑肌肉瘤、恶性淋巴瘤、恶性黑色素瘤
  - ④前列腺肿瘤：前列腺癌、前列腺肉瘤。
  - ⑤尿道肿瘤：移行上皮癌、鳞状细胞癌。

二、肾脏单发囊性病变的鉴别

病变	好发人群	病理	临床表现	影像表现	增强扫描
单纯性肾囊肿	多见于中年人	单发或多发，多起于肾皮质，少数位于髓质，囊液多透明，钙化少见，部分囊肿可合并出血	一般无症状，大多在体检时发现	圆形或椭圆形，大小不等，单发者多较小，CT水样密度。T₁WI呈低信号，T₂WI呈高信号。信号依出血或感染程度不同而不同	无强化，如果囊肿合并出血或感染，CT显示其内部密度不均匀或呈高密度
肾盂源性囊肿	无性别差异	先天性输尿管芽发育异常形成的囊肿	多无症状，肾功能多正常	圆形或类圆形水样密度灶，边缘光整，内可见钙化灶，直径为2~5cm，可使肾盂、肾盏受压，发病部位多在肾盏远端肾髓质内，可合并结石，结石多较小，可活动，T₁WI低，T₂WI高信号	无强化，有时可见到与肾盏相通的细管影
肾盂旁囊肿	50岁以上多见	既往多有泌尿系感染、便阻或肾结石病史，可能为淋巴管扩张或与慢性炎症有关	可有腰部疼痛不适、血尿、高血压，有的伴有结石	囊肿内边界清楚、均匀、低密度的圆形或类圆形病灶，壁菲薄，肾盏受压变形，可凸向肾门，肾盂受压变形，合并出血和感染时密度可以增高	延迟期可见囊肿周边的肾盂，肾盏内有对比剂进入，囊肿内无对比剂对应

三、肾脏多发囊性病变的鉴别

婴儿型多囊肾

①常染色体隐性遗传，婴儿型多囊肾生存期不长，若存活至青少年期称为青少年型。

②集合管的发育异常、弥漫扩张，常伴有肝纤维化。婴儿型以肾囊性改变为主，青少年型以肝纤维化为主。

③出生时或不久即发现腹膨隆，双肾区可触及包块，可有明显氮质血症，可因肝纤维化而出现门脉高压。

④双肾肿大，外形保持，皮髓质分界不清，肾内无数直径为 1~2cm 的小囊肿。存活至青少年者可见肝内小胆管扩张、肝硬化及门脉高压征象。

⑤肾实质期增强，可见放射状分布的条状高密度影，由内向外达肾表面。

成人型多囊肾

①常染色体显性遗传，多为 16 号染色体短臂异常所致；

②肾小管和肾单位的发育异常，囊肿间有正常肾实质，双肾受累，随年龄增长进行性增大，直至肾衰；

③系多系统疾病，常见为腰背及上腹部胀痛、钝痛或绞痛及血尿，40 岁以后常有进行性高血压及肾衰竭，可伴有肝、胰腺、脾囊肿和结肠憩室，腹股沟疝；

④双肾多发大小不等的圆形或卵圆形薄壁囊肿，呈蜂窝状，囊肿间及囊肿与肾盂间互不相通；

⑤肾实质较明显强化，囊肿无强化，囊壁轻度强化。

囊性肾瘤

①多见于 2 岁以下男童，5 岁以下及 50~60 岁女性。

②罕见的原因不明的良性肾肿瘤，是一种由上皮和间质构成的良性囊性新生物。

③起病隐匿，多表现为腹部包块，肉眼可见血尿。

④边界清楚的多房囊状病变，向内可压迫肾盂；

⑤囊内分隔呈线样，轻至中度渐进性强化。

髓质海绵肾

①多见于中年女性；常见症状为腰痛、血尿、尿结石。

②为先天性髓质囊性病变，集合管形成中断，髓质锥体部集合管远端的柱状或囊状扩张，其内可见钙盐沉积。

③多累及双肾，典型者呈花束状排列，中度时肾锥体部多发斑点状钙化或结石，散在分布或簇集成团，重度可见髓质集合管囊状扩张，呈扇状分布。

④皮髓质分界清楚，扩张的集合管内可见对比剂聚集。

髓质囊性病	①成人型为常染色体显性遗传，儿童型称为青少年肾消耗病-髓质囊性病、家族性少年肾单位肾结核； ②髓质或皮髓质交界部位肾小管囊性扩张，其余肾组织肾小球数目减少、肾小管萎缩和明显间质纤维化； ③青少年患者，以多尿、贫血、慢性肾功能不全、智力低下和发育迟缓为主，成年患者无智力障碍和贫血； ④多为双肾受累，肾体积正常或缩小，皮质变薄，髓质密度减低，并多发小囊肿位于髓质及皮髓交界部。
多囊性肾发育不良	①单侧型者多见，婴儿期发病，男性多常见，双侧型多夭折； ②肾形态失常，由成簇大小不同、数目不等的囊所替代，囊间由疏松结缔组织连接，内有岛状肾组织和软骨灶； ③常因腹部扪及肿块而就诊，若对侧无肾畸形或畸形不严重，则总的肾功能可正常； ④正常肾影消失，大小不一的囊肿呈葡萄串样，伴厚薄不一的分隔，部分囊肿越过中线伸展至对侧； ⑤无明显强化，或囊间壁处密度稍高。
获得性肾囊肿	①因肾衰而进行透析治疗过程中肾出现的囊肿； ②与肾单位减少有关，导致产生促肾因子时肾小球、肾小管和集合管增生，造成管腔梗阻而形成囊肿； ③不仅在透析患者中，即使在未行透析的氮质血症患者中也可出现，可出现在原有肾也可出现在移植肾上，透析患者中发病率与透析时间呈正相关； ④与多发性肾囊肿相似，肾缩小或正常，双肾皮髓质多发小囊肿，可并发囊肿内出血或囊壁钙化； ⑤囊壁厚且分隔或实性成分强化，应疑为癌变。
VHL综合征	①常染色体显性遗传病； ②多发性、多器官性良恶性肿瘤综合征，累及的器官包括脑、脊髓、视网膜、胰腺、肾、肾上腺等； ③中枢神经系统及视网膜见血管细胞瘤、胰腺囊肿、嗜铬细胞瘤等，肾病变包括肾囊肿和肾细胞瘤； ④双侧肾皮质为主的多发囊肿，单纯性囊肿表现为边界清楚、圆形、薄壁、无强化的水样密度病变，复杂性囊肿不规则，有分隔、少量钙化、密度稍高； ⑤囊肿和囊壁无强化。
结节性硬化	①结节性硬化中肾病变的发生仅次于神经系统，多为肾血管平滑肌脂肪瘤或肾囊肿，两者也可同时发生。 ②一般有高血压、血尿、肾衰竭等，可先于结节性硬化典型临床表现之前出现，也可是本病唯一表现。 ③大部分为多发和双侧性的，双肾常增大。囊肿的囊壁清晰，CT值接近水的密度。一般囊肿的大小和数量随时间推移而增大和增多。

四、肾脏囊性病变的 Bosniak 分型

Bosniak 分型	CT 表现
Ⅰ级，单纯性囊肿，良性	①类圆形，无壁；②均匀水样密度灶（CT 值0～20HU）；③边界清晰，边缘光滑锐利；④增强扫描无强化
Ⅱ级，轻微复杂性囊肿，良性（包括分隔性囊肿、微小钙化囊肿、感染性囊肿、高密度囊肿）	①囊壁薄而均匀，分隔少（<2）而细小（<1mm）且规则；②囊壁或分隔可有细小钙化；③囊壁或分隔可有轻微强化
Ⅲ级，较复杂性囊肿，不定性，包括良性及恶性（如多房囊性肾瘤、复杂分隔性囊肿、慢性感染性囊肿、钙化性囊肿；囊性肾癌）	①囊壁或分隔厚（>1mm）且不规则；②分隔增多（≥3 个）；③囊壁或分隔可有钙化，钙化较多，囊壁可有较小的实性成分；④分隔或囊壁强化明显；⑤部分是良性病变
Ⅳ级，明确的恶性囊性肿物，主要是囊性肾癌	①具有Ⅲ级囊肿的特点；②邻近囊壁或分隔有独立存在的软组织成分

说明：Ⅰ、Ⅱ级为良性，无须手术及随访，Ⅲ、Ⅳ级需要手术切除。Ⅰ、Ⅳ级 CT 表现相对特异，诊断容易，但有部分病灶不能准确划分为Ⅱ级或Ⅲ级。为此，Bosniak 于 1993 年提出中等复杂囊肿ⅡF 级（F-fallow up 随访）。CT 诊断标准：①囊壁及分隔均匀增厚；②钙化增多；③囊壁及分隔可有轻度强化；④直径≥3cm 的并且完全位于肾实质内的高密度囊肿。病灶同时具备Ⅱ级和Ⅲ级的部分特征，又不满足Ⅱ级或Ⅲ级的诊断标准，需要随访以明确其生物学行为

五、多囊肾与多发性肾囊肿的鉴别

项目	多囊肾	多发性肾囊肿
症状	早期无症状，随年龄增大症状渐显，主要表现为腰胀、乏力，中年后进行性加重，最后肾衰	多无症状，少数囊肿者可有腰胀
家族史	1/3 ~ 1/2 有家族遗传倾向	无
病因	先天性，常染色体遗传病	后天性，可能与退行变有关
发病年龄	多在 50 岁以下	多在 50 岁以上
囊肿部位	绝大多数为双侧，偶见于单侧	双侧，少数为单侧
囊肿大小	大小接近	大小差别可大
囊肿分布	皮质、髓质同时受累	多发于皮质内
肾体积改变	明显增大	增大不明显
囊肿数目	不可数	一般可数
囊间肾组织	发育不正常，不增强	发育正常，可增强
肾盂、肾盏改变	受压变形明显	受压变形不明显
肾功能改变	障碍，逐渐加重	正常
合并肝囊肿	1/3 ~ 1/2 合并肝囊肿	多不合并肝囊肿
增强扫描	肾实质强化不明显	肾实质正常强化
肾盂延迟显影	不显影	肾盂、肾盏正常显影

六、肾脏感染性病变的鉴别

急性细菌性肾盂肾炎

①高热，腰痛，排尿困难，尿频、尿急、脓尿，大量白细胞，细菌培养阳性，感染性血象增高等。

②细菌内毒素可封闭平滑肌内的 α 交感神经而抑制输尿管蠕动形成功能性梗阻，阻止尿液引流，肾盂压力增高，细菌自肾乳头的肾小管进入，形成间质炎症，引起局部缺血与肾小管液体流动减慢。

③CT：A. 局灶型：平扫密度改变一般不明显，病灶和相邻肾实质常呈等密度，部分可呈略低密度，如伴出血则呈高密度，相邻肾周脂肪囊常受累，边缘不清，部分可有渗出积液；B. 弥漫型：肾脏增大，轮廓欠光整，肾功能可轻度下降，肾皮髓质交界相延迟，如伴出血整个肾脏密度均增高，可同时伴肾盂输尿管积血。

④MR：T_1WI 低、T_2WI 高信号，增强扫描病灶中度到明显的强化，边界清楚。

慢性肾盂肾炎

①反复感染形成的慢性活动性炎症或既往急性肾盂肾炎未愈的稳定状态，可并发高血压。

②肾脏瘢痕形成，肾皮质萎缩，肾盏扭曲。

③CT：肾脏萎缩，轮廓不规则，肾皮质变薄，肾盏扭曲、拉长，肾盏棒样改变，较严重者其内的纤维瘢痕组织呈略低密度，有时可显示肾内的纤维瘢痕组织和萎缩凹陷的皮质缘相连。肾窦脂肪增生，严重萎缩是周围的肾实质可代偿增生呈"假肿瘤征"。

④MRI：肾萎缩，水成像示肾盏变形、拉长等。

气肿性肾盂肾炎

①少见，多见于未能控制的糖尿病患者，少见于免疫抑制或尿路梗阻患者；

②常为大肠杆菌、肺炎克雷白杆菌或变形杆菌等产气菌感染，可迅速破坏肾实质；

③CT：肾肿大，肾实质破坏，肾内小泡状或线样气体及肾盂积液，可形成气液平面，可伴肾实质脓肿及肾周积液、积脓。

气肿性肾盂炎

①感染局限于肾盂内，常见于糖尿病患者。爆发型败血症死亡率很高；

②CT：气体位于肾盂、肾盏及输尿管内，可形成气液平面，肾实质内无气体。

肾积脓
①多与尿路梗阻相关，如结石、坏死等致输尿管缩窄继发感染。可出现感染性休克及肾功能减退。
②CT：肾盂壁增厚 >2cm，实质或肾周炎性改变，收集系统扩张梗阻，液体密度较高，对比剂漂浮于上层，呈分层状。

黄色肉芽肿性肾盂肾炎
①为破坏性肉芽肿性病变。
②肾实质破坏，由富含脂质的细胞（泡沫细胞）所取代，伴纤维组织增生。
③CT：肾脏增大，无功能，收缩的肾盂内中央性结石，肾盏扩张，肾周脂肪炎性渗出。严重者可有腰大肌脓肿或瘘（肾皮肤或肾结肠瘘）形成；少数只累及上半肾或下半肾时类似肾脓肿。肾盂内罕见气体。

肾结核
①绝大多数来自血行播散，症状不典型，可表现为低热、不适、乏力，尿频、尿痛、血尿；血尿细菌培养阴性。
②结核菌经血行到达肾后形成肉芽，可数年不活动，一旦因抵抗力低而活动，则播散到肾髓质，直接累及肾乳头，蔓延到收集系统，出现纤维化，可出现钙化。
③IVP：早期无异常表现，肾实质空洞与肾小盏相通时，显示小盏外侧一团对比剂与小盏相连，肾盏肾盂呈虫蚀状改变为典型；病变进展造成肾盂肾盏积脓时，肾脏不显影，逆行尿路造影肾盂、肾盏共同形成一扩大的空腔。
④CT：早期表现为肾实质内低密度灶，边缘不整，增强可有对比剂进入；晚期可见肾盂、肾盏扩张，呈多个囊状低密度影，钙化表现为不规则高密度影。
⑤MRI：肾实质的脓肿，长 T_1 长 T_2 信号，肾盂、肾盏扩张表现囊状长 T_1 长 T_2 信号影。

软化斑
①是组织对慢性炎性的异常反应，多见于反复尿路感染者，临床少见；
②表现与黄色肉芽肿性肾盂肾炎类似，为非肿瘤性占位性改变；
③CT：肾肿大，但外形大致正常，肾实质多灶性低密度影，增强扫描排泄期肾盂内结节状充盈缺损，无强化；
④MRI：肾内多灶性长 T_1 长 T_2 信号影，水成像示肾盂内结节状充盈缺损。

七、肾脏肿瘤的 WHO 病理新分类（2016 版）

2016 版 WHO 肾脏肿瘤分类纳入了 6 种新的肾细胞癌亚型，另有 4 种尚未充分认识的肿瘤列为暂定的肾细胞癌亚型。

2016 版 WHO 新增肾细胞癌和暂定肾细胞癌亚型

新增亚型：①遗传性平滑肌瘤病和肾细胞癌综合征相关性肾细胞癌；②MiT 家族易位性肾细胞癌［Xp11 易位性肾细胞癌和 t（6；11）肾细胞癌］；③琥珀酸脱氢酶缺陷相关性肾细胞癌；④管状囊性肾细胞癌；⑤获得性囊性肾疾病相关性肾细胞癌；⑥透明细胞乳头状肾细胞癌。

暂定亚型：①神经母细胞瘤相关性嗜酸细胞性肾细胞癌；②甲状腺滤泡样肾细胞癌；③间变性淋巴瘤激酶易位的肾细胞癌；④伴有平滑肌瘤样间质的肾细胞癌。

已知肾脏肿瘤的新认识

1）肾透明细胞癌： 薄壁血管网和透明细胞为特点。

2）多房性囊性肾细胞癌： 更名为低度恶性潜能多房性囊性肾肿瘤。

3）肾细胞癌： 第二常见的肾细胞癌。

4）嫌色细胞肾细胞癌： 一小部分肿瘤的组织学形态同时和嗜酸细胞腺癌及嫌色细胞肾细胞癌重叠，这部分肿瘤称之为杂合性嗜酸细胞/嫌色细胞肾肿瘤。

5）集合管癌： 侵袭性恶性肿瘤，病变累及肾髓质，明显的小管样形态，间质促结缔组织增生，高级别细胞学特征，浸润性生长，无伴随其它类型的肾细胞癌或尿路上皮癌。

6）髓质癌： 高度侵袭性恶性肿瘤。

7）未分类肾细胞癌（低级别/分期和高级别/分期肾癌）；

8）乳头状腺瘤： 常伴随长时间血透、获得性囊性肾病及终末肾。肿瘤无包膜，核分级为低级别。

9）后肾性腺瘤： 女性常见。

10）幼年性囊性肾瘤： 一种独立的幼年性囊性肾肿瘤，多见 1 岁内女性婴幼儿。肿瘤完全由大小不等的囊腔构成，囊壁间为纤细的纤维间隔，局灶可富于细胞，也可见分化较好的小管。无膨胀性生长的实体结节。囊腔衬覆扁平、立方或靴钉样上皮，也可无上皮衬覆。

11）透明细胞肉瘤： 儿童好发，罕见恶性肿瘤，起源不明。

12）肾横纹肌样瘤： 2 岁以内好发，为高度恶性肿瘤。

13）上皮样血管平滑肌脂肪瘤： 上皮样细胞成分比例定义为至少含有 80% 以上，但恶性标准尚不能界定和统一。

14）血管母细胞瘤： 肾间叶新增肿瘤，肿瘤生物学行为良性。

15）混合性上皮间质肿瘤： 囊性成分为主的成人囊性肾瘤和以不同比例上皮和间质成分为特点的混合性上皮间质肿瘤，均好发于绝经前中年女性，有相似年龄特征、重叠的组织学特点和免疫表型特征以及相似基因表达谱。

八、肾癌的 TNM 分期

2010 年 AJCC 肾癌 TNM 分期

分期		标准
原发肿瘤（T）		
Tx		原发肿瘤无法评估
T$_0$		无原发肿瘤的证据
T$_1$		肿瘤局限于肾脏，最大径≤7cm
	T$_{1a}$	肿瘤最大径≤4cm
	T$_{1b}$	4cm＜肿瘤最大径≤7cm
T$_2$		肿瘤局限于肾脏，最大径＞7cm
	T$_{2a}$	7cm＜肿瘤最大径≤10cm
	T$_{2b}$	肿瘤局限于肾脏，最大径＞10cm
T$_3$		肿瘤侵及大静脉或肾周围组织，但未累及同侧肾上腺，也未超过肾周围筋膜
	T$_{3a}$	肿瘤侵及肾静脉内或肾静脉分支的肾段静脉（含肌层的静脉）或侵犯肾周围脂肪和（或）肾窦脂肪（肾盂旁脂肪），但是未超过肾周围筋膜
	T$_{3b}$	肿瘤侵及横膈膜下的下腔静脉
	T$_{3c}$	肿瘤侵及横膈膜上的下腔静脉或侵及下腔静脉壁
T$_4$		肿瘤侵及肾周筋膜，包括侵及邻近肿瘤的同侧肾上腺
区域淋巴结（N）		
N$_X$		区域淋巴结无法评估
N$_0$		没有区域淋巴结转移
N$_1$		区域淋巴结转移
远处转移（M）		
M$_0$		无远处转移
M$_1$		有远处转移

2010 年 AJCC 肾癌分期组合

分期	肿瘤情况		
I 期	T$_1$	N$_0$	M$_0$
II 期	T$_2$	N$_0$	M$_0$
III 期	T$_3$	N$_0$ 或 N$_1$	M$_0$
	T$_1$、T$_2$	N$_1$	M$_0$
IV期	T$_4$	任何 N	M$_0$
	任何 T	任何 N	M$_1$

九、移植肾的影像评价

内科并发症

急慢性排斥反应

①超声：移植肾肿大，皮、髓质分界模糊，肾窦回声减弱，尿路上皮增厚，肾柱髓质部明显低回声，而非均质增强回声区提示出血灶。CDPI是超声检查研究的热点，超声检查是目前移植肾主要的影像学评价手段。

②MRI：移植肾外形圆隆、增大，肾窦脂肪减少，CMD（皮髓质分界）模糊、消失。其病理基础是肾皮质内肾小球及间质细胞浸润和水肿引起 T_1 延长，T_1WI 上信号降低，致 CMD 模糊甚至消失。间质水肿及收集系统扩张所形成的压迫或排异反应的直接破坏，均可使肾内血管减少及消失。组织缺血可致肾窦脂肪减少。DWI、PWI 和 ASL 可用于移植肾急性排异反应的评价。尚处于初步研究阶段。DSA、CT的对比剂对肾脏有不良反应，很少用于移植肾急性排异反应。

急性肾小管坏死

①CT：平扫多无异常表现，增强扫描有的可见髓质结构较模糊。

②MRI：由于肾小管坏死使水含量升高致髓质 T_1WI 延长，CMD 清楚，随着髓质病变的发展可进一步引起皮质血灌注量减低致皮质水含量亦升高，T_1 也延长，结果使 CMD 模糊、消失。增强扫描有时可见髓质结构不清。

外科并发症

肾动脉狭窄

①CT：CTA 可明确移植肾血管狭窄的部位及程度。可联合使用 MPR、VR、MPVR、CPR、MIP、VP 等三维重建技术观察肾血管吻合口、肾动脉情况。

②MRI：MRA 不如 CTA。

③DSA：是明确移植肾血管狭窄或闭塞的金标准，同时可行球囊扩张或支架治疗。

输尿管狭窄

①IVP：可了解移植肾功能及肾盂输尿管积水情况，如果肾脏无功能则不能观察肾盂、输尿管情况。②MRI：能观察肾盂、肾盏积水扩张情况，MRU 能显示移植肾输尿管的狭窄及扩张部位，还能观察到输尿管壁增厚等情况。

十、单侧肾上腺病变的鉴别

囊肿
①分内皮性囊肿、上皮性囊肿、假性囊肿和寄生虫性囊肿；
②单房或多房，类圆形，囊壁薄而均匀，囊壁及分隔可强化。T_1WI 低、T_2WI 高信号。

血肿
①分自发性与外伤性血肿；
②早期平扫呈高密度，陈旧性可钙化；
③依出血量及出血时间不同而信号不同。

髓样脂肪瘤
①由成熟的脂肪组织和骨髓造血组织组成，很少出现临床症状。
②CT：含脂肪密度肿块而又无增强征象是特征性 CT 表现。
③瘤灶 T_1WI 和 T_2WI 均呈高信号，信号不均匀。

腺瘤

Cushing 腺瘤
①多见于中年女性，向心性肥胖、皮肤紫纹、痤疮、高血压。
②CT：孤立性圆形或椭圆形，边界清，2～3cm 水样均匀密度，极少钙化，轻至中度强化，对侧或肿块侧残存腺体萎缩。
③T_1WI 略低、T_2WI 较高信号，压脂序列其信号减低。

Conn 腺瘤
①40～70 岁多见，单侧性，多为无功能。
②圆形或椭圆形，边界清，可见包膜，混杂密度，约 30% 可见钙化。
③T_1WI 稍低、T_2WI 稍高信号，信号不甚均匀。

无功能腺瘤
少见，多见于成年人。多为良性，少数具有潜在恶性，通常 <3cm，富含脂质。多为类圆形密度或信号多均匀，边缘清楚，增强扫描较均匀，轻中度强化。

嗜铬细胞瘤
①临床上有阵发性高血压，常伴头痛、心悸、多汗三联征。
②CT：圆形或椭圆形肿块，通常 3～5cm，较大者可坏死、囊变，增强不均匀明显强化。
③T_1WI 稍低、T_2WI 高信号，信号均匀或不均匀。

神经母细胞瘤
①恶性，通常 <3 岁；
②多坏死、囊变、钙化，分叶或形态不规则；
③密度多不均匀，增强扫描不均匀强化；
④T_1WI 呈不均匀低信号，T_2WI 呈不均匀高信号。

神经节细胞瘤
①可见于任何年龄，但多见于 10 岁以下儿童。有时可触及腹部包块，其他临床症状不明显。
②CT：圆形、椭圆形或分叶，2～10cm，可包绕血管。
③MR：T_1WI 以低信号为主，T_2WI 呈均匀或不均匀高信号，信号强度与肿瘤的细胞和纤维成分有关。增强扫描呈均匀或不均匀显著强化。

<table>
<tr><td rowspan="1">皮质癌</td><td>①多见于中年人，分为功能性和无功能性肾上腺皮质癌。
②表现为不规则、分叶，瘤内出血、坏死，30% 合并钙化，可有周围组织浸润、转移等征象。
③Ⅰ期直径 <5cm；Ⅱ期直径 >5cm；Ⅲ期为局限性的周围脂肪间隙浸润或局部淋巴结增大；Ⅳ期为周围器官的浸润或远处转移。</td></tr>
</table>

十一、双侧肾上腺病变的鉴别

结核	临床	由血行播散所致，常先有其他部位结核，早期腺体肿胀、干酪样坏死或肉芽肿病变，晚期有不同程度腺体萎缩、纤维化和钙化。乏力、消瘦、皮肤色素沉着、恶心、呕吐、低血压。
	影像分期	Ⅰ期：肾上腺增大，仍可见分支结构； Ⅱ期：肾上腺明显增大，形态不规则或形成肿块，钙化粗糙，中心不均匀； Ⅲ期：肾上腺萎缩，体积明显缩小，致密斑块状钙化，与周围组织有广泛粘连和纤维化。
增生	弥漫性	外形及密度保持正常，侧肢厚度 >10mm，面积 >150mm^2。
	结节状	①伴有单侧或双侧肾上腺增大； ②同侧可有数个结节，结节直径通常 <15mm； ③患者 ACTH 水平通常较高。
淋巴瘤		①主要是弥漫性霍奇金淋巴瘤累及肾上腺，并且以 B 细胞型和 T 细胞型多见，临床表现缺乏特异性，可表现为腹痛和腹部肿块，伴乏力或低热； ②CT 多表现为单侧或双侧均质较大的软组织肿块或弥漫性肾上腺肿大，典型者呈均一低密度，边界清楚； ③T_1WI 较低、T_2WI 较高信号，信号均匀； ④增强扫描呈均匀性轻—中度强化。
转移瘤		①肾上腺是恶性肿瘤最容易转移的部位之一，在血行转移中居第四位，多发生于髓质。有原发瘤病史，最常见为肺癌。 ②大小不等，1～10cm，50% 为双侧性，实性不规则肿块，密度均匀，CT 值接近或高于正常肌肉密度。 ③较小者密度均匀，较大者可有坏死，中央呈不规则低密度影，出血后呈高低混杂密度，增强后肿瘤呈中度或明显的均匀或不均匀强化，也可见边缘呈厚壁或结节状强化，较大的肿瘤可侵犯周围结构。 ④T_1WI 低信号、T_2WI 较高信号，信号不均匀。

十二、肾上腺囊性病变的鉴别

非肿瘤性病变

- **概述**：可分为肿瘤源性和非肿瘤源性两大类。肿瘤源性囊性病变，即肿瘤囊性变，包括嗜铬细胞瘤、原发性肾上腺癌、肾上腺转移性肿瘤、肾上腺神经鞘瘤囊变等，最常见于嗜铬细胞瘤。非肿瘤源性囊性病变包括来源于上皮组织的真性囊肿、出血形成的假囊肿、感染性病变。

- **上皮性囊肿**
  - CT：圆形或椭圆形低密度肿块，壁菲薄，厚度 < 1mm，内外壁光整，偶可见囊壁薄层钙化，囊内容物一般为液体成分，密度均匀，无壁结节。
  - MR：呈均匀长 T_1、T_2 信号，增强扫描无强化，弥散呈低信号。

- **非肿瘤性假性囊肿**
  - CT：呈圆形或椭圆形，边界清楚，平扫囊内呈均匀低密度。
  - MR：均匀长 T_1、T_2 信号，无分隔，囊壁薄而光滑。

- **囊性淋巴管瘤**
  - CT：边界清晰，CT 值约为 – 15 ~ 5HU，增强扫描囊壁轻度强化。
  - MR：轮廓清晰，增强扫描囊壁及间隔轻度强化。

- **肾上腺血肿**
  - CT：平扫 CT 值约为 20 ~ 80HU，增强扫描肿块内未见明显强化。
  - MR：其内由于出血的原因，信号不均匀，增强扫描同 CT。

肿瘤性病变

- **嗜铬细胞瘤**
  - CT：肾上腺囊实性占位，边界较清，形态规则。
  - MR：信号不均匀囊实性占位，增强扫描实性部分强化明显。

- **皮质腺瘤**
  - CT：病变呈椭圆形，边界清楚，形态规则。
  - MR：增强扫描实性部分强化。

- **皮质腺癌**
  - CT：形态不规则，边缘模糊，密度不均，可见坏死。
  - MR：增强扫描不均匀强化。

- **神经纤维瘤**
  - CT：不规则形肿块，平扫 CT 值约 25HU。
  - MR：增强扫描肿块不均匀强化。

- **肾上腺转移瘤**
  - CT：肿块一般不大，密度稍低，但较均匀。
  - MR：增强扫描强化不明显或呈不规则环状强化。

十三、肾盂常见肿瘤性与感染性病变的鉴别

肾盂癌

①好发于中老年人，男多于女，可同时发生于同侧输尿管或膀胱，早期表现为间歇性无痛血尿，常无肿物或疼痛。

②CT：可分为盂内型：平扫可见软组织肿块（CT值20～45HU）充填肾盂盂门区，肾窦脂肪影变窄或消失，常伴有肾盂积水表现；增强延迟扫描可见肿块轻度强化。盂壁浸润型：可见肾盂巨大结石和重度肾盂积水的表现外，也可见盂壁或伴有输尿管壁的不规则增厚或扁平肿块；增强后扫描盂壁及肿块可有强化，若邻近肾实质内出现边界模糊的低密度区表示累及肾实质。

③MR：早期多无异常征象，瘤灶较大时，多为不规则结节状或肿块影，T_1WI 等、T_2WI 稍高信号，多可见相应的尿路梗阻征象。

急性肾盂肾炎

①高热，一侧或双侧腰痛，排尿困难，尿频、尿急。实验室检查有脓尿，大量白细胞，细菌培养阳性，感染性血象增高等。

②CT平扫可见病灶表现为等或略低密度影。增强扫描表现为边界不清，楔形或圆形未强化区；可合并肾脓肿及包膜下脓肿；全肾或局部增大；肾周围脂肪内见条絮状影及肾周筋膜不同程度增厚。

③MR：肾体积局限性或全肾增大，肾实质增厚，皮髓质分界不清楚。肾内可见单发或多发楔形或圆形 T_1WI 低、T_2WI 高信号影。

黄色肉芽肿性肾盂肾炎

①病因不明，女性多见，常有结石病史，临床上表现为反复低热、腰痛、肾区痛性包块及白细胞计数增高。病变多为单侧。

②CT可显示肾内多个结节状或较大肿块样低密度病灶，并可见肾盂或集合管系统的结石和钙化灶；也可表现为肾的一极增大变形或局限性肾肿块，等密度或略高密度，但增强后强化不明显；有时可侵犯肾周间隙和腰大肌。

③MR：肾体积增大，肾实质内可见多发性 T_1WI 与 T_2WI 均为混杂的信号影。T_1WI 以低信号为主，T_2WI 以高信号为主。

十四、肾脏良恶性肿瘤的鉴别

项目	良性肿瘤	恶性肿瘤
年龄	一般较年轻	年龄偏大
性别	男女无差异	男性多见
临床症状	无明显症状,肿瘤较大时可有压迫症状	腰痛、血尿、肾功能下降等
分化程度	分化程度较高,异型性小	分化程度较低,异型性大
核分裂象	核分裂象少见,一般无病理性的核分裂象	核分裂象多见,并可见病理性的核分裂象
生长速度	缓慢	迅速,与分化程度有关
生长方式	膨胀性生长或外生性生长	外生性生长或浸润性生长
继发改变	少见	常见,如出血、坏死、溃疡形成等
短期变化	变化较小	短期内可有变化
增强	与肾实质相似或轻度强化,慢进慢出	明显强化,有出血或坏死时强化不均匀,快进快出
腹膜后淋巴结肿大	无	有
转移	不转移	常伴发远处转移
复发	不复发或很少复发	容易复发
对机体的影响	对机体影响较小,以局部压迫症状为主	对机体影响较大,破坏原发部位和转移部位的组织,坏死、感染、出血、恶病质等
静脉栓塞	无	常见
邻近血管	无明显变化	增多、增粗
动静脉瘘	无	可有

第二节 膀胱、前列腺病变与小儿腹部肿瘤

一、膀胱常见单发、多发结节状病变的鉴别

膀胱结节
- 单发
  - ①膀胱癌：好发于膀胱侧壁及三角区，乳头状、菜花状及不规则肿块，与膀胱壁分界不清，增强早期明显强化。
  - ②膀胱副神经节瘤：好发于膀胱三角区，密度均匀，瘤体小，边缘光滑，可有钙化，增强后明显强化。
  - ③前列腺增生：膀胱底部有边缘光滑的半球样压迹，膀胱壁结构完整。
  - ④膀胱血块：形态不规则，位于膀胱底部，随体位移动，无强化，血块与膀胱壁之间有尿液间隔。短期复查可变小或消失
- 多发
  - ①多发膀胱癌；
  - ②膀胱多发憩室：常有下尿路梗阻，膀胱向外突出的囊袋状结构，有较小的颈部与膀胱相通。

二、膀胱壁常见局限性、弥漫性增厚病变的鉴别

局限性增厚
- ①膀胱癌：边缘不规则，边界不清晰，增强早期明显强化，可有膀胱壁和周围脂肪及器官侵犯；
- ②腺性膀胱炎：与膀胱癌鉴别困难，与膀胱癌不同的是其病灶表面较光滑，病变范围大，强化程度轻；
- ③前列腺增生：老年男性，膀胱底部有边缘光滑的半球样压迹，膀胱壁结构完整。

弥漫性壁均匀性增厚
急性膀胱炎：
- ①多见于成人，症状典型，诊断不难；
- ②影像学检查仅见膀胱壁轻度弥漫性增厚；
- ③增强扫描可见膀胱壁轻度强化。

弥漫性壁不均匀增厚
- ①慢性膀胱炎：形成膀胱小梁、假性憩室；
- ②下尿路梗阻：前列腺增生、尿道狭窄，两侧输尿管扩张、反流；
- ③膀胱结核：膀胱缩小，可有钙化，伴肾、输尿管结核；
- ④弥漫性膀胱癌：膀胱壁不规则增厚，增强后明显强化，邻近组织侵犯。

三、膀胱癌 TNM 分期

T（原发肿瘤）	
Tx	原发肿瘤无法评估
T$_0$	无原发肿瘤证据
Ta	非浸润性乳头状癌
Tis	原位癌（"扁平癌"）
T$_1$	肿瘤侵入上皮下结缔组织
T$_2$	肿瘤侵犯肌层
T$_{2a}$	肿瘤侵犯浅肌层（内侧半）
T$_{2b}$	肿瘤侵犯深肌层（外侧半）
T$_3$	肿瘤侵犯膀胱周围组织
T$_{3a}$	显微镜下发现肿瘤侵犯膀胱周围组织
T$_{3b}$	肉眼可见肿瘤侵犯膀胱周围组织（膀胱外肿块）
T$_4$	肿瘤侵犯以下任一器官或组织，如前列腺、子宫、阴道、盆壁和腹壁
T$_{4a}$	肿瘤侵犯前列腺、子宫或阴道
T$_{4b}$	肿瘤侵犯盆壁或腹壁
N（淋巴结）	
Nx	区域淋巴结无法评估
N$_0$	无区域淋巴结转移
N$_1$	单个淋巴结转移，最大径≤2cm
N$_2$	单个淋巴结转移，最大径>2cm 但<5cm，或多个淋巴结转移，最大径<5cm
N$_3$	淋巴结转移，最大径≥5cm
M（远处转移）	
Mx	远处转移无法评估
M$_0$	无远处转移
M$_1$	远处转移

四、尿路梗阻的鉴别

梗阻部位 病因	肾盂、肾盏	输尿管	膀胱	尿道
结石	不规则、桑葚及颗粒状充盈缺损，肾盂、肾盏扩张	多位于肾盂输尿管移行部、跨越髂血管及膀胱入口处，梗阻端呈弧形或杯口状	可移动的充盈缺损影，梗阻以上尿路扩张，膀胱壁增厚形成小梁、假性憩室	男性多见，多为继发结石，原发尿道结石少见
肿瘤	肾癌、肾盂癌等，肾盂、肾盏内肿块、肾盏截断、狭窄、扩张	多见于尿路上皮癌或邻近肿瘤压迫、侵犯，梗阻端呈偏心性截断，狭窄范围小，可见软组织肿块或管壁增厚，增强扫描可强化	多见膀胱癌侵犯膀胱及输尿管开口	尿道乳头状瘤、尿道癌、前列腺癌等压迫或侵犯尿道
感染	多见于结核、非特异性炎症，狭窄范围较大，狭窄不均匀	输尿管结核及炎症，腹腔粘连、腹膜后纤维化	膀胱开口狭窄，膀胱壁弥漫性增厚，可见假性憩室	尿道炎、瘢痕狭窄
发育异常	肾盏漏斗部、肾盂输尿管移行部狭窄多见	输尿管瓣膜、输尿管异位开口、先天性巨输尿管、输尿管囊肿等	发育异常引起膀胱梗阻少见	尿道瓣膜、尿道狭窄憩室等

分析尿路梗阻征象时需注意以下几点

①有扩张一般就有梗阻，需查找梗阻部位；

②急性重度梗阻可引发肾尿外渗（肾包膜下或肾周积液）；

③CT 增强延时扫描对确定梗阻平面及梗阻原因很有价值；

④肾盂梗死，其内充盈缺损，不强化，可能为血块；

⑤增强超延时扫描半小时至数小时对于先天性肾及输尿管畸形诊断很有价值。

五、前列腺癌与前列腺增生的鉴别

项目	前列腺癌	前列腺增生
临床特点	60 岁以上男性多见，血清前列腺特异性抗原（PSA）升高，少有尿频、尿急、排尿困难	50 岁以上男性，PSA 正常，有尿频、尿急、排尿困难
好发部位	外周带占 70%，移行带及中央带占 30%	移行带、中央带，以中央带为主
病灶形态	常多发，较大时呈分叶状，前列腺不对称增大，包膜及周围脂肪间隙可受侵犯	前列腺中央带增大，周围带受压变薄，包膜及周围脂肪间隙完整
CT	局限在包膜内的前列腺癌与增生鉴别困难，前列腺癌可有膜外侵犯	前列腺增大，超过耻骨联合上缘 1cm，包膜完整，常见点状钙化
MRI	T_1WI 等信号，T_2WI 低信号，DWI 高信号，ADC 低信号	T_1WI 低信号，前列腺体积增大、轮廓光整、两侧对称，信号均匀；T_2WI 信号不等（腺体增生为高信号，平滑肌、纤维成分为低信号），DWI 信号不均，ADC 较前列腺癌高
MRS	Cit 明显降低，Cho + Cre 升高	Cit 升高（腺体增生）或降低（间质增生），Cho + Cre 降低
动态强化	早期明显强化，迅速廓清，速升速降型	逐渐强化，延迟强化
转移	成骨型骨转移多见	无
体积	前列腺体积可增大可不增大	多有前列腺体积增大

六、睾丸肿瘤及肿瘤样变的鉴别

生殖细胞肿瘤(90%)

精原细胞瘤：①占60%，青壮年，单侧常见，常有隐睾病史；②CT平扫表现为等低密度的软组织肿块，边缘清楚，少钙化。T_1WI等信号，T_2WI等、低信号。密度/信号一般均匀，病变类似多发结节融合的团块影，边缘呈分叶。增强中度均匀强化或分隔强化。

非精原细胞瘤：占40%，包括胚胎癌、畸胎瘤、卵黄囊瘤（内胚窦瘤）、绒毛膜癌、混合性生殖细胞瘤，此类肿瘤发病年龄较精原细胞瘤小，肿块易发生囊变、坏死、钙化，不均匀密度/信号，常侵犯包膜、附睾及精索。

非生殖细胞肿瘤(10%)

①来源于精索和间质，包括淋巴瘤、转移瘤、纤维瘤、平滑肌瘤、血管瘤、胚胎性横纹肌肉瘤等；②睾丸淋巴瘤老年人常见，38%双侧受累，睾丸被淋巴瘤侵犯但不破坏组织结构。

睾丸肿瘤样变

睾丸结核：①睾丸肿大，疼痛明显，质地稍硬光滑，伴有输精管增厚，可触及结节，呈串珠样等，合并睾丸鞘膜积液时，可触及睾丸有囊性感，增大明显；②常累及附睾，有钙化，合并其他部位结核。

睾丸炎症：①急性期高热、寒战，睾丸痛向腹股沟放射，伴恶心呕吐；②睾丸及附睾弥漫性肿大，周围有渗出，边界模糊。

七、小儿腹部常见肿瘤的鉴别

项目	肝母细胞瘤	肾母细胞瘤	神经母细胞瘤	盆腔横纹肌肉瘤	骶尾部畸胎瘤
临床特点	腹部肿块，90% AFP 升高	占儿童肾症肿瘤的 90%，少数伴血尿，25% 有高血压	鸟香草桃酸（VMA）增高，位于肾上腺区，好发腹膜后肾上腺区交感干区	占儿童童所有恶性肿瘤的 5%～8%，仅次于神经母细胞瘤和肾母细胞瘤	盆腔，骶尾部肿块，未成熟的畸胎瘤 AFP 可升高
好发年龄部位	95% 发生在 5 岁以下的儿童，尤其 3 岁以下的男童，肝右叶常见，多单发	80% 发病年龄在 1～5 岁，高峰 3～4 岁，多为单侧肾发病	90% 发病年龄在 5 岁以下	6 岁以下多见，好发于膀胱、前列腺、阴道等泌尿生殖系统	骶尾部畸胎瘤新生儿和幼儿多见；卵巢畸胎瘤育龄期妇女多见
影像	边界清，假包膜，混杂密度信号，坏死囊变明显，38%～50% 钙化，不均匀强化，强化程度低于肝实质	肾球形肿块，坏死囊变常见，15% 有钙化，可有假包膜，轻中度不均匀强化，强化程度低于肾实质	不规则则分叶状肿块，密度/信号不均，囊变坏死多见，90% 斑块，砂砾状钙化，轻中度不均匀强化	肿块边界不清，部分假包膜，坏死，钙化少见，轻中度强化，周边强化明显	囊实性肿块，含有脂肪、骨骼、牙齿等不同组织成分，实性部分及囊壁强化
转移	门静脉及肝静脉侵犯，淋巴结转移少见	常有肾静脉，下腔静脉侵犯，邻近淋巴结转移	可跨越中线，包绕邻近大血管，侵犯邻近组织，转移早，淋巴结、骨转移多见	侵犯邻近组织，淋巴结结及远处转移	未成熟畸胎瘤可有远处转移

第三节　妇产病变
一、子宫肿瘤的分类

良性肿瘤
①子宫肌瘤（最常见）
宫体部（90%）
- 浆膜下型（20%）
- 肌壁间型（60%～70%）
- 黏膜下型（10%～15%）
宫颈部（10%）
②子宫畸胎瘤
③子宫血管瘤
④子宫囊肿（少见）

恶性肿瘤
①子宫内膜癌
- 鳞癌
- 腺癌
②子宫肉瘤（少见）
③宫颈癌（常见）

二、子宫常见良恶性肿瘤的鉴别

	子宫平滑肌瘤	子宫内膜癌	宫颈癌
临床	最常见的妇科良性肿瘤；可能和性激素水平有关；月经异常，腹痛，包块，不孕	女性生殖系统最常见恶性肿瘤之一；好发于60～70岁。腺癌最常见	女性生殖系统最常见恶性肿瘤之一；鳞癌占85%，腺癌约占15%；异常阴道出血，阴道排液，盆腔疼痛
病理	包括子宫体部肌瘤（浆膜下型、肌壁间型、黏膜下型）及宫颈部肌瘤	子宫腔增大，肿物呈息肉样或弥漫性生长	宫颈增大，软组织肿块侵及邻近器官，包括宫旁浸润、阴道浸润及膀胱、直肠浸润
影像	子宫外形分叶状增大或自子宫向外突出的实性肿块，边界光整。CT：肿块多为等密度，也可为高密度、低密度或混杂密度。可钙化和脂肪变性。MR：T_1WI信号强度与肌层相同或低于肌层。T_2WI较均匀的低于肌层信号，伴有变性的肌瘤信号不均匀，压迫正常肌层形成假膜。强化程度低于或等于肌层	影像学的检查价值不在于诊断，而在于肿瘤分期。CT：子宫腔增大，内有软组织密度肿物，密度低于强化的正常子宫肌层。MR：T_1WI肿瘤信号低于或等于正常内膜，矢状位T_2WI低信号结合带破坏。内膜癌增强弱于肌层，尤其在动脉期	CT：宫颈增大，轮廓对称或不对称。肿块多为等密度，也可为混杂密度。增强扫描肿瘤密度低于正常子宫颈组织，其内可有瘤内坏死或溃疡。MR：T_2WI是显示肿瘤和分期的最佳序列。肿瘤T_1WI呈等信号，T_2WI呈高信号。增强扫描有助于明确器官的受累情况。轴位：确定宫颈、宫旁、宫壁侵犯程度；矢状位：观察病变对阴道的侵犯程度

三、子宫肌瘤与子宫腺肌病的鉴别

	子宫肌瘤	子宫腺肌症
临床	最常见的妇科良性肿瘤；常见于 30～50 岁妇女，常多发，可能和性激素水平有关；临床症状表现为月经异常，腹痛，包块，不孕	多发生于 30～50 岁经产妇；多次妊娠和分娩及慢性子宫内膜炎导致子宫内膜损失，使子宫内膜长入子宫肌层，或高水平雌激素促进子宫内膜增生，使内膜长入肌层；经量增多，经期延长，痛经进行性加重
病理	包括子宫体部肌瘤（浆膜下型、肌壁间型、黏膜下型）及宫颈部肌瘤	子宫多呈均匀增大，以后壁多见。少数子宫内膜在肌层中呈局限性生长形成结节或团块，类似肌壁间肌瘤 – 子宫腺肌瘤
影像	子宫外形分叶状增大或自子宫向外突出的实性肿块，边界光整。CT：肿块密度多为等密度，也可为高密度、低密度或混杂密度。CT 可发现钙化和脂肪变性。MR：T_1WI 信号强度与肌层相同或低于肌层。T_2WI 较均匀的低于肌层信号，伴有变性的肌瘤信号不均匀，压迫正常肌层形成加包膜。强化程度低于或等于肌层	子宫局灶性或弥漫性肌壁增厚肥大，子宫肌层可分层显示。CT：病灶边界不清，肌层局部或弥漫增厚，一般无明显的肿块形态，其内密度稍欠均匀，可见低密度小囊肿影。增强后可将子宫肌层内层与子宫内膜和子宫肌层外层区分开，以便观察子宫肌层增厚情况。MR：T_2WI 示子宫内膜与肌壁连接处界限不清，结合带增厚，边界不清。位于子宫肌层的低信号病灶（平滑肌的大量增殖），其内可见点状的高信号，反映了异位的子宫内膜。T_1WI 可见高信号区，提示周期性的出血（20%）。增强后子宫腺肌症可能显示为不同程度的强化

四、子宫内膜癌的 FIGO 分期

分期	描述
I	肿瘤局限于宫体
I A	无或 <1/2 肌层浸润
I B	≥1/2 肌层浸润
II	肿瘤累及宫颈间质，未超出子宫体
III	肿瘤局部扩散/区域扩散
III A	肿瘤累及子宫浆膜层和（或）附件
III B	阴道和（或）宫旁受累
III C	盆腔和（或）腹主动脉旁淋巴结转移
III C1	盆腔淋巴结转移
III C2	腹主动脉旁淋巴结转移，有/无盆腔淋巴结转移
IV	肿瘤侵及膀胱和（或）直肠粘连转移，和（或）远处转移
IV A	肿瘤侵及膀胱和（或）直肠黏膜转移
IV B	远处转移，包括腹腔内转移和（或）腹股沟淋巴结转移

五、宫颈癌的 FIGO 分期

分期	描述
0	未见原发肿瘤的依据
I	癌灶局限在宫颈（侵犯宫体可以不予考虑）
I A	肉眼未见癌灶，仅在显微镜下可见浸润癌，间质浸润测量范围限制于深度 5mm，宽度 7mm
I A1	间质浸润深度 ≤3mm，宽度 ≤7mm
I A2	间质浸润深度 ≥3~5mm，宽度 ≤7mm
I B	肉眼可见癌灶局限于宫颈，或显微镜下可见病变 > I A
I B1	肉眼可见癌灶最大直径 ≤4cm
I B2	肉眼可见癌灶最大直径 >4cm
II	癌灶已超出宫颈，但未达盆壁。癌累及阴道，但未达阴道下 1/3
II A	癌灶累及阴道上 2/3，无明显宫旁浸润
II A1	肉眼可见病灶最大经线 ≤4cm
II A2	肉眼可见病灶最大经线 >4cm
II B	有明显宫旁浸润，但未达盆壁
III	癌灶扩散至盆壁，肛诊癌灶与盆壁间无缝隙，癌灶累及阴道上 1/3，除外其他原因所致的肾盂积水或无功能肾

六、卵巢肿瘤的分类

上皮性肿瘤
- ①浆液性肿瘤
- ②黏液性肿瘤
- ③子宫内膜样肿瘤
- ④透明细胞中肾样瘤 } 良性、交界性、恶性
- ⑤卵巢纤维上皮瘤
- ⑥混合型上皮瘤
- ⑦未分化瘤

性索间质肿瘤
- ①颗粒细胞-间质细胞瘤 { 颗粒细胞瘤 / 卵泡膜细胞瘤-纤维瘤
- ②睾丸母细胞瘤
- ③两性母细胞瘤

生殖细胞肿瘤
- ①无性细胞瘤
- ②内胚窦瘤
- ③胚胎癌
- ④绒毛膜癌
- ⑤畸胎瘤
  - 未成熟型
  - 成熟型 { 实性 → 成熟囊性畸胎瘤 / 囊性 → 成熟囊性畸胎瘤恶变
  - 单胚性和高度特异性 { 卵巢甲状腺肿 / 类癌
- ⑥混合型

转移性肿瘤：原发部位
- 胃肠道（最常见）
- 乳腺
- 生殖道
- 泌尿道

七、单侧常见卵巢病变的鉴别

	畸胎瘤	卵泡膜细胞瘤	浆液性黏液性囊腺瘤	卵巢癌
临床	中年人多见；由多胚层构成，为良性肿瘤，分为成熟型和未成熟型畸胎瘤，恶性随年龄增长而上升	多发生于绝经后，为良性肿瘤，源于性索间质；有明显的分泌雌激素的功能，有女性化作用	中青年多见；浆液性，恶变率为30%~50%，黏液性恶变率为5%~10%；为卵巢最常见良性肿瘤，约占45%	40岁以上；浆液性囊腺癌最常见，多见双侧，囊实性，黏液性囊腺癌以黏液癌最多见
病理	①成熟型畸胎瘤含液性，边界清晰，包膜完整，光滑，囊实性；②未成熟性畸胎瘤，囊壁周围器官的脂肪层与周围器官的脂肪层消失	多为良性，少数为恶性；多发生于绝经后，为单侧，大小不一，表面光滑，典型者有黄色脂质区，纤维瘤，常合并颗粒细胞瘤	①浆液性，单房囊性多见，壁光滑；②黏液性，多房及间隔增厚，等含胶东样囊腔，恶变时间隔增厚，软组织增多	①浆液性囊腺癌：单房囊性多见，壁增厚，囊内壁光滑；②黏液性囊腺癌：多房大小不等含胶冻样囊腔，囊壁及间隔增厚
影像	CT：厚壁囊肿，囊内可为液性，囊壁或软组织密度，脂肪性或脂肪含量，骨、毛发、牙齿，可见钙化，可见脂-液平面。MR：瘤内脂肪 T_1WI、T_2WI 均高信号。囊性部分 T_1WI 低，T_2WI 高信号。增强实性部分增强实性结节不规则强化	CT：病灶为实质性肿块，多数与子宫肌层密度接近。增强表现为实性部分轻微强化。MR：病灶界限清楚，T_2WI/DWI 等信号。肿块为实可伴明显囊性变，囊内无分隔，T_1WI 稍高信号，T_2WI 高信号，信号均匀。增强囊壁壁化	CT：浆液性囊腺瘤呈单房，壁薄；黏液性囊腺瘤多房，间隔厚，孔状突起。MR：单房囊或多房囊性肿块，内可见多囊，T_1WI 多呈中高信号，出血时 T_1 呈高信号，囊壁和分隔均呈低信号。增强壁及分隔强化	CT：囊实性，可为单囊，多囊性，壁增厚，可见软组织影，增强后实质部分，壁及分隔强化。MR：囊液 T_1WI 低，T_2WI 明显高信号。囊壁上有明显的乳头状突起，实质成份 T_2WI 稍高，DWI明显高信号。实质部分，增强后实质明显强化

八、双侧常见卵巢病变的鉴别

	卵巢功能性囊肿	卵巢输卵管积水、积脓	卵巢子宫内膜异位症	卵巢癌
临床	见于育龄期妇女。卵泡成熟后不破裂，卵泡腔内液体潴留；多数在4~6周内逐渐吸收或自行破裂；排卵过程中卵泡腔破裂出血，血液潴留	急性期黏膜皱壁坏死脱落和纤维素渗出，常导致乳头状皱壁彼此粘连，形成囊腔；下腹痛、腹胀、发热，阴道分泌物增多或不规则阴道流血	30~40岁女性；子宫内膜植入到卵巢，周期性出血形成，因此其症状与月经周期有关；痛经，不孕	40岁以上；浆液性囊腺癌是最常见的恶性肿瘤，多为双侧，黏液性囊腺癌以腺癌多见，有局部囊实性；进行性消瘦等临床症状
病理	圆形，大小多不超过2.5~3.0cm，单发或多发；正常卵泡覆盖在囊肿周围	附件区单腔或多腔的囊性肿物，囊壁较厚。当囊内有气体存在时，对诊断有帮助	新旧出血混合的囊性肿物聚合。可单侧或双侧发病	浆液性囊腺癌：单房囊多见，壁增厚；囊内壁光滑。黏液性囊腺癌：壁增厚，黏液性囊腺癌，多房大小不等囊腔，囊壁间间隔增厚
影像	CT：单房或多房，水样密度，大小不一，囊壁菲薄、光滑而无分隔；增强扫描囊内成分无强化。MR：囊肿多T1WI低、T2WI高信号。出血性囊肿T1WI高信号，T2WI信号多变。DWI：囊肿呈稍高信号。增强后囊肿无强化	CT：厚壁、液性输卵管积水或长管状，可为囊状、腊肠状或混合性。内壁光滑、实性或混合性，壁强化。外壁粗糙。MR：囊腔T1WI低、T2WI高信号。DWI：明显高信号，脓肿增强囊壁及分隔明显强化，囊壁侧光滑。囊腔内液体无强化。输卵管积水：腊肠状、弯曲管状	CT：囊肿表现为囊液密度呈囊样密度到新鲜血液密度样不等，主要表现为T1WI高、T2WI均呈高信号。MR：囊肿信号多变，T1WI高、T2WI高/低（暗影征），以及T1WI和T2WI均呈混杂信号。囊肿周围与邻近结构分界不清，粘连。增强后囊壁有强化	CT：囊实性肿块，壁增厚，软组织密度影，增强后实性部分、壁及分隔强化。MR：混杂信号肿块，囊液T1WI低、T2WI明显高信号，DWI等低信号，实质成分T2WI高信号。囊壁上有明显的乳头状突起，DWI明显高信号。增强后实质部分、壁及分隔强化

九、浆液性和黏液性卵巢囊肿的鉴别

	浆液性囊腺瘤	黏液性囊腺瘤
临床	中青年女性多见，约占良性肿瘤1/4。单侧性。肿瘤多无症状，大时可产生压迫症状，蒂扭转或肿瘤感染时可出现急性腹痛	中青年女性多见，约占良性肿瘤的1/5。单侧多见。一般较大，容易发生压迫症状
病理	单房双侧多见，囊内壁光滑，部分伴乳头状突起，呈圆形或椭圆形。恶性率约为30%～50%	单侧多房性囊肿多见，同隔及壁厚薄不均（>3mm）。圆形或椭圆形。恶变率约为5%～10%
影像	CT：单房囊性多见，壁薄（<3mm），囊内壁光滑。无明显内外赘生物。 MR：囊液呈均匀T_1WI低、T_2WI高信号，囊壁和分隔均呈低信号。增强后壁及分隔稍强化	CT：典型表现为密度不等多房囊肿，大小不等，含胶冻样囊腔。可见乳头状突起或壁局部增厚。隔厚，可出血、钙化。 MR：多房囊肿状，内可见子囊，T_1WI多呈等或高信号，出血时T_1WI呈高信号，囊壁和分隔均为低信号。增强后壁及分隔强化

十、卵巢常见囊性病变的鉴别

卵巢功能性囊肿（卵泡、黄体、出血性囊肿）	卵巢输卵管积水（积脓）	子宫内膜异位囊肿	肿瘤性囊性病变（浆/黏液囊腺瘤/癌/畸胎瘤）
CT：呈单房或多房，水样密度，大小不一，囊壁菲薄，光滑而无分隔。增强扫描囊内成分无强化。MR：囊肿呈 T_1WI 低、T_2WI 高信号。出血性囊肿 T_1WI 高信号，T_2WI 信号多变；DWI：囊肿呈等、稍高信号，增强后无强化	CT：厚壁，液体不均密度的肿块。输卵管积水多位于子宫两侧，腊肠状或迂曲管状。可为囊性、实性或混合性。内壁光、外壁粗糙，壁强化。MR：囊肿呈 T_1WI 低、T_2WI 高其他信号。DWI：脓肿呈高信号。增强囊壁及分隔明显强化，囊腔内液体无强化。囊壁侧壁光整、毛糙，粘连。囊壁外缘不规则，迂曲管状。输卵管积水：腊肠、迂曲管状水成像	CT：囊肿表现为囊液密度呈水样密度到新鲜血液样密度不等。MR：囊肿信号多变，主要表现为 T_1WI、T_2WI 均呈高信号，T_1WI 高、T_2WI 高/低（暗影征），以及 T_1WI 和 T_2WI 均呈高信号。囊肿周围与邻近结构分界不清，粘连。增强后囊壁有强化	CT：浆液性囊腺瘤：单房、壁薄，无明显内隔；黏液性囊腺瘤：多房，同隔厚，壁内外赘生物，乳头状突起，信号各异。特征性。MR：囊性部呈 T_1WI 低、T_2WI 高信号影，可见间隔，增强后间隔和壁强化。囊腺癌：囊壁上有明显的乳头状突起，实质成分 T_2WI 稍高，DWI 明显高信号，可见轻-中度强化。畸胎瘤：可含软骨、牙齿、平滑肌和脂肪成分。囊性畸胎瘤呈水样信号、与浆液性成分。成熟型畸胎瘤（良性），囊腺瘤鉴别困难。边界清晰，包膜完整、光滑

十一、卵巢常见囊实性病变的鉴别

	卵巢输卵管脓肿	子宫肌瘤变性	畸胎瘤恶变/恶性畸胎瘤	浆液黏液性囊腺癌
临床	输卵管炎症沿着输卵管延伸到卵巢，产生输卵管卵巢周围炎、包裹、粘连和卵巢脓肿；发热、腹痛、肛门坠胀感	肌瘤生长较快，供血不足时，肌瘤失去原有典型结构；其内发生液化、坏死或脂肪变	恶性倾向随年龄增长而呈上升趋势。无痛年肿块，压迫和肠道梗阻症状；良性畸胎瘤恶变率约为20%	浆液性囊腺瘤恶变率为30%～50%，黏液性囊腺瘤恶变率为5%～10%
病理	附件区单腔或多腔的囊实性肿物，囊壁较厚；囊内可有气体	肌瘤位于子宫肌壁间部分或全部突入宫腔内，也可带蒂脱出子宫	恶性畸胎瘤分化大性，没有或少有成形的组织，结构不清	浆液性：单房囊性多见，囊内壁失光滑，壁增厚；黏液性：多房大小不等含胶冻样囊腔。单房囊性多见，可为单囊、多囊性，壁增厚，囊壁及间隔增厚
影像	CT：多位于子宫两侧，腊肠状或环管状。囊性、实性或混合性。内壁光、外壁粗糙，壁强化。MR：囊腔 T_1WI 低、T_2WI 高信号。DWI：明显高信号。增强囊壁及分隔明显强化。囊壁外缘不规则，毛糙、粘连	CT：肌瘤可因黏液变性与肌壁呈等密度，混杂密度。MR：T_1WI 均为低信号。T_1WI 信号高可能与肿瘤大小、细胞成分有一定关系。玻璃样变性或黏液样变性者 T_2WI 信号增高，T_1WI 和 T_2WI 不规则高信号表示瘤出血即全红色变性。增强后肌瘤强化较正常肌层弱	CT：病灶可呈厚壁囊肿，脂肪性或软组织密度，内可见牙齿、毛发、骨等组织，壁可见弧形钙化，可见脂-液平面。MR：肿瘤内液性脂肪 T_1WI、T_2WI 均高。囊壁部分呈 T_1WI 低、T_2WI 高信号。不规则异常强化实性结节	CT：囊实性肿块，壁增厚，可见软组织影，囊后实质部分，壁强化。MR：混杂信号肿块，实性部为软组织信号，囊液 T_1WI 低、T_2WI 高信号，DWI 高信号。囊壁上有明显的乳头状突起，实性成分 T_2WI 稍高，DWI 明显高信号。增强后实质部分，壁及分隔强化

十二、卵巢常见实性肿瘤的鉴别

	颗粒细胞瘤	卵泡膜细胞瘤	无性细胞瘤	纤维瘤
临床	最常见的一种具有内分泌分泌（以雌激素为主）功能的卵巢肿瘤；多数发生于绝经期后，青春期前者很少；晚期易复发；属于卵巢性索间质肿瘤，低度恶性	常见于老年妇女，平均年龄59岁。60%的病人有异常子宫出血，20%的患者伴有子宫内膜肿瘤	属于恶性肿瘤，主要发生于儿童及青年妇女；多为单侧，好发于右侧，对放疗特别敏感，5年生存率可达90%	卵巢性索间质肿瘤中较常见的良性肿瘤；常伴发腹水，偶亦有胸腔积液发生，此为其特征性表现
病理	肿瘤细胞与正常粒层细胞类似，多合有卵泡膜细胞及纤维细胞成分；经粒层细胞中的卵泡膜细胞分泌类脂质液滴	多为实性，黄色；肿瘤常挤压卵巢皮质，肿瘤细胞中细胞质充满丰富脂质	肿瘤圆形或椭圆形，有时呈分叶状，触之像橡皮，包膜之切面为实性，呈淡棕色	多为单侧；圆形、肾形或分叶结节状；表面光滑、包膜完整、实性、质地硬
影像	肿块以多房囊性和实性最常见，后者常伴有少，大小不等的低密度区，实性部分密度较低，密度等于或略低于子宫，增强后肿瘤实性部分、囊壁、分隔有中度至明显强化。子宫常增大，子宫内膜增厚	密度多均匀或稍欠均匀，瘤内含少许浅淡斑片状或条索状略低密度区，为瘤内的水肿	常较大，边缘光滑，类圆形或略分叶状，多实质性，密度均匀或不均匀。少数囊实性，形态不规则，边缘实性。增强后可见实性肿块内明显强化的分叶状、条索状分隔（特征性），T_1WI、T_2WI均为低或等信号	与卵泡膜细胞瘤较难鉴别

十三、骶前常见肿块的鉴别

	先天性肿瘤（皮样/表皮样囊肿、畸胎瘤）	神经源性肿瘤（神经纤维瘤、神经鞘瘤）	骨性肿瘤（脊索瘤）
临床	起病隐匿，发展缓慢；临床症状与肿囊样的大小和感染有关	多源于外周神经，约占骶前肿瘤的10%；神经鞘瘤最常见	常见于中年男性；渐进性骶尾部或腰腿痛、臀部放射痛，会阴感觉障碍
病理	皮样囊肿壁内衬对鳞状上皮细胞；表皮样囊肿内衬为鳞状上皮和皮肤附属物；畸胎瘤源于三胚层，畸胎样囊肿则含有2个胚层结构	起源于神经鞘的Schwann细胞，由丰富的多细胞区和松散的黏液样区两种特征性成分组成	骶骨脊索瘤多位于骶骨中线区，部分病例的瘤体可为偏心性，多侵及骶椎下部和尾椎
影像	CT：皮样囊肿和表皮样囊肿可呈均匀低密度、等密度及混杂密度影，囊壁可钙化，增强无强化。MR：表皮样囊肿及皮样囊肿均表现为T1WI高信号或等信号，信号较均匀，增强无强化。T2WI高信号。畸胎瘤则表现为混杂信号，常有完整的囊壁，内富含脂肪的囊壁结节	CT：溶骨性破坏，边缘清楚，骨膨隆，病灶区可见钙化。MR：病灶T1WI呈低-等信号，T2WI呈高信号。增强扫描呈不均匀强化	CT：溶骨性、膨胀性骨质破坏，多房的小圆形透亮区或大块卵圆形骨破坏区，其内可见粗网状分隔和钙化影。骶骨径线多增强。扫描可见瘤内非均匀性强化。常向前扩展。MR：瘤灶T1WI呈低信号或中等信号，T2WI高信号，增强呈不同程度强化

十四、卵巢良恶性肿瘤的鉴别

	良性	恶性
病情进展	病程长，逐渐增大	病程短，迅速增大
单/双侧	单侧	多为双侧
触之	活动	固定
囊/实性	囊性	实性或囊性
表面	表面光滑	表面不平结节状
有无腹水	常无腹水	常有腹水，多为血性，可查到癌细胞
一般状况	良好	恶病质
年龄	中青年	中老年
腹痛、消瘦	无	可有
增强	轻或无	较明显
转移	无	有
输尿管梗阻	无	可有

第十章　骨骼肌肉系统
第一节　概论

一、骨关节 X 线分析要点

骨（骨膜、骨皮质、骨松质、骨髓腔）

要点

骨折
①解剖部位与范围。
②类型：不完全/完全；横形/斜形/螺旋形/；青枝骨折/粉碎性骨折/压缩性骨折。
③骨折端对线-移位、成角、旋转、短缩或分离。
④骨折线方向。
⑤特殊征象-嵌插、压缩或凹陷。
⑥相关异常-伴脱位或脱离。
⑦特殊类型-应力性/病理性。

肿瘤
①年龄、性别；
②单发多发；
③受累骨骼；
④患骨内的受累部位：骨干/干骺端/骨骺/中心性/偏心性；
⑤形态学（边缘、骨破坏、骨膜反应、软组织肿块基质）。

二、骨与关节基本病变的 X 线表现

骨

骨质疏松
①骨质密度：减低；
②骨小梁：变细、数量减少、间隙增宽；
③骨皮质：变薄、分层；
④形态：椎体楔形变、椎体鱼椎样变形。

骨质软化
①骨质密度：减低；
②骨小梁：减少变细、模糊；
③骨皮质：变薄、模糊；
④形态：变形，儿童干骺端骨骺改变，假骨折线，骨盆三角成三叶形变形，下肢"O"或"X"形腿。

骨质破坏
①骨质密度：减低。
②骨小梁：稀疏、正常骨结构消失、斑片状缺损。
③骨皮质：内外表层虫蚀状、哈氏管筛孔状缺损。
④形态：局部骨质缺损。破坏区边界清楚多为慢性炎症或良性肿瘤，破坏区边界模糊代表急性炎症或恶性肿瘤。

骨质增生硬化
①骨质密度：增高；
②骨小梁：增粗、增多、密集；
③骨皮质：增厚；
④形态：边缘变尖或骨桥形成骨唇。

骨质坏死
①骨质密度：死骨密度增高，破坏区呈低密度；
②骨小梁：增粗；
③骨皮质：增厚；
④形态：无变化或增粗。

关节
  关节破坏
    ①关节面骨质：骨质破坏、骨缺损；
    ②关节间隙：软骨破坏，间隙狭窄；
    ③脱位、半脱位、变形。
  关节退行性变
    ①关节面骨质：早期模糊、中断和部分消失，中晚期增厚、不光滑、囊变区、骨赘；
    ②关节间隙：中晚期狭窄；
    ③脱位、半脱位、变形：可有。
  关节强直
    ①关节面骨质：骨小梁通过关节连接两侧骨端；
    ②关节间隙：明显变窄或消失；
    ③可脱位、半脱位、变形。
  关节脱位
    ①关节面骨质：无变化；
    ②关节间隙：增宽或变窄；
    ③脱位、半脱位、变形：关节骨端对位异常。
  关节肿胀
    ①关节面骨质：关节囊及周围软组织肿胀增厚；
    ②关节间隙：大量积液时增宽；
    ③脱位、半脱位、变形。

三、骨膜反应类型及相应病理基础

连续型
  单层：可见于肿瘤。
  多层：呈"葱皮样"。
  致密型
    ①致密附壁状：动脉瘤样骨囊肿和软骨黏液样纤维瘤；
    ②致密光滑或椭圆层状：骨样骨瘤和成骨细胞瘤；
    ③波浪状：见于低毒性感染、病程长的静脉曲张、慢性淋巴水肿、肺性骨关节病、骨膜炎、慢性骨炎，肿瘤少见。
  平行针状：多见于尤文肉瘤和地中海贫血，良性少见。

中断型
  ①楔形（三角形）实性：在缓慢增大骨病灶的外面，下面的骨皮质无破坏，而超过骨膜反应范围的骨皮质完全消失；
  ②中断的层状：连续层状骨膜反应，由于肿瘤侵入而破坏中断；
  ③中断的针状：针状骨膜反应中央侵犯破坏形成，即在肿块旁形成楔形针状反应骨，而更常见的为皮质外肿块外面局限性反应性针状骨膜反应集聚，常为骨外软组织肿块迅速发展的标志；
  ④日光放射状：粗细不一，从髓内某一点为圆心向四周放射状排列。组织学上每一根骨针为反应骨和肿瘤或两者混合，在骨肉瘤两个骨针之间透亮区为骨肿瘤细胞和细胞基质占据；
  ⑤Codman 三角：多见于恶性肿瘤，偶可见于急性骨髓炎和骨膜下血肿。

混合型 { 前述各种骨膜反应的转化和混合存在。在一个慢性骨病变表面出现骨膜反应或在一个病灶同时出现慢性和生长快的骨膜反应，常提示生长加快，如良性病变恶变。

骨膜反应 {
骨膜增厚 {
线状及层状骨膜反应
垂直放射状骨膜反应
混合型骨膜反应
}
骨膜水肿
}

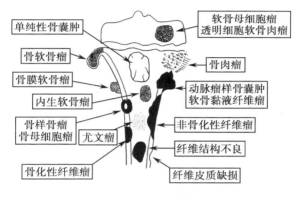

骨肿瘤的好发部位

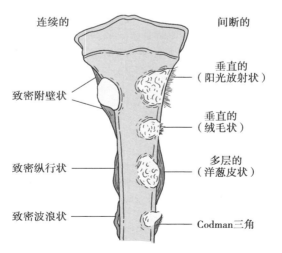

骨膜反应类型

四、颅骨单发性与多发性骨质破坏的常见病变

单发性骨质破坏

①溶骨性：血管瘤、浆细胞瘤、嗜酸性肉芽肿、动脉瘤样骨囊肿、尤文肉瘤、胆脂瘤、骨巨细胞瘤、淀粉样变；

②成骨性：骨瘤、骨样骨瘤、骨软骨瘤、骨纤维异常增殖症、颅骨脑膜瘤、成骨细胞瘤、骨性纤维瘤；

③混合性：转移瘤、骨肉瘤、纤维黄色瘤、血管母细胞瘤、淋巴瘤。

多发性骨质破坏

①溶骨性：多发性骨髓瘤、朗格汉斯细胞增生症、大量骨质溶解症、嗜酸性肉芽肿、多发性血管瘤；

②成骨性：骨瘤、骨纤维异常增殖症、额骨内板骨质增生（HFI）、骨母细胞瘤、骨化性纤维瘤；

③混合性：转移瘤、骨结核、淋巴瘤。

五、椎体常见破坏病变的鉴别

单发骨质破坏

溶骨性
- 肿瘤
  - 良性：椎体血管瘤、动脉瘤样骨囊肿、嗜酸性肉芽肿
  - 交界性：骨巨细胞瘤
  - 恶性：侵袭性成骨细胞瘤、转移瘤、浆细胞瘤、脊索瘤、尤文肉瘤、淋巴瘤
- 感染
  - 结核性：结核性脊椎炎
  - 细菌性：急性细菌性脊椎炎

成骨性
- 良性：骨样骨瘤、骨软骨瘤、良性成骨细胞瘤
- 恶性：转移瘤、淋巴瘤

混合性：转移瘤、脊索瘤

多发骨质破坏

溶骨性
- 肿瘤
  - 良性：椎体血管瘤
  - 交界性：骨巨细胞瘤
  - 恶性：转移瘤、多发骨髓瘤、淋巴瘤
- 感染
  - 结核性：结核性脊椎炎
  - 细菌性：急性细菌性脊椎炎

成骨性：转移瘤、淋巴瘤

混合性：转移瘤、脊索瘤

（一）颅骨、椎体溶骨性骨质破坏常见病变的鉴别

血管瘤
①好发 10～30 岁，男多于女。椎体和颅骨好发。
②受累骨膨胀并向骨外蔓延是特征之一。骨针排列，明显强化。

浆细胞瘤
①骨髓的一种原发性和全身性的恶性肿瘤，来源于 B 淋巴细胞，好发于成年人或老年男性，血清免疫蛋白电泳是最重要的诊断性检查，可见白球倒置。
②影像：为双凸状软组织肿块。

嗜酸性肉芽肿
①5～10 岁的儿童多发，可见于颅骨、下颌骨、脊柱和长管骨。局部疼痛、肿胀，血沉升高等表现。
②边界清，双边征，纽扣征。

动脉瘤样骨囊肿
①10～20 岁多发，长骨和脊柱多发。
②病变内有出血，液平面，骨膜骨崤形成的明显小梁状改变也是其特点。

尤文肉瘤
①儿童多见，局部疼痛和肿胀，累及骨干和长骨干骺端，颞骨常见。
②边界不清，浸润性骨质破坏伴有很宽的过渡带。

胆脂瘤
①20～50 岁男性多见，长期持续性耳流脓，有特殊恶臭。
②中线周围，CT 值 –70～120HU。

骨巨细胞瘤
①可恶变，好发于四肢长骨关节下或皮质区，触之乒乓球感。
②皂泡样改变，明显的小梁状分割和骨皮质膨胀是肿瘤常见的特点。

淀粉样变
①病因不清，与浆细胞异常有关。可继发于其他疾病，如结核病、骨髓炎、风湿性关节炎、家族性地中海热或肉芽肿性回肠炎等。
②病灶内见散在片状钙化。

多发性骨髓瘤
①男女比例为 1.6：1，平均年龄 40 岁，早期不明原因的血沉增快、蛋白尿，血涂片中发现红细胞呈缗钱状排列，后期有血中 M 蛋白和（或）尿中有本周蛋白。
②病灶边界清。

侵袭型成骨细胞瘤
①多见于 30 岁以下，男性多于女性。局部疼痛及根状放射痛，夜间疼痛多不加剧，但对阿司匹林反应不敏感。
②膨胀性软组织密度骨破坏，厚薄不一的高密度硬化缘和不同程度的钙化和骨化。

朗格汉斯细胞增生症	①病因尚不明确，有一定的家族性，在同胞兄弟姐妹中的发病率高。单个的骨病变较多发性骨病变为多，主要表现为溶骨性破坏。头颅骨病变最多见，下肢骨、肋骨、骨盆和脊柱次之，颌骨病变亦相当多见。 ②多表现为边缘不规则的骨溶解，颅骨破坏从虫蚀样至巨大缺损或呈穿凿样改变，形状不规则，呈圆形或椭圆形缺损，边缘锯齿状。
脊索瘤	①多在中年以上，以骶尾部疼痛为首发症状。生长缓慢，少转移（晚期可转移），局部破坏性强，术后易复发。 ②CT 表现为骨质破坏伴软组织肿块钙化。
嗜酸性肉芽肿	①好发于儿童及青年，可发生于全身骨骼，大多为单骨受累。颅骨约占半数，长骨病变主要位于干骺端和骨干。发病缓慢，全身症状较少，局部主要有疼痛、肿胀与肿块，可见病理性骨折。约 1/5 病例有肺间质改变。 ②颅面部多表现为单个或多个大小不等的骨质破坏区，骨质破坏可呈地图状外观，其内可有纽扣状死骨。发生于长骨者好发于骨干和干骺端的髓腔内，呈单房或多房溶骨型破坏，其内软组织密度，破坏区边界清楚可有硬化。
转移瘤（溶骨性）	①多见于中老年男性，常发生骨转移，称亲骨性肿瘤，如前列腺癌、肾癌、甲状腺癌、乳腺、肺癌和鼻咽癌等。以骨盆、脊柱、颅骨和肋骨等红骨髓集中的中轴骨最多见。疼痛多为持续性，夜间加重。实验室检查溶骨型转移者血钙、磷增高。 ②CT 表现为松质骨和（或）皮质骨的低密度缺损区，边界较清楚，无硬化，骨质大块破坏，骨小梁消失或减少，常伴有局部性软组织肿块。
尤文肉瘤	①5 ~ 15 岁多发，多有间歇性疼痛，后期持续性疼痛；②以溶骨为主，表现为片状、筛孔状或虫蚀样溶骨性破坏，其内常见斑片状骨质增生硬化，可见反应性成骨征象。
急性细菌性脊椎炎	①10 岁以下儿童多发，男性多见，大多发生于长骨干骺端。②病因有外伤、局部感染和全身疾患等。局部患肢剧痛，局部皮肤红肿热痛显著。③发病早期可见局部骨质疏松，随病情进展可见多发散在不规则的斑点状边缘模糊的骨质破坏征象，骨小梁模糊消失。

结核性脊椎炎
①好发于儿童和青年，腰椎好发，胸椎次之，颈椎少见。常累及两个以上椎体，也可间隔分段发病，大多侵犯椎体，脊椎附件较少侵犯。②病程缓慢，症状较轻，全身症状可有低热、纳差和乏力。③椎体骨质破坏可分为中心型、边缘型、韧带下型及附件型。椎体受压呈楔形改变或椎体完全消失。病变椎体周围软组织中的干酪性脓肿，表现为椎体周围软组织肿胀，其中央可见低密度坏死灶。

（二）颅骨、椎体成骨性骨破坏性常见病变的鉴别

骨瘤
①11~30岁多见，男多于女；②好发于颅骨，其次为颌骨，多见于颅骨外板和鼻窦壁，也可见于软骨内成骨的骨；③分为致密型和疏松型，致密型大多凸出骨表面，表现为半球状、分叶状边缘光滑的高密度影，疏松型较少见，自颅板呈半球状或扁平状向外突出，边缘光滑，密度似板障或呈磨玻璃样改变。

骨样骨瘤
①10~30岁最多见，男多于女。②以胫骨和股骨多见，偶见于颅骨。③疼痛出现较早，病变初期为间歇性疼痛，夜间加重，服用水杨酸类药物可缓解为本病特点。④瘤巢所在的骨破坏表现为类圆形低密度灶，骨质破坏灶直径多<1.5cm，CT可见病灶内有或无钙化，如"靶心征"、"牛眼征"。骨破坏区周围可见不同程度的硬化环、骨皮质增厚和骨膜反应征象。

骨软骨瘤
①10~30岁多见，男多于女。②尤其好发于长骨干骺端部位，以股骨和胫骨上端最常见，约占50%，病变局部可扪及一硬结。③瘤体主要包括骨性基底和软骨盖帽两部分。基底部顶端略为膨大，呈菜花状或丘状隆起。软骨帽边缘多光整，呈软组织密度影，其内可见点状或环形钙化或骨化影。

骨纤维异常增殖症
①20岁前多见，女多于男，80%以上表现为病骨区畸形肿胀。②本病分为三型：A. 变形性骨炎型：常为多骨发病，颅骨增厚，颅骨外板和顶骨呈单侧泡状膨大，骨内板向板障和颅腔膨入，增厚的颅骨中常见局限和弥漫的射线透明区和浓密区并存，这种骨吸收与硬化并存极似Paget变形性骨炎的表现，颅骨扩大和硬化，可从额骨扩大到枕骨，面部受累可导致眶和鼻腔狭窄及鼻窦腔消失，此型约占56%。B. 硬化型：多见上颌肥厚，可致牙齿排列不整，鼻腔、鼻窦受压变小，上颌骨受累多于下颌骨，单骨型多见，损害呈硬化或磨玻璃样外观，下颌骨损害多见于多骨型，表现为孤立的骨壁光滑且可透过射线，此型约占23%。C. 囊型：颅骨呈孤立或多发的环形或玫瑰花形。缺损从菲薄的硬化缘开始，其直径可达数厘米。

颅骨脑膜瘤	①属异位脑膜瘤，发病无明显年龄及性别差异。生长缓慢，多数病例表现为局部肿块推移压迫。
	②常见骨质增生及膨胀性改变或溶骨性破坏。
骨化性纤维瘤	①好发于20～30岁，女多于男，多为单发，多发生于颅面骨（上颌骨及下颌骨，尤以下颌骨多见），少数见于长骨。肿瘤生长缓慢，可表现为局部硬性肿块。
	②病灶呈边缘清楚的骨质破坏区，边缘有硬化轻度膨胀，其内有骨化程度不一的不均匀高密度影、致密的骨性间隔和低密度囊变区。
额骨内板骨质增生（HFI）	①40岁以上女性多见，多为绝经后老年女性，病因不明。
	②颅骨（额骨最为常见，少数可累及顶骨前部）内板和板障骨质增生，逐渐发展，双侧对称或基本对称。骨性间隔和低密度囊变区。
转移瘤（成骨性）	CT表现为松质骨内斑片状、点状、棉团状或结节边缘模糊的高密度灶，一般无软组织肿块，少有骨膜反应。

（三）颅骨、椎体混合性骨破坏性常见病变的鉴别

| 骨肉瘤 | ①好发于11～30岁，多见于男性；②最常发生于股骨，其次为胫骨，其余为肱骨、颌骨、腓骨及骨盆，好发于长骨干骺端；③疼痛、局部肿胀和活动障碍三大主要症状，实验室检查多有碱性磷酸酶明显增高；④软组织肿块影，常偏于瘤灶骨的一侧或围绕着瘤灶骨生长，其内常见大小不等的坏死囊变区，瘤灶边缘较清楚。 |

转移瘤：混合型兼有上述溶骨性和成骨性两型病灶的表现。

纤维黄色瘤：网状内皮细胞系统的类脂质沉积，晚期增生。

六、椎体楔形变与骨折的鉴别

椎体压缩性骨折与椎体楔形病变的鉴别	
椎体压缩骨折	外伤史，骨质断裂，椎间盘结构正常
老年性骨质疏松	脊椎弥漫的骨质，密度减低，多个椎体累及，椎体上下缘内凹，呈双凹改变
骨转移瘤	老年人，原发的恶性肿瘤病灶，多个椎体骨质破坏，以椎弓根破坏最常见，邻近软组织肿块，椎间隙正常
结核性脊椎炎	常累及间盘组织，造成椎间隙变窄，伴椎旁脓肿
嗜酸性肉芽肿	发病年龄5～15岁，无硬化环，椎间盘不受累，儿童可见扁平椎或楔形椎
尤文肉瘤	虫蚀状，宽移行带，骨膜反应
多发骨髓瘤	圆形，边清，骨内膜下骨质破坏，继发性硬化

七、单发性椎体附件破坏病变的鉴别

单发性椎体附件膨胀性破坏病变

巨细胞瘤	多见于中年人，边缘无硬化，可有软组织肿块
成骨细胞瘤	多见于男性青少年，椭圆形，边界清
动脉瘤样骨囊肿	多囊，可见液-液平面，发病年龄偏小
浆细胞瘤	多见于老年人，边缘较清楚，可见硬化缘，多房样，多囊样改变
嗜酸性肉芽肿	无硬化环，儿童可见扁平椎或楔形椎，发病年龄 5～15 岁
脊索瘤	骶椎、颈椎好发，边缘骨质硬化，软组织肿块

单发性椎体附件溶骨性破坏病变

转移瘤	多有原发灶（肺癌、肾癌等），边界模糊
淋巴瘤	虫蚀状，围椎状软组织肿块，较大，骨质同样以疏松破坏为主
巨细胞瘤	多发于中年人，边缘无骨质硬化，可有软组织肿块
成骨细胞瘤	多见于男性青少年，椭圆形，边界清
动脉瘤样骨囊肿	多囊，可见液-液平面，发病年龄偏小
多发骨髓瘤	多见于中老年男性，圆形，边界清
浆细胞瘤	多见于老年人，边缘较清楚，可见硬化缘，多房样、多囊样改变
脊索瘤	骶椎、颈椎好发，边缘骨质硬化，软组织肿块
结核性脊椎炎	常累及间盘组织，椎间隙变窄及椎旁脓肿
骨母细胞瘤	可有膨胀性骨片破坏及多发钙化、骨化组织和软组织肿块

八、肋骨单发破坏病变的鉴别

溶骨性
- ①浆细胞瘤：老年人多见，边缘较清楚，可见硬化缘，膨胀性骨破坏伴软组织肿胀形成。
- ②尤文肉瘤：青少年多见；髓腔扩大、筛孔样骨质破坏；短细针状骨膜增生及软组织肿块。
- ③**Askin瘤**：胸壁可见巨大软组织肿块，伴同侧的胸腔积液，肋骨侵犯破坏。
- ④**动脉瘤样骨囊肿**：青少年多见，溶骨性囊样透明区，有分隔呈皂泡状，可有骨膜反应，可见液平面。
- ⑤**朗格汉斯细胞组织细胞增生症/嗜酸细胞性肉芽肿**：最常见于1~4岁，圆形穿凿样骨破坏。

硬化性
- ①**骨样骨瘤**：骨硬化并病灶中央低密度瘤巢，多有夜间痛，水杨酸盐治疗有效；
- ②**骨岛**：松质骨内点状致密影。

混合性
- ①**骨肉瘤**：骨破坏与骨膜反应（Codman三角）；软组织肿块及云絮状、针状和斑块状肿瘤骨。
- ②**骨纤维结构不良**：地图样膨胀性骨质破坏、畸形及基质磨玻璃样变。病变范围多较大，多见于中青年。
- ③**内生软骨瘤**：膨胀性低密度，中心可以有斑点状钙化。
- ④**软骨母细胞瘤**：类圆形骨破坏，周围有硬化边缘。
- ⑤**软骨肉瘤**：不规则骨破坏，形成肿块和大量钙化。
- ⑥**骨髓炎**：少见，以慢性多见；骨破坏周围增生硬化；骨膜增生、骨增粗变形；死骨；可有窦道、萎缩。

九、肋骨/髂骨多发破坏病变的鉴别

溶骨性
- ①**多发性骨髓瘤**：50%有本-周蛋白尿；早期广泛骨质疏松；多发穿凿样或膨胀性骨质破坏，界清，无硬化边及骨膜反应；软组织肿块少见。
- ②**转移瘤**：多发骨质破坏伴软组织肿块。

溶骨/硬化
- ①**恶性淋巴瘤**：20~30与50~60岁多发，双峰分布；典型表现为骨质破坏范围较轻，而软组织肿块较大。
- ②**Paget病**：骨破坏及异常增生性病变，骨结构异常、骨痛、畸形和局部皮肤发热。

混合：
转移瘤
（7%可
单发）
- 溶骨：不均匀骨破坏，内可见残留骨质，边界多较清楚，邻近有软组织肿块形成 — 神经母细胞瘤；肺癌；乳腺癌；甲状腺癌；肾癌；结肠癌
- 硬化：圆形或卵圆形致密影，骨周围多无软组织肿块 — 前列腺癌；乳腺癌
- 混合：一处溶骨性破坏而另一处为成骨性破坏，可有软组织肿块 — 前列腺癌；乳腺癌；淋巴瘤

十、髂骨单发破坏病变的鉴别

溶骨

原发
①骨囊肿：单房境界清楚类圆形水样密度；多有硬化边；无骨膜反应及软组织肿块。
②骨巨细胞瘤：膨胀性骨质破坏；无硬化带，无钙化与骨膜反应。
③软骨肉瘤：中央型：干骺端不规则骨破坏，其内可见钙化；骨膜反应少见。周围型：软骨帽不规则增大，形成肿块和大量钙化。
④尤文肉瘤：青少年多见；髓腔扩大、筛孔样骨质破坏；短细针状骨膜增生及软组织肿块。
⑤动脉瘤样骨囊肿：青少年多见，溶骨性囊样透明区，有分隔，呈皂泡状，可有骨膜反应。

继发
①朗格汉斯细胞组织细胞增生症/嗜酸细胞性肉芽肿：最常见于1~4岁，圆形穿凿样骨破坏。
②骨结核：边缘清楚的破坏区；骨质疏松；无骨膜反应或很轻；死骨；累及关节，形成瘘管。
③甲状旁腺机能亢进：广泛的骨质疏松；骨质软化；局限性囊性骨破坏区；关节周围软组织钙化，尿路结石。

混合
①骨肉瘤：骨破坏与骨增生（Codman三角）；软组织肿块及云絮状、针状和斑块状肿瘤骨。
②骨纤维异常增生症：骨皮质变薄，单囊状膨胀性透亮区，边缘硬化清晰，囊内外散在磨玻璃样、丝瓜络样、虫蚀样致密影。
③骨髓炎：急性期骨质破坏；骨膜增生；死骨形成；病理性骨折；窦道；一般不侵入关节。慢性期骨破坏周围增生硬化；骨膜增生、骨增粗变形；死骨；窦道、萎缩。

十一、骨骺或骨端局限性骨病的鉴别

良性肿瘤

①**骨囊肿**：单房境界清楚类圆形水样密度；多有硬化边；无骨膜反应及软组织肿块。

②**动脉瘤样骨囊肿**：青少年多见，溶骨性囊样透明区，有分隔，呈皂泡状，可有骨膜反应。

③**骨软骨瘤**：外生性骨性结构，可见软骨帽。

④**软骨母细胞瘤**：接近软骨区类圆形骨破坏，周围有硬化边缘与正常组织分开。

⑤**内生软骨瘤**：位于中心占据整个髓腔的骨破坏，中心可见到钙化。

⑥**非骨化性纤维瘤**：5～20岁常见，分叶状骨破坏、硬化缘、纵轴与长骨一致。

⑦**骨样骨瘤**：骨硬化并中央低密度瘤巢，50%患者有夜间痛，水杨酸盐治疗有效。

⑧**软骨黏液样纤维瘤**：偏心生长的溶骨病变，向外膨出、边缘清晰、可有硬化。

⑨**骨巨细胞瘤**：膨胀性骨质破坏；无硬化带；无钙化、骨膜反应。

恶性肿瘤

①**骨肉瘤**：骨破坏与骨增生（Codman三角）；软组织肿块及云絮状、针状和斑块状肿瘤骨。

②**软骨肉瘤**：中央型：干骺端不规则骨破坏，可见钙化；骨膜反应少见。周围型：软骨帽不规则增大，形成肿块和大量钙化。

③**透明细胞软骨肉瘤**：少见，影像表现与软骨母细胞瘤相似。

④**骨纤维肉瘤**：青壮年好发，囊状状骨破坏区，可见骨质硬化、多数无骨膜反应。

肿瘤样病变

①**骨纤维结构不良**：地图样膨胀性骨质破坏、畸形及基质磨玻璃样变；

②**朗格汉斯细胞组织细胞增生症/嗜酸细胞性肉芽肿**：最常见于1～4岁，圆形穿凿样骨破坏。

感染

①**Brodie脓肿**：低毒力细菌感染所致，干骺端中心部位骨质破坏，边缘整齐，有硬化带，无骨膜反应。

②**骨结核**：边缘清楚的破坏区；骨质疏松；无骨膜反应或很轻；死骨；累及关节，形成瘘管。

十二、长骨偏心性膨胀性病变的鉴别

	病理	临床	影像
骨巨细胞瘤	起源于非成骨性结缔组织，主要组成类似破骨细胞	多见于20~40岁，多在骨骺愈合后。好发于股骨远端，胫骨及桡骨近端。早期仅有局部间歇性疼痛	邻关节面生长，易向骨突部位发展；长径与骨干垂直；边缘多无硬化或更模糊；骨性间隔较细；骨膜反应不钙化、成骨
动脉瘤样骨囊肿	充满深红色、棕红色不凝固血液	10~20岁多见。长骨以干骺端多见。多以局部肿胀、疼痛表现。多有外伤史	长径与骨干平行；少累及关节面；膨胀呈"吹出气球样"，边缘光整；可见骨膜反应；囊间隔可钙化、整齐硬化
成软骨细胞瘤	早期软骨细胞坏死后可出现巨细胞，后期钙化、变性、坏死多见	60%~80%为10~20岁，5岁以下及60岁以上少见。1/3见于胫骨，其他为股骨、腓骨、尺桡骨近端等	局限于骨骺或骺板；多有完整或不完整壳高密度硬化骺骨嵴；轻度膨胀、病灶较小
软骨黏液样纤维瘤	起源于骨软骨组织，主要由黏液样软骨组织形成	好发于10~30岁，5岁以下及60岁以上少见。胫骨上段多见。主要表现为间歇性疼痛	多见于长骨干骺端；长轴与骨干平行，外侧厚骨嵴；髓腔有硬化，外侧骨质皮质膨胀变薄呈波浪状
非骨化性纤维瘤	由纤维组织构成，无成骨，并为骨壳所包绕，周围的骨组织反应性增生	好发于8~20岁青少年。股骨近侧干骺端最常见，其次为胫骨近端、腓骨两端。多在骨外伤后发现。少数表现为局部疼痛	干骺端偏骨干侧；轻度膨胀；无骨化，骨嵴粗大；直径＞2cm，长轴与骨干一致

成骨细胞瘤	由血供丰富的结缔组织基质、成骨细胞及骨细胞和巨细胞构成	80%为30岁以下。好发于骨骺端，可向骨干、骨端发展。多为隐痛，服水杨酸类药物无效	边缘骨硬化明显；膨胀较轻，斑点状、索条状钙化或骨化
血管瘤	血管及血窦构成，常出血形成血凝块或囊腔，可机化血栓和静脉石形成	多见于成年人。病灶常位于骨端，以椎骨和颅面骨多见，长骨也有发生	长骨病灶呈皂泡状、网状，"枯枝状"；多有皮质膨胀和硬化边，囊内骨嵴多，MR为条纹状长 T_2 信号
韧带样纤维瘤	呈硬橡皮样坚韧，瘤内可见囊变，由丰富的成纤维细胞及胶原纤维组成	多为30岁以下。多见于干骺端向骨干延伸，下颌骨多见，其次为股骨和骨盆。主要表现为疼痛和肿胀	可见硬化环；沿骨长轴分布；MR：T_1WI、T_2WI呈等密或偏低信号，信号较均匀，强化不明显
甲状旁腺功能亢进	甲状旁腺增生致局限性单或多房囊状骨破坏，称棕色瘤	好发于任何年龄，女性多见。好发髂骨、颌骨。血清钙、碱性磷酸酶增高，磷下降	长骨可变形，骨端不增宽，可伴骨折；局限性囊状骨破坏，大小不一、单或多发囊状透光区
良性纤维组织细胞瘤	原发于骨同叶肿瘤，有纤维母细胞与组织细胞分化特点	发生于成人。全身骨骼均可发生，长骨干骺端居多。以局部疼痛为主，可有病理性骨折	溶骨性，边界光滑，多数有硬化缘，内部可见粗糙骨小梁

十三、骨质疏松症的主要原因及影像表现

病因

全身性

①先天性：成骨不全、高胱氨酸尿。

②代谢性：肾病性骨营养不良性。

③营养障碍性：坏血病、蛋白质缺乏、缺钙。

④内分泌性：Cushing 病、性腺功能减退、甲状腺及甲状旁腺功能亢进、肢端肥大症、Addison 病、糖尿病、怀孕、肝肿瘤的副肿瘤综合征。

⑤放疗及药物导致：肝素（15 000～30 000U，给药 6 个月以上）、甲氨蝶呤、皮质激素、酗酒、吸烟、苯妥英钠。

⑥其他：胶原性疾病、类风湿关节炎，骨髓替换类疾病，如淋巴瘤/白血病（ALL）浸润、多发性骨髓瘤、弥漫性转移、继发溶血性贫血的骨髓异常增生。

⑦特发性

< 20 岁，青少年骨质疏松；

20～40 岁，成人骨质疏松；

> 50 岁，绝经后骨质疏松；

> 60 岁，老年性骨质疏松。

局限性

①失用性：固定＝失用；

②游走性：Sudeck 营养不良、髋部一过性骨质疏松；

③疏松症、下肢局限性游走性骨质疏松。

骨质疏松症的影像表现

双能 X 线吸收仪判定			
诊断	T- 诊断	处理	随访
正常	> 1	预防	3 年
骨量减少	− 2.5 < T < − 1	预防或治疗	2 年
骨质疏松	< − 2.5	治疗	1 年

X 线

①骨小梁数目＋厚度的减少。②皮质变薄（骨内＋皮质内吸收）。③关节旁的骨量减少；骨小梁减少显著。④骨痂形成少，骨折延迟愈合。

脊柱骨质疏松

①X 线：密度减低。②骨纹理为垂直的，横行的明显变细。③终板突出。④"相框"征：骨皮质外径不变，皮质轮廓突出。⑤椎间盘突出、压缩变形；双凹面椎体；Schmorl 结节；椎体楔形变，椎骨高度变小；骨赘消失。

十四、脊柱术后影像分析要点

腰椎手术失败综合征 { 椎管狭窄 / 椎间盘突出复发 / 蛛网膜炎 }

①X线：脊柱成角；脊柱不稳定；进行性退行性改变。
②CT：多方位重建显示骨质改变优于X线。
③MRI：显示椎管狭窄、椎间盘脱出、蛛网膜炎、脑脊液瘘、硬膜外纤维化等特异性高。

脑脊液漏
①CT：硬膜外静脉丛扩张；蛛网膜憩室。
②MRI：硬膜外静脉丛扩张；硬膜外积液；瘘管形成；显示蛛网膜憩室；低颅压征象（硬脑膜增厚、强化，膜下水囊瘤，脑干向尾侧移位）。

硬脊膜外纤维化
①成因：为术后形成的瘢痕组织，可引起继发椎管狭窄和（或）神经孔狭窄。
②MRI：T_2WI 无特征性改变，T_1WI 呈软组织等信号影，增强后可强化，在神经周围的脂肪组织内蔓延，有占位效应。

快速进展性骨关节炎
①临床：椎间盘退行性改变椎体小关节、肋椎关节及肋横突关节骨性关节炎。
②CT/MRI：椎间盘脱水（椎间隙变窄）骨髓改变（Modic Ⅰ～Ⅲ）。

老年性和绝经后骨质疏松症 { 骨量丢失 >40%，X线出现透亮度增加；椎体终板出现压缩骨折。

十五、关节钙化或骨化病变的分类

骨性关节炎
原发：原因不明，与高龄、女性、肥胖、职业性等有关。

继发
①机械性：发育不良、术后及急慢性损伤后；
②炎症性：化脓性、结核性、类风湿关节炎、血清阴性脊柱关节病、贝赫切特综合征、Paget病等；
③代谢异常性：痛风、Gaucher病、糖尿病、肝豆状核变性、软骨钙质沉着症、羟磷灰石结晶等；
④内分泌异常性：肢端肥大症、性激素异常、甲状旁腺功能亢进、肾上腺皮质功能亢进等；
⑤神经营养缺陷性：周围神经炎、脊髓空洞症、Charcot关节病等。

滑膜炎 ⎰①色素沉着绒毛结节性滑膜炎：滑膜组织增生及含铁血黄素沉积；
　　　⎱②成因：为术后形成的瘢痕组织，可引起继发椎管狭窄和（或）神经孔狭窄。

脊柱
内固
定术
后并
发症 ⎰①松动；
　　　②植入物断裂、移位、感染等；
　　　③创口不愈合或延迟愈合；
　　　④节段性负荷过重；
　　　⎱⑤应力异常。

十六、股骨头水肿的病因及影像学表现

病因 ⎰①自限性疾病。
　　　②见于类风湿关节炎、股骨头坏死、一过性骨质疏松、骨肿瘤、运动过量及外伤等。
　　　③病理特点：骨小梁间隙增宽，充满大量水肿液反应性充血；脂肪坏死；纤维血管增生；慢性炎性细胞浸润；反应性骨形成。

影像表现

早期 ⎰①X 线正常；
　　　⎱②MRI：T_2WI 高或略高信号，T_1WI 低信号，脂肪抑制序列呈高信号，信号不均，边界不清。

进展期 ⎰①X 线：骨小梁模糊；骨密度减低。
　　　　②CT 及 MR：骨密度局部不均匀减低；T_2WI 呈高或略高信号，T_1WI 呈低信号，边界不清；髋关节腔积液。

鉴别：髋关节一过性骨髓水肿综合征（TBMS），又称髋关节一过性骨质疏松（TOH），为病因不明的自限性疾病，常见于中年男性及孕妇。

第二节 骨肿瘤与肿瘤样病变

一、骨肿瘤分类（WHO 2013）

软骨源性肿瘤
- 良性：骨软骨瘤、软骨瘤（内生、骨膜）、骨软骨黏液瘤、甲下外生性骨疣、奇异性骨旁骨软骨瘤样增生、滑膜软骨瘤病
- 中间型：局部侵袭性：软骨黏液样纤维瘤、非典型软骨样肿瘤/软骨肉瘤（1级），偶见转移型：软骨母细胞瘤
- 恶性：软骨肉瘤（2、3级）、去分化软骨肉瘤、间质性软骨肉瘤、透明细胞软骨肉瘤

骨源性肿瘤
- 良性：骨瘤、骨样骨瘤
- 中间型：局部侵袭性（骨母细胞瘤）
- 恶性：低级别中心性骨肉瘤、普通型骨肉瘤、毛细血管扩张型骨肉瘤、小细胞骨肉瘤、继发性骨肉瘤、骨旁骨肉瘤、骨膜骨肉瘤、高级别表面骨肉瘤

纤维源性肿瘤
- 中间型：局部侵袭性（骨的促结缔组织增生性纤维瘤）
- 恶性：骨的纤维肉瘤

纤维组织细胞性肿瘤：良性纤维组织细胞瘤/非骨化性纤维瘤

造血系统肿瘤　恶性：浆细胞骨髓瘤、骨孤立性浆细胞瘤、骨原发性非霍奇金淋巴瘤

富含巨细胞的破骨细胞肿瘤
- 良性：小巨细胞病变；中间型：局部侵袭性，偶见转移型（骨巨细胞瘤）恶性：恶性骨巨细胞瘤

脊索样肿瘤
- 良性：脊索样细胞瘤
- 恶性：脊索瘤

血管性肿瘤
- 良性：血管瘤
- 中间型：局部侵袭性，偶见转移型（上皮样血管瘤）
- 恶性：上皮样血管内皮瘤、血管肉瘤

肌源性肿瘤
- 良性：骨平滑肌瘤
- 恶性：骨平滑肌肉瘤

脂肪源性肿瘤
- 良性：骨脂肪瘤
- 恶性：骨脂肪肉瘤

未明确性质的肿瘤
- 良性：单纯性骨囊肿、纤维结构不良/纤维异常增殖症、骨纤维结构不良、软骨间叶性错构瘤、Rosai-Dorfman病
- 中间型：局部侵袭性：动脉瘤样骨囊肿、朗格汉斯组织细胞增多症（单骨型，多骨型）、Erdheim-Chester病

杂类肿瘤：尤文肉瘤、釉质瘤、未分化高级别多形性肉瘤

一、常见恶性骨肿瘤的鉴别

	骨肉瘤	软骨肉瘤	尤文肉瘤	骨髓瘤	骨转移瘤
临床资料	最常见。分为原发性和继发性,前者多见于20岁以下年轻人,后者常继发于Paget病、骨软骨瘤,放疗后等。增殖征及放疗后早;主要表现为局部疼痛和肿胀	分为原发性和继发性。前者多见于40~60岁中年人,后者多继发于Paget病,放疗后或骨软骨瘤类肿瘤恶变	好发于年轻人(5~30岁),男性多见女性,主要表现为软组织肿胀,常伴有疼痛及软组织肿胀,常伴有发热、贫血、白细胞增多和血沉加快	好发于中老年人,男性多于女性,主要表现为贫血、骨痛、感染、肾功能不全等	最常见的恶性骨肿瘤,一般为多发,以肺癌、乳腺癌、前列腺癌、甲状腺癌、肾癌转移多见
发病部位	原发部位于股骨远端及胫腓骨近端;继发性好发于骨扁骨	软骨肉瘤常见于四肢长骨、骨盆和肋骨	发生于长骨骨干多见于骨干,发病年龄较轻;发生于扁骨及不规则骨者,发病年龄较大	好发于富含红骨髓的骨骼,如颅骨、脊柱、肋骨、骨盆、胸骨等	多发生在富含红骨髓的部位,如脊柱、骨盆、肋骨,股骨近端及肱骨等
影像表现	①分成骨型、溶骨型和混合型,典型表现包括骨质破坏+瘤骨形成+骨膜反应+软组织肿块;②骨质破坏边界不清,呈虫蚀状或筛孔样破坏;③瘤骨的特征表现,棉絮状或象牙质样;④肿瘤刺激形成的骨膜反应又叫肿瘤破坏,形成Codman三角;⑤肿瘤破坏骨皮质可形成软组织肿块;⑥增强扫描病变明显强化;⑦易通过血行发生肺转移	①主要表现为骨质破坏和软组织肿块,瘤软骨的钙化是其特征性表现;②MRI上T₂WI肿瘤内的透明软骨成分呈显著高信号;③增强扫描软骨肉瘤化程度较轻,典型者呈环状强化	①X线表现包括骨质破坏+软组织肿块;②骨质破坏多位于骨干,呈虫蚀状,边界不清,同时可出现反应性骨质硬化;③骨膜反应形态多样,典型者呈葱皮样,也可以呈日光照射状或形成Codman三角;④较大软组织肿块,而局部骨皮质保持完整;⑤增强扫描病变明显不均匀强化;⑥早期易转移,通过血行发生肺及远处转移	①分为骨质正常型、骨质疏松型及骨质破坏型;②骨质破坏型呈现为全身多发穿凿样溶骨性骨质破坏,边界清楚,一般无硬化及骨膜反应,常出现病理骨折	①分为溶骨型、成骨型及混合型;②溶骨型最常见,周围可形成软组织肿块;③成骨型多见于前列腺癌、乳腺癌及膀胱癌,多见于脊柱和骨盆,一般不形成软组织肿块;④混合型多见于前列腺癌及成骨型腺癌,同时出现溶骨及成骨性骨质破坏

	骨软骨瘤	内生软骨瘤	骨瘤	骨样骨瘤	单纯性骨囊肿	骨血管瘤	纤维异常增殖症
临床资料	男性多见，多无症状，单发多见	一般无症状，多发者称为Ollier病	常见于成年人，一般无临床症状	男性多见，好发于10~30岁，间歇性疼痛，夜间加重，服用水杨酸类药物后疼痛缓解	男性多见，好发于10~20岁，一般无症状，常因病理骨折发病	好发于中年人，女性多见，一般无症状	幼年发病，成年后有静止趋势，突然增大或疼痛加剧提示恶变
发病部位	长管状骨干骺端	手足的短管状骨	颅骨内外板，鼻窦及下颌骨	长管如股骨及胫骨的骨干，脊椎椎弓	长管的骨或干骺端，以股骨与肱骨近端多见	脊椎和颅骨	四肢长骨和胫骨为多见，其次为肋骨、颅面骨、骨盆
影像表现	长管状骨干骺端的骨性突起，背向关节生长，皮质和松质分别与母体骨相延续，基底可为宽基底或细蒂状	多位于手指骨的近中段，呈膨胀性生长，边界清楚，有硬化边，病变皮质变薄，变内可见斑点状或环状钙化，一般无软组织肿块	分为致密型和松质型，致密型由骨密质构成，呈圆形、卵圆形或丘状，突出骨表面，边界清晰；松质型内部可见松质骨结构，皮质与正常骨皮质延续	分为皮质型、松质型及骨膜下型，X线及CT表现为直径<1.5cm的瘤巢，周围骨质硬化，多数瘤巢内部可见钙化，T₂WI脂肪抑制序列可以显示病变周围的骨髓及软组织水肿	表现为骨干或干骺端的囊状骨质破坏，呈水样密度，沿纵轴生长，轻度膨胀，边界清楚，边缘可见硬化缘，边缘骨皮质变薄，如合并病理骨折可出现"骨片陷落征"	椎体血管瘤的X线及CT表现为粗大骨小梁呈栅栏样改变，CT增强扫描呈明显强化；MRI表现具有特征性，T₁WI及T₂WI均呈高信号	发生于长骨的纤维异常增殖症多累及骨干及干骺端，受累骨增粗者呈典型者呈"牧羊拐"畸形；X线分为四种类型：磨玻璃样改变、丝瓜瓤样改变、囊状骨质破坏及虫蚀样改变，这几种改变常混合出现

四、常见中间型骨肿瘤的鉴别

	软骨母细胞瘤	骨母细胞瘤	骨巨细胞瘤	动脉瘤样骨囊肿
临床资料	好发于10~20岁，男性多见，多表现为局部疼痛	好发于10~20岁，男性多见，服用水杨酸类药物不能缓解	好发于20~40岁成年人，男女无明显差异，部分病变可有肿转移	好发于30岁以下年轻人，男性多见
好发部位	长骨骨骺，如股骨、胫骨和肱骨	脊椎的附件，长管状骨如股骨及胫骨等	长骨骨端和脊柱，以股骨近端最多见	长骨干骺端和脊柱
影像表现	表现为骨骺内的溶骨性骨质破坏，可累及干骺端，病变内出现斑点状或环状钙化为典型表现；T₂WI脂肪抑制序列可以显示病变周围的骨髓水肿	表现为膨胀性骨质破坏，直径一般>2cm，边界清楚，有硬化边，一般无骨膜反应，可以突破骨皮质侵犯周围软组织，病变内出现斑片状钙化或骨化影，增强扫描呈明显强化	表现为发生于长骨骨端的溶骨性骨质破坏，呈偏心膨胀性生长，病变边界清晰，无硬化边，边缘可有残留骨嵴，增强扫描呈明显强化，小部分骨巨细胞瘤可合并动脉瘤样骨囊肿；MRI可以显示病变内的含铁血黄素沉着	表现为溶骨性骨质破坏，膨胀性生长，呈多房状，边界清楚，有硬化完整的骨包壳，CT及MRI可以清晰显示病变内的分隔和特征性液-液平表现，增强扫描分隔明显强化

五、脊柱脊索瘤与骨巨细胞瘤的鉴别

	肿瘤来源	良恶性	好发年龄	好发部位	病变形态	病变密度	增强扫描
骨巨细胞瘤	非成骨性间叶组织	中间型，局部具有侵袭性，偶有转移	20~40岁	骶尾椎（多位于骶骨上部），可发生于脊柱的任何节段	偏心膨胀性生长，骶骨的骨巨细胞瘤常会跨越骶髂关节及累及髂骨	密度较均匀，无钙化，边缘可见残留骨嵴	明显强化
脊索瘤	残余或异位的脊索组织	低度恶性	40~60岁	骶尾部（多位于骶骨偏下部），颅底蝶枕骨交界处，少见于颈椎	多位于中线，膨胀程度较轻	密度不均，可见点状钙化及残留终板，边缘骨质硬化	强化程度较轻

六、良恶性原发骨肿瘤的鉴别

	良性	恶性
临床症状	无疼痛	疼痛，逐渐加重，夜间更甚
生长情况	生长缓慢，比较局限，一般不侵犯邻近组织	生长迅速，易侵犯邻近组织
肿瘤形态	形态较规则	形态常不规则，呈虫蚀样或浸润样骨质破坏
肿瘤边界	界限清晰，边缘锐利，有硬化边，局部骨皮质变薄	界限不清，边缘模糊，无硬化边，骨皮质侵蚀
骨膜反应	骨膜反应少among，病理骨折后可见少量骨膜反应，骨膜新生骨不易破坏	可出现不同形式的骨膜反应，并可被肿瘤侵犯破坏
周围软组织情况	一般无软组织肿块，周围软组织无水肿或水肿程度较轻	可形成软组织肿块，周围软组织水肿程度较重
有无远处转移	一般无远处转移	可出现远处转移

七、脊柱常见原发恶性肿瘤的鉴别

	骨髓瘤	脊索瘤	淋巴瘤	尤文肉瘤	骨肉瘤
来源	红骨髓网织细胞	残余、异位的脊索组织	骨髓淋巴组织	未分化的间充质	骨的未分化纤维组织
年龄	40岁以上的中老年	40~60岁	40~60岁，男性多见	20岁前的青少年	30~40岁左右的中青年
好发部位	脊柱的任何节段，可同时累及椎体和附件	骶尾部、颅底蝶枕骨交界处及上颈椎	脊柱的任何节段、椎旁、椎管内硬膜外及多个椎体	骶骨（骶骨翼），其次腰椎、颈椎少	好发于胸椎及腰椎（颈椎及骶椎少见）
病变形态	可为弥漫性骨质疏松伴虫蚀样或穿凿样骨质破坏，边界不清，常出现椎体压缩骨折	多位于中线、膨胀性生长，在邻近软组织内形成软组织肿块	可为溶骨性、硬化性或混合性骨质破坏，边界不清、膨胀不明显，边缘可有轻度硬化，一般无骨膜反应	可为溶骨性、硬化性破坏，混合性骨质破坏，边界不清、周围有骨质硬化	表现为骨质破坏，边界不清
病变密度	密度较均匀，皮质连续性中断，周围可形成软组织肿块	密度不均，见点状钙化及残留骨终板、边缘骨质硬化	病变内密度不均匀，皮质连续性中断，周围可形成软组织肿块，累及多个椎体者椎间隙一般正常	密度不均，皮质连续性中断、周围可形成软组织肿块及累及椎体	病变内密度不均匀，瘤骨形成，皮质连续性中断，软组织肿块周围可见骨膜反应及软组织肿块形成
增强	明显强化	轻中度强化	明显强化	明显强化	明显强化

八、脊柱原发良性及中间型肿瘤的鉴别

	血管瘤	骨巨细胞瘤	骨母细胞瘤	动脉瘤样骨囊肿	嗜酸细胞性肉芽肿
来源	血管组织	非成骨性间叶组织	成骨性胚叶细胞	来源不明	朗格汉斯系统的组织细胞
类型	良性	中间型：局部侵袭性	中间型：局部侵袭性	良性	良性
年龄	任何年龄	20~40岁	10~30岁	30岁以下	好发于5~10岁儿童
好发部位	脊柱的任何节段	骶尾椎（多位于骶骨上部），脊柱的任何节段	多发生于脊椎的附件，可累及椎体	脊椎后部，并向前累及椎体或相邻椎体、椎间隙及肋骨	多发生于椎体
病变形态	X线及CT表现为粗大骨小梁呈栅栏样改变，骨小梁间隙增宽；T_1WI、T_2WI高信号	偏心膨胀性生长，骶骨的骨巨细胞瘤常会跨越骶髂关节累及骶骨翼	溶骨性骨质破坏，膨胀性生长，边界清；MR：病变周围的骨髓、软组织反应性水肿	膨胀性溶骨性骨质破坏，边界清楚，有硬化边，呈皂泡样改变	溶骨骨质破坏、边界变扁，椎体不同程度变扁，邻近椎间隙不受累
病变密度	边界清楚	密度较均匀，无钙化，边缘可见残留骨嵴	病变密度不均匀，可见斑片状钙化影	可见粗细不均的分隔，CT及MR显示液-液平	病变一般密度均匀
增强	明显强化	明显强化	明显强化	分隔强化	中度-明显强化

357

第三节 内分泌疾病与代谢营养性疾病及骨关节感染

一、代谢性骨病与内分泌性骨病的鉴别

成人常见代谢性骨病及内分泌性骨病鉴别诊断

	代谢性骨病		内分泌性骨病		
	骨软化症（成人维生素D缺乏症）	骨质疏松	垂体功能障碍 肢端肥大症	甲状旁腺功能障碍 甲状旁腺功能亢进症	肾上腺功能障碍 库欣综合征
年龄	成年人	见于老龄、绝经后女性，继发性见于各年龄	成年人	任何年龄，女性稍多	成年女性
病因	多见于妊娠、多产妇，体弱老人	原发性见于老龄、雌激素缺乏，继发性如内分泌性、营养素缺乏、肿瘤性等	垂体性如生长激素细胞增生或垂体腺瘤、垂体外性如异源性生长激素和（或）促生长激素分泌肿瘤	原发性者多见于甲状旁腺瘤或腺癌、腺体弥漫性增生等	各种原因引起的高皮质醇血症，如垂体腺瘤、异源性ACTH综合征、肾上腺皮质腺瘤、医源性等
临床	肌肉无力，下肢为著，继发全身疼痛、压痛，骨骼畸形，负重部位常见	原发性骨质疏松症状多隐匿，如腰背短痛、驼背，易发生脆性骨折	特殊面容，手足末端粗大，胸廓前后径增大，驼背，多伴性欲及其他内分泌功能失调症状，合并糖尿病常见	厌食，恶心，呕吐，四肢无力等，骨痛，骨骼变形，发生病理骨折，尿路结石	向心性肥胖，满月脸，皮肤菲薄，下腹、大腿见紫纹，多毛，血压高，女性月经紊乱

实验室	血清25-(OH) D_3减低，多低于25ng/ml	原发性骨质疏松骨生化代谢呈高转换型	血清生长激素基础水平显著增高，常伴其他内分泌激素水平异常	血清钙增高，血清磷降低，碱性磷酸酶增高，尿钙磷水平增高	血浆17羟皮质类固醇增高，24h尿17羟皮质类固醇排泄增高
X线表现	①骨质密度减低，骨小梁粗糙、模糊，骨广泛骨骼变形，骨折和假骨折线形成；②四肢长骨：膝关节内外翻畸形；③中轴骨：负重部位骨骼变形，如三叶状骨盆，脊柱后突、侧突，椎体双凹变	原发性骨质疏松，骨密度普遍减低，松质骨小梁呈回变，椎体呈双凹变，脊柱后突畸形，骨皮质变薄易合并骨折	①头颅：本症特殊表现，头颅外形增大，骨嵴粗大，质骨粗大，板障增厚，蝶鞍形态正常或扩大。下颌骨向前增长突出或颌骨，眉弓突出，鼻窦过度发育化。②中轴骨：椎体后径增大，脊柱后突畸形。胸椎前后径增大，胸背，锁骨粗糙突出。③四肢骨：手指、足趾末端圆钝状肥大，肌腱韧带附着处骨皮质增厚，长骨增粗，关节肥大。④软组织增生肥厚	①骨质疏松：弥漫性，可见于纤维骨炎、骨质软化；②骨膜下骨吸收，具有特征性，多见于中指骨桡侧边缘，颌骨牙槽板，骨皮质外缘毛糙；③局限性骨质破坏：纤维囊性骨炎，单或多发囊状透光区，范围大者可有膨胀现象，骨皮质变薄、缺损，好发于骨盆，长骨、颌骨；④其他：质骨三层结构模糊不清，颅板上见多发密集点状透光区	①骨质疏松：常见头颅、脊柱，四肢少受累，严重者骨小梁显示不清，残留骨皮质呈铅笔征；②骨骼变形：椎体为著，呈双凹变，楔形变，严重者见鱼骨征，脊柱后突或侧突畸形；③病理性骨折：好发椎体、肋骨，有骨痂形成疏松倾向，骨痂多呈毛状较为特异，骨折愈合延缓，股骨颈和耻骨支亦可见骨折
影像学鉴别	先天性骨梅毒，原发性甲状旁腺功能亢进，恶性骨营养不良（范可尼综合征）	原发性骨质疏松与继发性骨质疏松，椎体质疏松与椎体良恶性肿瘤性病变、椎体结核等鉴别	骨骼变化具有特征性，一般诊断不难	结合临床及实验室检查，应与各种原因所引起的佝偻病、骨软化症，骨质疏松鉴别	结合临床及实验室检查，应与各种原因所引起的骨质疏松鉴别

儿童常见代谢性骨病与内分泌性骨病的鉴别

	代谢性骨病			内分泌性骨病		
				垂体功能障碍		甲状腺功能障碍
	维生素C缺乏症（坏血病）	佝偻病（维生素D缺乏症）	肾性骨营养不良	垂体性侏儒症	巨人症	呆小病（克汀病）
年龄	多见于7～18个月患儿，亦可见于成人	6个月～2岁患儿	肾小球性以青少年多见，肾小管性青少年、成人均可见	成年人	任何年龄，女性稍多	成年女性
病因	婴幼儿多见于人工喂养或孕妇、乳母严重缺乏维生素C	日照不足、维生素D摄入不足、生长过速、疾病因素等	肾小球功能衰竭所致的骨病较为多见；肾小管性骨营养不良多与遗传有关	垂体性如生长激素细胞增多或垂体腺瘤、垂体本身性如异源性生长激素分泌肿瘤	原发性多见于甲状旁腺腺瘤或腺癌、腺体弥漫性增生等	各种原因引起的高皮质醇血症，如垂体瘤、异源性ACTH综合征、肾上腺皮质肿瘤、医源性等
临床	全身多部位出血，骨质脆弱，骨膜下出血引发临床症状，假性瘫痪、膝、肩、肘、胸肋节及助骨端常见，髋、膝节少见	重症者神经发育迟缓，恢复期临床症状、体征逐渐减轻，重症患儿可遗留骨骼畸形或运动功能障碍	肢体疼痛、压痛，肌肉无力，幼年起病者身材矮小，严重者骨骼畸形	特殊面容，手足末端粗大、胸廓前后径增大、驼背，多伴发育迟缓及其他内分泌功能失调症状，合并糖尿病常见	厌食、恶心、呕吐、四肢无力等，骨痛、自发性骨骼变形、病理骨折、尿路结石	向心性肥胖、满月脸、皮肤菲薄，下腹、大腿近端皮肤紫色黄纹、多毛、血压增高，女性患者月经紊乱

	实验室	X线表现
	血清、白细胞维生素C水平减低，凝血酶时间延长	①长骨干骺端出现，其下见带状骨质稀疏区"环状病线"，增厚的先期钙化带向两旁突出呈"骨刺"样。骨骺边缘增厚致中心骨化呈"指环征"。②骨质普遍稀疏，呈毛玻璃样改变，骨皮质磨玻璃样变薄，呈小梁状呈串珠状改变；③骨骺呈毛玻璃样。晚期骨膜下出血，血肿机化呈包壳状
	早期25-(OH)D₃下降，PTH升高，血钙正常或稍低，碱性磷酸降低，血清钙正常或血清磷活动期血钙进一步下降	①骨骺发育迟缓部位，下肢承重更明显；②四肢长骨干骺端杯口样改变，骨骺线增宽，下肢青枝骨折，下肢畸形，骨皮质代偿性增厚；③胸廓改变，"鸡胸"，"胸胸"，赫氏沟，方颅，乒乓头
	①肾小球性：血清钙正常或降低，血清磷水平增高；②肾小管性：血清钙正常或血清磷水平降低	肾小球性：①佝偻病：多见于青少年，严重者影响骨生长形成侏儒；②继发性甲旁亢进：X线表现同原发性甲旁亢；③骨质硬化，见于长骨干骺端、椎体上下缘；④骨质软化：成人多见，继发软组织异位钙化。肾小管性：①佝偻病和骨质软化征表现；②关节附近牙状钙化；③骨质增生区钙化
	血清生长激素基础水平显著增高，常伴其他内分泌激素水平异常	①头颅增大，骨嵴增大，粗糙，颅骨内外板、板障增厚，蝶鞍增大或扩大。下颌骨或牙大。下颌角变钝或增大，额骨向前凸出，眉弓突出，鼻窦过度发育气化。②椎体后突畸形，椎体变大，楔形变，脊柱后突畸形。胸廓前后径增大，胸廓粗糙随突出。③手指，足趾末端圆铲状肥大，肌腱韧带附着处骨质增厚，长骨增粗，关节软组织增生
	血清钙增高，血清磷降低，碱性磷酸酶增高，尿钙磷平增高	①骨质疏松：弥漫性，可见占纤维骨炎，骨质软化；②骨膜下骨质吸收：多见于中指骨桡侧边缘，指骨牙槽硬骨板，骨皮质外缘呈毛糙花边状；③局限性骨质破坏：纤维囊性骨炎多发囊状透亮区或多发骨囊状变，骨皮质变薄、缺损，好发于骨盆、长骨、颅骨；④其他：颅骨三层结构模糊不清，顶板上见点状密集透亮区
	血浆17羟皮质类固醇增高，尿24h羟17羟皮质类固醇排泄增高	①骨质疏松：常见于头颅、脊柱，严重者骨小梁显示不清，残留骨皮质呈铅框征。②椎体变形：严重者呈双凹变、椎体后缘呈线状较征、脊柱后凸或侧弯畸形。③病理性骨折：好发于椎体和肋骨，常有骨痂形成紊乱倾向，骨痂过多呈线状较为特异，骨折愈合延缓。股骨颈和肋骨支亦可见骨折

二、佝偻病与骨软化症的鉴别

	人群	病因	病理	临床表现	实验室检查	X线表现
佝偻病	多见于 3 个月～2 岁的小儿	日照不足、维生素 D 缺乏、生长过速	见于生长中的骨骼，骨内和软骨内化骨的钙化障碍	表现为易激惹、烦躁不安、夜惊、枕秃等，多汗，随进展可有肌张力下降，运动发育迟缓、蛙腹等。骨骼：①方颅、囟门晚闭等；②鸡胸、串珠肋、胸壁郝氏沟、漏斗胸；③"O"形腿、"X"形腿	血 25-(OH) D₃、血磷、钙磷乘积减低，血钙正常或偏低，血碱性磷酸酶升高	早期：长骨干骺端骨小梁模糊，先期钙化带变薄或消失，干骺端膨大呈杯口状改变，骨骺线增宽，骨干弯曲，骨骺畸形；恢复期：钙化带重现，增宽，骨骺线变窄，骨皮质和骨小梁粗糙正常；后遗症期：可遗留不同程度的骨骼畸形
骨软化症	多见于成年女性，如孕妇，多产妇	维生素 D 缺乏、吸收障碍	多发生于发育成熟的骨骼，骨基质矿化障碍	背部及腰腿疼痛，活动时加剧；行走困难、特殊鸭步态；胸骨、肋骨、骨盆大关节处常有明显压痛；血钙降低时抽搐；脊柱后凸侧弯，身长短缩，胸壁突出，骨盆狭窄变形，长骨弯曲	同上	早期骨密度减低，皮质变薄、髓腔内囊状透亮区消失，骨骼畸形，可伴病理性骨折；假性骨折：横贯骨干的透亮带（Looser 带）；多见于肩胛骨的腋侧、耻骨、坐骨、股骨颈、肋骨等处，常对称发生脊柱后凸，侧弯，椎体双凹回或鱼样变形，骨盆三叶状回或鱼心形变形

三、骨关节常见感染性病变

化脓性感染

致病菌：以金黄色葡萄球菌最多见（72%～85%），其余为溶血性葡萄球菌、链球菌、大肠杆菌等，布鲁杆菌、沙门菌等少见。

感染途径：血行播散、相邻感染源播散、直接种植等。

化脓性骨髓炎
- 急性：好发于长骨干骺端，多见于儿童。
- 慢性：好发于长骨骨干，多见于儿童和青年。
- Brodie 脓肿。
- Garré 硬化性骨髓炎。

化脓性关节炎
- ①化脓菌经血液到达滑膜而发病；
- ②骨髓炎蔓延至关节；
- ③多见于儿童及婴儿，好发于负重大关节，多为单发。

化脓性脊椎炎
- ①以椎体病变为主称为化脓性脊椎骨髓炎；
- ②以椎间盘受累为主称为化脓性椎间盘炎；
- ③占骨髓炎的 2%～4%，多见于成人，腰椎多见，且多发于椎体。

结核

95% 以上继发于肺结核，好发于儿童及青年，以脊椎结核发病率最高，约占 50.9%；其次为关节结核，骨结核少见。

①骨结核：长骨结核好发于骨骺与干骺端；短管骨骨干结核多见于 5 岁以下儿童，病变常为双侧多发，好发于近节指（趾）头。

②关节结核：常见于少年及儿童，多累及一个持重大关节，以髋、膝关节多见，按发病部位分骨型、滑膜型。

③脊椎结核：椎体结核（90%）、附件结核，腰椎最多见，儿童以胸椎最多，成人好发腰椎。

真菌感染

多发生于免疫功能降低时，常见致病菌：隐球菌、芽生菌、球孢子菌、组织胞浆菌、念珠菌、毛霉菌、曲霉菌、足分枝菌等。

其他感染
- ①螺旋体：先天性梅毒和获得性梅毒、莱姆病等；
- ②放线菌：放线菌病、奴卡菌病；
- ③病毒：HIV、风疹病毒等；
- ④寄生虫：包虫病。

四、骨龄判断图

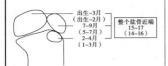

肱骨近端：肱骨头、大结节
小结节

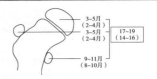

股骨近端：股骨头、大粗隆、
小粗隆

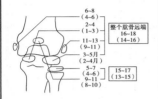

肘部：肱骨内上髁、肱骨外上髁
肱骨小头、滑车、尺骨鹰嘴、
桡骨小头

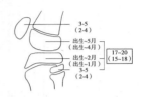

膝部：髌骨、股骨下端
胫骨上端、腓骨上端

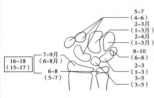

腕部：腕骨、尺骨、桡骨远端

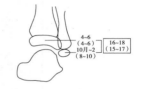

踝部：腓骨远端、胫骨远端

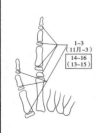

手部：
掌骨远端
（第一掌
骨近端）
骨近端

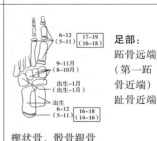

足部：
跖骨远端
（第一跖
骨近端）
趾骨近端

楔状骨、骰骨跟骨

注：①方格外数字为骨骺最早到最迟出现年龄正常范围，方格内数字为骨骺间及干骺间完全联合年龄正常范围，括号内数字为女性（女性比男性早1～3年）。②骨骺闭合X线判断标准：当2/3～3/4以上骺板变模糊，并有骨纹穿过，即骨骺闭合。③1周岁以内小儿骨龄评估，选择足及膝部较为妥当；其他年龄通常以左手为骨龄评估部位（左手正位X线片），＜14岁根据骨骺出现时间测定骨龄，14～25岁按骨骺闭合时间测定

364

五、遗传性、非遗传性及混合性骨硬化性发育不良的鉴别

	名称	分型及遗传方式	年龄	临床表现	影像表现
遗传性	骨硬化病（石骨症、原发性骨硬化脆性症）	恶性（婴儿型）常染色体隐性遗传或 X 连锁隐性遗传	死产或婴幼儿	预后较差，身材矮小，巨头畸形，前额突出，脑积水；视神经萎缩，耳聋，面瘫；牙齿萌出障碍及严重龋齿；肝大，贫血，低钙血症；伴肾小管酸中毒；佝偻病。	骨密度弥漫性增高，病理性骨折常见。①头颅：颅板增厚，板障狭窄；②脊柱："三明治"或"骨中骨"样改变；③管状骨：长骨干的波纹征，干骺端出现"漏斗样"及"透明带"改变；④骨盆"骨轮样"改变；⑤肋骨，锁骨增宽变厚，致密硬化，可有鸡胸，串珠肋等向偻病表现，多见于恶性婴儿型
		良性（成人型）常染色体显性遗传	青少年或成年人	良性成人型预后好，多无症状；少数脑神经受压及轻度血液系统病变	
	致密性骨发育不全	常染色体隐性遗传	婴幼儿	身材矮小，前额突出，小颏畸形，短指	①骨密度弥漫增加，但髓腔存在，病理性骨折常见，肢端骨质溶解；②囟门持续存在，缝间骨及成钝角的下颌支
	进行性骨干发育不良	常染色体显性遗传	儿童	生长迟缓，肌肉萎缩，肢体疼痛力弱，鸭行步态	长骨：骨干骨皮质对称性梭形增厚，呈纺锤形，骨关节一般不受累；颅骨可受累；骨扫描示病变处示踪剂摄取增加
	遗传性多发性骨干硬化	常染色体隐性遗传	青春期后	与进行性骨干发育不良相比，症状较轻	长骨骨干单侧，非对称性的骨皮质增厚；无颅骨受累

分类	名称	分型及遗传方式	年龄	临床表现	影像表现
遗传性	全身性骨皮质增厚症	①van Buchem病；②硬化性狭窄。常染色体隐性遗传	儿童	根据不同分型，可合并面瘫、耳聋、下颌突出，并指畸形、前额扁平等表现	全身性骨质密度增高，髓腔呈随；长骨、颅骨、颌面骨皮质增厚变窄，下颌骨增大增厚
	条纹状骨病	①Worth病；②Nakamura病。常染色体显性遗传	青少年或成年人	良性成人型预后好，多无症状；少数伴脑神经受压及血液系统病变	长骨干骺端对称性条纹样骨质密度增高影，髂翼部受累时，在髂翼部致密影呈扇形分布
	骨斑点症	常染色体显性遗传	任何年龄	多无症状，可合并播散性豆状皮肤纤维瘤病	骨关节端、骨盆、附骨、腕骨对称成簇分布的边缘清楚、密度均匀的类圆形致密影，骨扫描无示踪剂摄取或增加表现
非遗传性	肢骨纹状增生症	无	儿童晚期或成年早期	疼痛，活动时加重关节活动受限或关节强直	波浪状骨肥厚，通常累及骨的一侧，MRI呈低信号；关节周围软组织内可形成
	髓内骨硬化	无	成人，女性多见	轻度至中度的疼痛，活动时加重；该病少见，需排除骨髓炎、肿瘤等其他导致骨硬化的疾病，为排除性诊断	多累及下肢长骨、胫骨中部多见，单侧或双侧受累；表现为长骨髓腔内骨质硬化，不累或伴骨皮质增厚；可有周围软组织水肿
混合性	混合性硬化性骨发育不良	同时存在两种和两种以上的硬化性骨发育不良			最常见的类型为肢骨纹状增生症伴骨斑点症和条纹状骨病

六、骨硬化性病变的分类

骨硬化性发育不良
- 遗传性骨硬化性发育不良
  - 软骨内成骨障碍
    - 骨硬化病
    - 致密性骨发育不良
    - 条纹状骨病
    - 骨斑点症
  - 膜内成骨障碍
    - 进行性骨干发育不良
    - 遗传性多发性骨干硬化
    - 全身性骨皮质增厚症
- 非遗传性骨硬化性发育不良
  - 软骨内成骨和膜内成骨障碍
    - 肢骨纹状增生症
    - 混合性硬化性发育不良
  - 髓内骨硬化

获得性骨硬化性疾病
- 肾性骨营养不良；Paget 病（硬化期）；脂肪肉芽肿病；镰状细胞贫血；氟骨症；成骨性转移瘤

七、化脓性关节炎与关节结核的鉴别

	化脓性关节炎	关节结核
临床	起病急，进展快，发热，局部红肿热痛，白细胞升高	发病缓慢，病程长，局部肿胀疼痛，红细胞沉降率加快
病因	金黄色葡萄球菌感染	结核分枝杆菌感染
年龄	婴儿和儿童	少年和青壮年
部位	常见于膝关节，其次为髋、肩及踝关节	常见于髋关节和膝关节，其次为肘关节、踝关节
骨质改变	早期关节间隙增宽；然后关节软骨破坏，关节间隙变窄；软骨下骨破坏，以持重面为重，多伴有骨质增生硬化	早期关节间隙多正常，骨质疏松，在关节非承重面出现虫蚀状骨质破坏；关节软骨破坏相对少见，死骨常见，关节间隙变窄出现晚且程度轻
软组织改变	早期明显肿胀，边界不清，受累更广泛	肿胀、冷脓肿形成，冷脓肿边界清晰
MRI	骨髓水肿显著，滑膜不规则增厚，软骨破坏重，脓腔壁较厚、周围炎症反应明显	骨髓水肿多不显著，滑膜肿胀充血、但较光滑，软骨破坏相对较轻，脓腔壁光滑
晚期	骨性强直	纤维性强直

八、化脓性脊柱感染与结核感染的鉴别

	化脓性脊柱炎	脊柱结核
年龄	儿童和 50 岁以上成人	儿童和青年
部位	好发腰椎，其次为颈胸椎	好发胸椎，成人腰椎
病因	多为细菌，尤其是溶血性链球菌	结核分枝杆菌
临床	发病急骤，高热、寒战	盗汗、乏力、消瘦，多继发于肺结核
实验室	白细胞、中性粒细胞升高；PPD 试验阴性	多数白细胞正常；PPD 试验多呈阳性
病理	中性粒细胞浸润为主	结核肉芽肿、干酪样坏死
X 线及CT	①急性期骨质破坏区边界模糊，慢性期骨质破坏区边界清晰，周围骨硬化，并可在椎旁形成粗大骨桥；②迅速破坏软骨终板、椎间盘致椎间隙狭窄，晚期相邻椎体骨性连接，椎间隙消失；③骨质破坏区小块状死骨；④可形成咽后壁脓肿、椎旁脓肿、硬膜外脓肿；⑤椎体大多轻度塌陷，椎体重度塌陷、后突畸形较少	①溶骨性骨质破坏，边界清晰，周围骨质轻度硬化，但程度较轻；②软骨终板、椎间盘破坏较慢，椎间隙狭窄，晚期相邻椎骨纤维性连接，椎间隙消失；③常见砂砾样死骨；④可形成咽后壁冷脓肿、椎旁冷脓肿，通常范围较大，病程较长的脓肿壁可合并不规则钙化；⑤椎体骨质塌陷较重，后突、侧弯畸形多见
MRI	平扫：受累椎体、椎间盘、椎旁脓肿呈长 T_1 混杂长 T_2 信号影；增强：急性期病变均匀强化，脓肿形成后病变不均匀强化，脓肿壁呈薄环状强化	平扫：大多数结核病灶、受累椎间盘、椎旁脓肿呈长 T_1 混杂长 T_2 信号影；增强：结核性肉芽肿呈结节状均匀强化，脓肿呈不均匀强化，脓肿壁呈环状强化

九、获得性骨硬化性病变的鉴别

病名	好发年龄	发病机制	临床表现	影像表现
肾性骨营养不良	任何年龄	慢性肾衰导致钙、磷及维生素D代谢障碍，继发甲状旁腺功能亢进	慢性肾衰竭病史，低钙高磷，甲状旁腺激素升高	可累及全身骨，以脊椎及颅底为著，长骨及骨盆次之。骨小梁增粗、融合，弥漫性骨密度增高，骨结构消失；椎体可表现为"夹心椎"；合并骨质软化，骨骼变形、棕色瘤等骨膜下/软骨下/韧带下韧带下骨吸收，软组织钙化等
甲状旁腺功能减退症	任何年龄	PTH减低引起破骨作用减弱，骨吸收减少	低钙血症和神经肌肉症状和体征	可累及局部或全身，沿髓腔骨骼、椎体边缘及干骺线钙化增高，韧带（尤其是棘突旁韧带）、肌腱及软组织钙化
Paget病（硬化期）	40岁以上中老年人	病因不明	神经系统并发症，肉瘤样变	多累及中轴骨、股骨及胫骨，表现为骨密度弥漫增高，骨增大增宽、皮质增厚，骨小梁增粗、长骨弯曲，可合并病理性骨折；颅骨呈典型的圆形"棉毛状"硬化病灶
家族性高磷酸酶血症	新生儿或婴幼儿	常染色体隐性遗传；骨组织代谢紊乱，溶骨和不完全骨化程度明显增加，导致骨硬化不全	碱性磷酸酶持续升高，钙磷正常	多骨受累，表现为长骨增大增粗，皮质增厚，骨小梁增粗，骨髓腔狭窄及弯曲变形；指（趾）骨变短、棒样变；脊柱受累表现为扁平椎及椎间隙增宽，部分有"夹心椎"表现；髂骨扩展变窄突出，骨盆变形狭小；病理性骨折常见
脂肪肉芽肿病	中老年人	病因不明	尿崩症，无痛性双侧突眼，慢性肾衰，肾积水，肺纤维化，心衰等	多累及长骨，表现为双侧对称性骨髓硬化，皮髓质分界不清，可合并骨坏死，中轴骨多不受累

疾病	好发年龄	病因及发病机制	临床表现及实验室检查	影像学表现
骨髓纤维化	中老年人	不明原因的骨髓过度活跃增殖与纤维组织增殖，大量成骨细胞增殖	肝脾大，贫血，血小板减低，高尿酸血症（可继发痛风及肾结石），骨髓穿刺出现"干抽"	骨盆、椎体、助骨、锁骨、肋骨，对称性分布。表现为骨皮质增厚，骨小梁消失，晚期髓腔缩小，骨密度增高伴斑点状透亮区；椎体受累呈亮点状密度增加，少数"夹心椎"改变；质骨为板障点状密度消失
镰状细胞贫血	2~3岁后；非洲黑色人种发病率高	慢性贫血导致骨髓明显增生；肉质损伤；红细胞堆积造成血管栓塞引起骨梗死和缺血性坏死	显性遗传；贫血、黄疸、肝脾大、骨关节及胸腹疼痛；红细胞镰变	慢性贫血导致骨髓腔扩大、骨小梁增生，表现为髓腔内高密度影，骨皮质变薄，骨质变薄；椎体可呈"鱼嘴样"或呈H形改变；易合并病理性骨折
维生素A过多症	1岁后发病	维生素A过多可致骨生长增速，骨吸收、骨沉积增快，新骨矿化不全，易骨折	神经系功能障碍，恶心、呕吐，皮肤改变，肝脾大，门脉高压等	管状骨骨皮质增厚，以尺骨最为多见，可为一侧或双侧，锁骨、胫骨及跖骨亦足够近发部位；易合并病理性骨折，软组织结节
氟骨症	20岁以后	过量的氟可抑制某些酶的活性干扰钙磷正常代谢，并刺激成骨细胞生成	有氟化物长期接触史，氟斑牙，尿检氟化物水平升高	骨质硬化，以中轴骨及四肢骨近骨段为著，向远端递次减弱；骨小梁条纹增粗骨网眼样改变；晚期可见韧带钙化和骨间膜钙化
铅、磷、铋中毒	任何年龄	铅、磷、铋在骨骺端的大量沉积所致	毒物接触史，中毒症状体实验室检查	累及多骨或全身，小儿发病长骨干骺端见致密线影
成骨性转移瘤	中老年人	恶性肿瘤的血行播散	有前列腺癌、乳腺癌等原发恶性肿瘤病史	多累及中轴骨及长骨近骨段，呈斑点状、结节状致密影或象牙质骨质硬化改变，少骨膜反应，可合并病理性骨折；脊柱受累时无压缩，常破坏椎弓根；病灶有强化

十、急慢性骨髓炎的鉴别

骨髓炎

急性化脓性骨髓炎（<3个月）
①<2周：软组织改变为主，X线可见肌间隙模糊、皮下脂肪层模糊；
②>2周：虫蚀样骨质破坏，迅速融合，可见轻度骨膜反应及死骨形成；
③CT、MR可以发现X线早期不能发现的骨质破坏；
④死骨，软组织肿胀、骨膜下脓肿、髓腔蔓延骨质破坏为主，但修复已开始。

慢性化脓性骨髓炎（>3个月）
①骨质破坏周围明显骨质增生；
②明显骨膜反应；
③死骨甚至窦道形成修复为主，可掩盖骨质破坏。

特殊类型慢性骨髓炎

Carre骨髓炎
①低毒力骨感染，少见，局部症状为主；
②明显骨质增生硬化，骨破坏无或太小而被遮盖。

Brodie脓肿
①松质骨内局限性骨质破坏，直径1~3cm，内可有死骨；
②破坏周围环绕骨质硬化；
③多无骨膜反应、无软组织病变。

十一、甲状旁腺病变的骨关节影像表现

<table>
<tr><th rowspan="2"></th><th colspan="2">甲状旁腺功能亢进</th><th rowspan="2">甲状旁腺功能减退</th></tr>
<tr><th>原发性</th><th>继发性</th></tr>
<tr><td>病因</td><td>甲状旁腺增生、腺瘤、腺癌，好发于30~50岁</td><td>肾衰竭</td><td>先天性、手术或放疗损伤、全身性疾病</td></tr>
<tr><td>实验室</td><td>高PTH，高血钙，低血磷</td><td>高PTH，低血钙高磷</td><td>低PTH，低血钙，高血磷</td></tr>
<tr><td>部位</td><td>全身性、肩、手、脊柱、颅骨典型</td><td>全身性、脊柱典型</td><td>全身性、颅骨、长骨、脊柱典型</td></tr>
<tr><td rowspan="5">影像表现</td><td>骨密度</td><td>减低</td><td>增减可同时</td><td>增加</td></tr>
<tr><td>颅骨</td><td>多发骨质破坏、棕色瘤</td><td>同原发性</td><td>颅骨内外板增宽</td></tr>
<tr><td>中轴骨</td><td>骨质疏松</td><td>椎体终板硬化，呈三明治样</td><td>骨质增生、髋臼及椎旁韧带钙化（腰椎），骶髂关节骨炎</td></tr>
<tr><td>外周骨</td><td>骨膜及软骨下骨、皮质骨吸收（手、锁骨）</td><td>同原发性</td><td>骨皮质增厚、髓腔变窄</td></tr>
<tr><td>骨外</td><td>棕色瘤</td><td>软组织及血管钙化</td><td>软组织钙化</td></tr>
</table>

十二、糖尿病足与足部痛风关节病变的鉴别

	糖尿病足部 Charcot 关节病	糖尿病足部骨髓炎	足部痛风关节病
机制	足部感觉减退、容易反复创伤或感染、激活致炎因子引起足部骨质破坏及重建	致病微生物感染某骨组织引起骨髓炎	单钠尿酸盐在足关节骨滑膜及软组织沉积引起炎症关节病
部位	中足	前足	第一跖趾关节
临床	局部软组织红肿，发热；足畸形、关节半脱位或脱位，足弓塌陷	局部软组织红肿，发热；常伴皮肤溃疡、窦道，软组织蜂窝织炎	反复发作的局部软组织红肿热痛；疼痛夜间明显、数周/数月后自行缓解
化验	无特殊	血沉及 CRP 高	血尿酸高
影像表现	①骨端骨质破坏显著，局部骨质吸收、变细、碎裂；②关节下骨质硬化，关节缘骨赘形成；③足部畸形、足弓塌陷常见	①溃疡或感染处有骨皮质破坏、斑片状骨质破坏、界不清，常见小片状死骨；②骨质酥松、骨小梁变细模糊，骨皮质变薄；③骨质硬化及骨膜反应比较轻	①关节外骨质破坏、穿凿样、界清，伴垂边，也可为关节下骨质酥松，周围可见硬化边；②痛风石也可见于骨内；③反复发作可引起足部畸形、关节脱位
	①关节半脱位或脱位常见；②关节腔内可见大量游离骨块；③关节间隙变窄，关节面不光整常见	①可蔓延至关节引起化脓性关节炎，滑膜明显增厚；②关节腔内游离体少见；③关节间隙变窄、关节面不光整	①关节间隙早期不窄，反复发作累后变窄，关节面不光整；②痛风石也可见于关节腔或关节处软骨中
	①软组织肿胀范围较广泛；②软组织内多发骨化或钙化影；③合并软组织感染、窦道，程度相对较轻	①软组织肿胀相对局限；②合并软组织蜂窝织炎、脓肿、窦道，韧带及肌腱也可受累	①软组织肿胀偏侧性；②软组织痛风石，密度低于骨但高于软组织的稍高密度结节、边界不清
	CT 可显示 X 线难以发现的骨折	CT 可较 X 线检查更好地显示病变	双能量 CT 可用于痛风石检出和成分分析
	MR 显示骨髓水肿、滑膜增生、软组织水肿等有优势，也可显示隐匿骨折	MR 更好地显示软组织红感染、早期骨髓水肿、骨质破坏、死骨等	MR 显示尿酸盐结晶痛风石，T_1WI 低/等信号、T_2WI 不均匀低/等信号，增强明显强化

十三、椎体终板炎与椎体结核的鉴别

		椎体终板炎	椎体结核
年龄		多见于中老年人	多见于儿童和青壮年
病因		退变、外伤、长期服用激素等，致终板及板下骨质微骨折，髓核内部炎症性物质致局部炎症	95%以上继发于肺结核，病菌经血运停留在血管丰富的骨松质和负重、活动较多的关节
病理		椎间盘退变后邻近椎体松质骨质水肿，椎体脂肪浸润，椎体纤维化及钙化	干酪坏死型较多见，死骨形成，增生型较少见，以形成结核性肉芽肿组织为主
临床		疼痛	疼痛，低热，盗汗，乏力，消瘦等，结核菌素试验阳性
影像表现	骨质破坏	无，椎体上下缘终板结构模糊，增厚	有，溶骨性多见，部分破坏椎体可呈楔形变
	骨质增生硬化	Modic Ⅲ型常见，表现为骨质边缘毛糙	不常见，晚期结核愈合修复期可见
	Schmorl结节	Modic Ⅱ型及Ⅲ型较常见，有助于诊断	若合并椎体退行性改变，可见Schmorl结节
	死骨	无	有
	椎间隙变窄	Modic Ⅰ型无，M0型及Ⅲ型有	有，早期出现，狭窄严重
	椎间盘改变	常合并多个椎间盘膨出或突出	椎间盘早期破坏消失，膨出或突出少见
	MR示髓核改变	中央正常纤维组织低信号，可见"裂隙征"	髓核正常解剖层次消失，中央"裂隙征"不可见
	软组织改变	未见炎症性病变	椎旁冷脓肿形成，脓肿内可见钙化
	增强扫描	Modic Ⅰ型椎体边缘较明显强化，若累及椎间盘，也可明显强化；Ⅱ型及Ⅲ型强化不明显	破坏椎体和椎间盘多不均匀强化，椎旁脓肿多呈环形强化，死骨不强化
	继发改变	局部积液，黄韧带萎缩，周围组织炎等	脊柱后凸畸形

第四节 软组织病变/慢性骨关节病变

一、多发性关节炎的鉴别

类风湿关节炎：多见于中年女性，掌指关节受累为主，双侧、多关节、对称等特征，以轻度肿胀为主、疼痛较轻、关节间隙变窄。

强直性脊柱炎：青少年男性多见，以骶髂关节、脊柱等中轴关节为主，可分为上行性及下行性，随年龄增长逐渐加重，主要症状为脊柱强直、以不对称为主、关节间隙变窄。

骨关节炎：多见于中老年，对称或不对称关节受累，多表现为增生性改变，即骨赘形成。

痛风性关节炎：多见于中年男性，多为不对称性，软组织肿胀明显，可间隙发作，血检嘌呤高，浓密的痛风结节，伴有硬化边的侵蚀灶。

银屑病关节炎：本病少见，有银屑病史，多见于女性，早期为侵蚀性改变，可转换为侵蚀-增生改变，骨质密度一般正常。

夏科关节病：多见于青少年，骨质密度正常的关节结构破坏，多有骨碎片，可伴有大量积液。

二、骨软骨缺血性坏死的鉴别

股骨头骨骺缺血坏死：好发于 3～14 岁儿童，单侧好发；早期骨质无明显异常，仅表现为关节间隙轻度增宽及关节囊轻度肿胀；中期骨骺断裂、囊变、变扁及硬化反应，临时钙化带中断，股骨颈增宽；晚期股骨头出现蕈样畸形、颈干角缩小形成髋内翻、髋臼增大、变浅。

成人股骨头缺血性坏死：多见于男性。Ⅰ期股骨头及关节间隙正常；Ⅱ期股骨头局限性增生硬化和（或）囊变，股骨头无变形；Ⅲ期股骨头软骨下骨折，形成新月透亮线；Ⅳ期除上述表现外，还有股骨头变形，关节间隙正常；Ⅴ期除上述改变外，还有关节间隙狭窄及继发性退行性变。

胫骨结节缺血坏死：好发于 10～13 岁青少年，常有外伤史，髌韧带肥厚肿胀，可出现钙化，胫骨结节密度增高碎裂，且与骨干轻度分离。

足舟骨缺血坏死 { 多见于 3~10 岁儿童，常一侧发病，多有外伤史，可完全自愈；幼儿发病表现为骨骺碎裂，周围骨质疏松；较大儿童发病表现为骨质密度不均匀增高，舟骨变小、变扁，呈盘状。

椎体缺血坏死 { 多见于 2~15 岁儿童，好发于下部胸椎，单个椎体受累多见，早期椎旁软组织梭形增宽，进而椎体部分或完全塌陷，椎间隙正常或稍增宽。

剥脱性骨软骨炎 { 多见于中年男性，好发于股骨外侧髁，局部骨质增生硬化，有透亮线区分周围正常骨质，碎骨片形成后游离于关节内。

三、脊柱（腰椎）滑脱

分度 {
① Ⅰ度为前移不超过 25%
② Ⅱ度为前移不超过 50%
③ Ⅲ度为前移超过 50%
④ Ⅳ度为前移超过 75%

病因分析 {

先天发育不良性 { 骶椎上缘和腰 5 神经弓发育不良，椎弓峡部崩裂或细长，多伴有腰 5、骶 1 椎体脊柱裂。

峡部病变 { 基本病变位于峡部，仅有峡部病变而无椎体滑脱又称为峡部崩裂，可分为关节突峡部疲劳性骨折、关节突峡部延长、关节突峡部急性骨折。

退行性 { 多见于中老年女性，常见，又称假性滑脱，因椎间盘退变、关节突磨损逐渐发生滑脱，峡部完整。

创伤性 { 多见于中年男性，少见，外伤后的峡部骨折，导致滑脱。

病理性 { 多见于中老年人，少见，全身或局部骨病引起椎体后部稳定性丧失，发生滑脱。

手术后 { 多见于中年男性，少见，椎板切除、侧隐窝扩大减压后发生的术后滑脱。

四、脊柱慢性骨关节病变

退变

- **椎间盘退变** {分为纤维环、软骨终板和髓核退变，主要表现为椎间盘膨出和突出。

- **椎间关节退变** {多继发于椎间盘退变，早期为滑膜炎，进而发生软骨损伤，此后，关节间隙狭窄，软骨下骨质增生、硬化、囊变，关节内积气。

- **韧带退变** {脊柱构成韧带发生增生硬化、钙化或骨化，以前纵韧带、后纵韧带及黄韧带多见。

- **脊椎骨骼改变** {相邻椎体发生骨髓水肿、脂肪沉积、骨质增生肥大。

- **继发性改变** {椎管、椎间孔及侧隐窝的继发性狭窄，甚至脊柱滑脱。

椎间盘膨出与突出

- **膨出** {
  - 病理：纤维环部分破裂，但表层完整。
  - 影像：椎间盘向四周弥漫、对称性膨出。

- **突出** {
  - 病理：纤维环完全破裂，髓核经破裂口向外突出。
  - 影像：椎间盘局灶性突出于正常轮廓外。

退变椎间盘邻近终板骨髓信号改变类型 {
①纤维血管化骨髓变性：长 T_1 长 T_2 信号
②黄骨髓增生性变性：短 T_1 长 T_2 信号
③致密骨增生性变性：长 T_1 短 T_2 信号

五、髋关节间隙变窄常见病变

骨关节炎：非对称性关节间隙消失，软骨下骨质硬化、囊变。

创伤：创伤后多发骨折导致骨质结构塌陷。

风湿性关节炎：关节均一受累，有或无骨质侵蚀、骨赘形成。

化脓性关节炎：局部骨质疏松，伴有大范围渗出。

髋关节结核：骶髂关节正位及斜位（关节的矢状面）片，可见骨质破坏、死骨及空洞形成，有结核病史或与结核病患者接触史，结核活动期血沉增快。

六、软组织肿瘤的分类 （WHO 2013）

脂肪细胞肿瘤

良性：脂肪瘤、脂肪瘤病、神经脂肪瘤病、脂肪母细胞瘤/脂肪母细胞瘤病、血管脂肪瘤、平滑肌脂肪瘤、软骨样脂肪瘤、肾外血管平滑肌脂肪瘤、肾上腺外髓性脂肪瘤、梭形细胞/多形性脂肪瘤、冬眠瘤。

中间性（局部侵袭性）：非典型脂肪瘤性肿瘤/分化好的脂肪肉瘤。

恶性：去分化脂肪肉瘤、黏液样脂肪肉瘤、多形性脂肪肉瘤、混合型脂肪肉瘤、脂肪肉瘤（无其他特异性）。

纤维母细胞/肌纤维母细胞肿瘤

良性：结节性筋膜炎、增生性筋膜炎、增生性肌炎、骨化性肌炎、指（趾）纤维骨性假瘤、缺血性筋膜炎、弹力纤维瘤、婴儿纤维性错构瘤、颈纤维瘤病、幼年性透明性纤维瘤病、包涵体纤维瘤病、腱鞘纤维瘤、纤维组织增生性纤维母细胞瘤、乳腺型肌纤维母细胞瘤、钙化性腱膜纤维瘤、血管肌纤维母细胞瘤、细胞性血管纤维瘤、项型纤维瘤、Gardner 纤维瘤、钙化性纤维性肿瘤。

中间性（局部侵袭性）：掌/跖纤维瘤病、韧带样型纤维瘤病、脂肪纤维瘤病、巨细胞纤维母细胞瘤。

中间性（偶见转移型）：隆突性皮肤纤维肉瘤、纤维肉瘤样隆突性皮肤纤维肉瘤、色素性隆突性皮肤纤维肉瘤、孤立性纤维性肿瘤、恶性孤立性纤维性肿瘤、炎性肌纤维母细胞性肿瘤、低级别肌纤维母细胞肉瘤、黏液样炎性纤维母细胞肉瘤、非典型性黏液样炎性纤维母细胞肿瘤、婴儿纤维肉瘤。

恶性：成人纤维肉瘤、黏液纤维肉瘤、低级别纤维黏液样肉瘤、透明性梭形细胞肿瘤、硬化性上皮样纤维肉瘤。

平滑肌肿瘤

良性：深部平滑肌瘤

恶性：平滑肌肉瘤（不包括皮肤）

所谓的纤维组织细胞性肿瘤	①良性：局限型腱鞘巨细胞肿瘤、弥漫型腱鞘巨细胞肿瘤； ②中间性（偶见转移型）：丛状纤维组织细胞肿瘤、软组织巨细胞肿瘤； ③恶性：深部良性纤维组织细胞瘤。
周细胞（血管周细胞）肿瘤	血管球瘤（和变型）、血管球血管瘤病、恶性血管球瘤、肌周细胞瘤、肌纤维瘤、肌纤维瘤病、血管平滑肌瘤
骨骼肌肿瘤	①良性：成人型横纹肌瘤、胎儿型横纹肌瘤、生殖道型横纹肌瘤。 ②恶性：胚胎性横纹肌肉瘤（包括葡萄簇状、间变性）；腺泡状横纹肌肉瘤（包括实性、间变性）、多形性横纹肌肉瘤、梭形细胞/硬化性横纹肌肉瘤。
脉管肿瘤	①良性：滑膜性血管瘤、静脉性血管瘤、动静脉性血管瘤、肌内血管瘤、上皮样血管瘤、血管瘤病、淋巴管瘤； ②中间性（局部侵袭性）：卡波西样血管内皮瘤； ③中间性（偶见转移性）：网状血管内皮瘤、淋巴管内乳头状内皮瘤、组合性血管内皮瘤、假肌源性（上皮样肉瘤样）血管内皮瘤、卡波西肉瘤； ④恶性：上皮样血管内皮瘤、软组织血管肉瘤。
软骨-骨肿瘤	软组织软骨瘤、骨外间叶性软骨肉瘤、骨外骨肉瘤
胃肠道间质肿瘤	良性胃肠道间质瘤、胃肠道间质瘤（不能确定恶性潜能）、恶性胃肠间质瘤
神经鞘膜肿瘤	①良性：神经鞘瘤（及其变型）、色素性神经鞘瘤、神经纤维瘤（及其变型）、丛状神经纤维瘤、神经束膜瘤、恶性神经束膜瘤、颗粒细胞瘤、皮肤神经鞘黏液瘤、孤立性局限性神经瘤、异位脑膜瘤、鼻神经胶质异位、良性蝾螈瘤、混杂性神经鞘肿瘤； ②恶性：恶性外周神经鞘膜瘤、上皮样恶性外周神经鞘膜瘤、恶性蝾螈瘤、恶性颗粒细胞瘤、间叶瘤。
未分化/不能分类的肉瘤	①未分化梭形细胞肉瘤 ②未分化多形性肉瘤 ③未分化圆形细胞肉瘤 ④未分化上皮样肉瘤 ⑤未分化肉瘤（非特殊性）

378

<table>
<tr><td rowspan="4">不能确定分化的肿瘤</td><td>①良性：肢端纤维黏液瘤、肌内黏液瘤（包括细胞性变型）、关节旁黏液瘤、深部（"侵袭性"）血管黏液瘤、多形性透明变性血管扩张性肿瘤、异位错构瘤性胸腺瘤。</td></tr>
<tr><td>②中间性（局部侵袭性）：含铁血黄素沉着性纤维组织细胞脂肪瘤性肿瘤。</td></tr>
<tr><td>③中间性（偶见转移性）：非典型性纤维黄色瘤、血管瘤样纤维组织细胞瘤、骨化性纤维黏液样肿瘤、恶性骨化性纤维黏液样肿瘤、混合瘤（非特殊性）恶性混合瘤（非特殊性）、肌上皮瘤、高磷酸盐尿性间叶组织肿瘤（良性）、高磷酸盐尿性间叶组织肿瘤（恶性）。</td></tr>
<tr><td>④恶性：滑膜肉瘤（非特殊性）、滑膜肉瘤（梭形细胞型）、滑膜肉瘤（双相分化）、上皮样肉瘤、腺泡状软组织肉瘤、软组织透明细胞肉瘤、骨外黏液样软骨肉瘤、骨外尤文肿瘤、促纤维组织增生性小圆细胞肿瘤、肾外横纹样肿瘤、恶性间叶瘤、具有血管周上皮样细胞分化的肿瘤、良性具有血管周上皮样细胞分化的肿瘤、恶性具有血管周上皮样细胞分化的肿瘤、血管内膜肉瘤。</td></tr>
</table>

七、神经鞘瘤与神经纤维瘤的鉴别

	神经鞘瘤	神经纤维瘤
部位	神经鞘施万细胞，大多为良性。呈偏心性生长	起源于周围神经、脑神经及交感神经
大小	良性较小，恶性较大	大小各异
数目	单发	单发
密度信号	CT 平扫为低密度或等密度且均匀；瘤灶 T_1WI 呈稍低信号，T_2WI 呈稍高信号。周围可见低信号包膜影。液化坏死区呈 T_1WI 低信号，T_2WI 高信号	多呈分叶状，包绕神经生长，可有靶征
边缘	光整	光整
邻近改变	灶周轻微水肿或无水肿	偶有水肿或囊变
发病年龄	多为 30～40 岁的中年人	以中、青年为多
临床症状	与累及的脑神经有关，主要为复视、视麻痹、眼肌瘫痪。预后良好，可复发，但恶变极少	位于颅内，产生占位效应导致颅内压增高产生头痛、呕吐等症状；或肿瘤刺激脑组织产生异常放电形成癫痫等
增强表现	不均匀强化	显著不均匀强化

八、关节周围软组织钙化病变的分类

钙化性肌腱炎	好发于 30～50 岁的运动人群，常见肩袖肌腱，糖尿病患者发病率较高。可肩部剧烈疼痛，夜间可痛醒；球状或条状均匀高密度影位于肌腱走行区，可随肌腱移动改变位置，形态不受位置影响
钙化性滑膜炎	与钙化性肌腱炎表现相似
痛风	多见于中年男性，女性仅占 5%（绝经后女性），深夜关节痛而惊醒，疼痛进行性加剧 12h 左右达高峰，呈撕裂样、刀割样或咬噬样。骨旁软组织肿块内钙化，形态不规则部分可侵蚀邻近骨质
焦磷酸盐性关节病	好发于老年人，急性滑膜炎起病突然，进展迅速，疼痛剧烈，常伴有关节僵硬和肿胀，6～24h 内达高峰。慢性关节炎为慢性疼痛，有晨僵现象，活动受限和功能受损，症状常限于少数几个关节。受累的关节常伴有骨关节炎以及不同程度的滑膜炎表现，后者在膝关节、桡腕关节和盂肱关节最为常见。假肢术后关节中，钙化呈线状位于纤维软骨或透明软骨内，注意同时伴随的关节病
骨化性肌炎	好发于儿童或青年，表现为奇特的先天性斜颈、扭转和颈部肌肉肿胀、变硬，全身肌肉均可累及。创伤后 4～6 周发生，从早期不成熟钙化到成熟骨化组织呈进行性发展
甲状旁腺功能亢进症/肾性骨营养不良	甲状腺功能亢进症，20～50 岁多见，女性多见，骨痛为主。肾性骨营养不良，儿童少见，有发育不良、肌肉软弱，鸭步态，膝外翻或内翻，骨干骺端或肋骨软骨交接处肿大，股骨上端骨骺滑脱；严重者可引起股骨颈纤维性骨炎。成人有骨软化症状，在路塞（Looser）变性区有压痛。钙化形态多变，治疗后可钙化形态及部位可发生改变，甚至完全吸收
多发性肌炎/皮肌炎	发病年龄不限，儿童和成人多见，女性多见。为急性或亚急性起病，对称性四肢近端为主的肌肉无力伴压痛，钙化见于肌肉炎症、退变或萎缩后大腿近侧肌肉显著，典型钙化呈片状，亦可出现球状或不规则状
骨膜软骨瘤	典型的部位是肱、胫骨的近端及股骨的远近端，常位于肌腱、韧带的附着点处。钙化呈点状、软骨状，病变区骨膜下骨贝壳状改变
软组织血管瘤	儿童和青少年好发，累及范围广，诊断时必须强调临床病史与病理形态相结合。脂肪间隙团块，钙化特点为中央透光的圆形钙化（静脉石）
营养不良性钙化	见于结核病、血栓、动脉粥样硬化、老年性主动脉瓣病变及瘢痕组织等，可能与局部碱性磷酸酶增多有关，任何软组织肿瘤均能出现，滑膜肉瘤最常见，钙化呈球状或线状

第十一章 人体正常变异、发育畸形及全身综合征

一、颅脑常见先天性畸形与发育异常

脑膜膨出及脑膜膨出
①好发于中线，颅顶各处均可，枕部多见，发生于颅底者，鼻根部多见。
②囊性肿物与头部相连，出生即可见，也可生后几个月或几年内发现。
③CT：颅骨缺损和由此向外膨出圆形或椭圆形的脑脊液密度样的囊性肿物，如合并脑膨出则为软组织密度，基底部可宽可窄。脑室受牵拉、变形，并移向病侧。

先天性脑积水
①出生后头颅迅速增大，与面部比例失调，吞咽困难，眼球运动失调、两眼下视呈落日征；
②幕上大脑半球区为低密度，额顶颞叶脑实质几乎完全消失，部分枕叶、基底节及丘脑保存。

小脑扁桃体下疝
①小脑扁桃体低于枕骨大孔5mm以上。可有锥体束征、深感觉障碍及共济失调，合并脑积水时有颅高压表现。
②小脑扁桃体呈舌状，位于枕骨大孔下，延髓及第四脑室位置下移。

先天性第四脑室中孔和侧孔闭锁
①小脑蚓部不发育或发育不全，可伴颅后窝囊肿。常合并不同程度的脑积水，头颅明显扩大和面部不相称，前后径增宽，以枕部膨隆为著。
②颅后窝扩大，枕骨变薄。直窦与窦汇上移至人字缝以上。小脑半球体积小，蚓部缺如或缩小。第四脑室向后扩大，形成小脑后囊肿。

脑灰质异位
①白质内发现异位的灰质，多于半卵圆中心；
②侧脑旁或半卵圆中心灰质样结节或团块状影，大小不一，密度、信号与灰质一致，无占位效应。

胼胝体发育不全
①包括胼胝体缺如和部分缺如。多无症状，少数轻度视觉障碍和交叉触觉定位障碍而智力正常。
②两侧侧脑室明显分离，侧脑室后角扩展，形成典型的蝙蝠翼状侧脑室外形。第三脑室扩大上移，插入双侧侧脑室体部之间。

蛛网膜囊肿
①脑脊液在脑外异常的局限性积聚。原发性小儿多见；继发性多由外伤、感染、手术等所致，中青年多见。
②CT：局部脑裂或脑池扩大，囊肿内容物与脑脊液密度完全一致，增强扫描无强化。

二、常见全身综合征

神经纤维瘤病

①Ⅰ型：中枢及末梢神经多发性肿瘤以及皮肤的牛奶咖啡色素斑和血管、内脏损害；Ⅱ型：双侧听神经瘤，三叉神经可见累及，视神经胶质瘤仅次于听神经瘤。

②CT/MRI：多发性神经纤维瘤的瘤体及肿瘤引起的占位征象。常并发脑、脊髓肿瘤，脑发育异常和脑血管异常等。

结节性硬化

①皮脂腺瘤、癫痫和智力下降三联征；儿童期发病，男多于女。

②CT/MRI：室管膜下多发高密度钙化结节，多为双侧性，位于侧脑室壁。T_1WI 显示结节较佳，呈等低信号；脑实质损害，表现为脑回肿胀。

脑颜面部血管瘤病

①面部三叉神经分布区皮肤紫红色血管瘤及同侧软脑膜血管瘤，出生时即可存在，以眼支分布区最明显。

②CT/MRI：病侧大脑半球顶枕区表面弧带状或锯齿状钙化，周围见梗死灶。带状低信号带，引起脑实质萎缩，皮层区显著；可见同侧侧脑室扩大。

伊藤色素减少症

①出生时即可发现，多累及躯干或四肢，单侧或双侧不对称分布，多表现为沿 Blahchko 线分布的线状或涡旋状白色斑片。常伴有神经、骨骼等系统异常。

②MRI：部分患者可出现单侧或双侧额、颞、顶叶多小脑回，部分灰质信号偏高，脑白质髓鞘化落后可疑，海马略小，或额叶发育不良。

色素失调症

①多见于女性，多有家族史，为 X 染色体显性遗传。80% 病例有多系统病变，皮肤（包括指甲和头发）100%，眼 35%，中枢神经系统 40%，牙齿 90%，骨骼 40%。继发色素性斑疹，常好发于躯干、上臂和大腿。色素沉着如辣椒粉样或喷泉样，损害不沿皮纹或神经分布。

②CT/MRI：合并脑损害时表现为脑萎缩、胼胝体发育不良、灰质异常（原发性如灰质肥厚、多小脑回，异位或毁坏性病变如瘢痕性脑回和局部神经细胞坏死）、脑室周围或皮层下白质损伤和出血性神经细胞坏死。

Dandy-Walker 综合征

①多生后 6 个月内出现脑积水和颅压增高，亦可伴有小脑性共济失调和脑神经麻痹。

②CT/MRI：颅后窝扩大，枕骨变薄。直窦与窦汇上移至人字缝以上。小脑半球体积小，蚓部缺如或缩小。第四脑室向后扩大，形成小脑后囊肿。脑干前移，桥前池及桥小脑角池消失。常合并幕上畸形。

VHL 综合征	Von Hippel-Lindau 综合征，即 CNS 血管母细胞瘤合并肾脏或胰腺囊肿、嗜铬细胞瘤、肾癌以及外皮囊腺瘤等。
	视网膜小脑血管瘤病：①20~40 岁多见，男性多于女性，多见于小脑半球，常合并梗阻性脑积水，偶见于脊髓；②CT：肿瘤多呈囊性改变，囊壁菲薄，典型为大囊小结节，结节血供丰富，结节多无钙化，增强扫描结节强化明显，实质性占 10%~40%，体积较大，不光滑，血供明显，瘤体为怒张的血管，交织成网状；③MRI：对瘤内慢性出血及肿瘤的壁结节与畸形血管、延髓或脊髓内肿瘤显示更理想，该病 80% 伴发脊髓空洞症，空洞内液体信号高于蛛网膜下腔脑脊液信号。

脊髓栓系综合征
①多见于新生儿和儿童，女性多见。疼痛为最常见症状，下肢进行性无力和行走困难，皮肤感觉麻木或感觉减退。膀胱和直肠功能障碍常同时出现，儿童以遗尿或尿失禁最多见。
②CT：判断脊髓圆锥位置较困难，但可以发现椎体的畸形、椎体内外脂肪瘤等异常。脊髓造影可显示终丝增粗、变短现象。
③MRI：脊髓圆锥低位，圆锥低于 $L_{1,2}$ 间隙定为低位；终丝增粗，直径 >2mm；脊髓被脂肪瘤或其他畸形固定。

Apert 综合征
①头颅畸形多为尖头和短头，婴儿时期前额部明显扁平和后倾，前囟膨凸，可伴有中度眶距增宽症，且眼眶水平轴线外侧向下倾斜。高拱腭盖，可有腭裂，牙列拥挤和开、反畸形。
②CT：颅缝早闭，部分患者出现颈椎融合，呈进行性融合。肢体多处骨骺发育不全、短肱骨、关节盂发育不全。

马方综合征
①常染色体显性遗传，四肢、手指、脚趾细长不匀称，身高明显超出常人，伴有心血管系统异常，特别是合并的心脏瓣膜异常和主动脉瘤。眼部异常男性多于女性。
②CT：主要是观察大血管有无夹层动脉瘤形成及夹层动脉瘤的大小、形态、程度及范围。对心脏的增大也有一定的价值。

新生儿呼吸窘迫综合征	①多见于早产儿，出生后不久即出现进行性呼吸困难、青紫、呼气性呻吟、吸气性三凹征和呼吸衰竭。 ②X线：应在用正压呼吸前进行。按病情轻重可分四级：Ⅰ级细粟粒状毛玻璃样阴影，两肺透亮度减低；Ⅱ级除粟粒阴影外可见超出心影的空支气管影；Ⅲ级除上述影像外，心缘与膈缘模糊；Ⅳ级广泛的白色阴影称"白色肺"，其中有黑色的秃叶树枝状空支气管树影由肺门向外周放射伸展至末梢气道，形成"支气管充气征"。
Kartagener综合征	①由支气管扩张、慢性鼻窦炎或鼻息肉、内脏反位三联征组成。其父母多有近亲结婚史。 ②X线：右位心，可伴有全内脏反位（镜像右位心）。支气管扩张症为肺纹理增多、增粗、紊乱，有时见肺纹理呈蜂窝状、多囊状改变。 ③CT：支气管扩张症见支气呈囊状、柱状扩张，可见"印戒征""轨道征""蜂窝征""胸膜下征"等。多数患者可见支气管壁增厚或伴有气-液面。慢性副鼻窦炎在华、柯位片上表现以双上颌窦受累为主。
Peutz-Jeghers综合征	①常染色体显性遗传，口唇、颊黏膜黑/褐色素斑沉着和肠错构瘤性息肉。色素斑多出现在3～4岁，随年龄增大逐渐加深、增多，青春期后颜色可逐渐减退，但不会消失。 ②X线：上消化道钡餐造影示胃肠道多发息肉及肠套叠。 ③CT：可清晰显示息肉的大小及边界，肠套叠体部可见靶征，靶征多呈圆形或类圆形，或呈同心圆状，为轴位或接近轴位时的表现。
Gardner综合征	①结肠息肉病合并多发性骨瘤和软组织肿瘤为特征，息肉广泛存在于整个结肠，胃和十二指肠亦多见，空肠和回肠较少见。 ②X线：胃肠钡餐造影和钡剂灌肠双重对比造影，有助发现消化道内可疑息肉。骨疣和骨瘤主要发生在上、下颌骨及颅骨，骨瘤包括外部和内生的。
胡桃夹综合征	①好发4～40岁。最常见的临床症状为血尿（包括肉眼或镜下血尿）、蛋白尿及左侧腰腹部疼痛； ②CT/MRI：左肾静脉经过腹主动脉与肠系膜上动脉之间夹角为54°±5°，常伴有左肾静脉呈漏斗状表现，腹主动脉与肠系膜上动脉距离为3～3.2mm。

三、头颈五官常见先天发育畸形的鉴别

甲状舌管囊肿
①发生于任何年龄，青少年多见。舌骨体上、下最常见。易继发感染，当囊肿破溃时可形成甲状舌管瘘。
②CT：圆形或扁圆形液性密度影，囊壁多光滑完整，合并感染时可见囊壁毛糙，形成瘘时则形态多不规则；增强扫描病变多无强化，合并感染时囊壁可有明显强化。

鳃裂囊肿
①儿童及青少年期多见，颈部或腮腺区无痛性肿块，逐渐增大或时大时小，易反复感染。瘘管多在婴儿期被发现。
②CT：沿胸锁乳突肌上、下走行，类圆形或椭圆形软组织块影，中心密度低，不强化，但囊壁（边缘）可强化，境界清楚。

先天性后鼻孔闭锁
①双侧多见，不能闭口呼吸，吸奶时出现呼吸困难和发绀；
②CT：可见横过后鼻孔的骨性或膜性的隔。

先天性内耳畸形的分类及鉴别
多为双侧性，轻重不等的感音性耳聋。

CT
①Mondini 型：耳蜗迷路有不同程度的发育畸形，耳蜗偏小，仅见一单曲小管，严重者蜗旋可呈单一囊状室腔。
②Michel 型：较少见，耳蜗、前庭、半规管皆缺如，伴内耳道狭窄，岩骨短小。
③前庭、半规管畸形：前庭横径 > 3.2mm 为扩大畸形，多伴有半规管发育短小。囊状迷路，无耳蜗及半规管影。
④大前庭导水管综合征：前庭导水管管腔与总脚相通，常双侧扩大。

四、常见先天性肺病变

肺隔离症
①胚胎时期一部分肺组织与正常肺组织分离，分为肺叶内型和肺叶外型。青年居多，多数无症状。
②CT
肺叶内型：下叶后基底段圆形或椭圆形致密影，少数为三角形，密度均匀，边缘清楚；
肺叶外型：肺下叶与横膈之间可见软组织密度影，通常密度均匀。

支气管囊肿
①多见于青少年男性，好发于肺门周围区域及两下肺，可单发或多发、单房或多房。
②CT：边界光整的囊性肿块，囊的大小可随呼吸变化，含液支气管囊肿好发于肺门周围区域及两下肺，可单发或多发、单房或多房。肿为圆形高密度影，含气囊肿为圆形无肺纹理透亮区，液气囊肿可见液气平面。

肺动静脉瘘
①分为囊状肺动静脉瘘和弥漫性肺小动静脉瘘。患者多无症状，多见于青年。
②CT：
囊状肺动静脉瘘：单发或多发结节状影，多呈凹凸不平或浅分叶状，密度均匀，少数可见钙化，边缘光滑锐利。
弥漫性肺小动静脉瘘：肺叶、段分布的多发葡萄状高密度影。

五、常见先天性胆管囊肿类型

肝外胆管囊状扩张
①分为胆总管囊肿（Ⅰ）、胆总管憩室（Ⅱ）、十二指肠壁内段胆总管囊状膨出（Ⅲ）。女童多见，Ⅰ型临床表现明显，间歇性黄疸、腹痛和右上腹包块。
②CT：肝门区扩张的胆总管呈水样囊性肿块，可达2～16cm，密度均匀，边缘光滑，壁薄而均匀，肝内胆管轻度扩张或正常。

肝内、外胆管囊状扩张
①多发性肝内、外囊肿（Ⅳ）；
②CT：兼有肝内、肝外胆管扩张特点。

肝内胆管囊状扩张
①肝内多发囊肿（Caroli病）（Ⅴ），腹痛、肝大为常见临床表现，可有肝硬化和门脉高压的症状和体征。
②CT：肝内多发、大小不等、无强化的囊性病灶。囊与囊之间可见小的胆管相连。有时囊肿包绕伴行门静脉小分支，增强扫描可出现囊内强化的小圆点影，称之为中心点征。

六、常见胰腺先天性发育异常类型

胰腺分裂
①20～50岁发病，表现为上腹痛，有向背部放射和进食（尤其脂肪餐）后加重的特点。可有急性或慢性胰腺炎病史。
②金标准是ERCP，主乳头插管造影见腹侧胰管长度＜60mm，直径＜3mm，胰体尾胰管不显影。

环形胰腺	①新生儿多在出生后 1 周内发病，成人型多见于 20 ~ 40 岁，多表现为十二指肠慢性不全性梗阻； ②CT：患者口服阳性对比剂显示在胰头部中间可见含有高密度对比剂的肠管通过，增强后环状胰腺部可与正常胰腺呈现相同程度的强化。
胰管囊肿	①腹侧或背侧胰管局限性扩张，分副胰管末端局限性扩张及主胰管末端局限性扩张； ②MRCP 诊断有明显优势，可见胰管末端局限性扩张。
胰腺分裂症	①在发育过程中腹侧胰管、背侧胰管（主、副胰管）未完全融合或仅为细的分支吻合； ②MRCP 显示最好，可同时显示腹侧胰管和背侧胰管。腹侧胰管呈一短管，开口于十二指肠乳头，可与胆总管共同开口，也可单独开口。

七、脾先天性变异常见类型

副脾	①发生率 10% ~ 30%，副脾多位于脾门、脾血管、胰尾部腹膜后。 ②CT：大小不等的软组织结节，圆形或椭圆形，边缘光滑锐利。直径数毫米至十余厘米。增强前后 CT 值及方式与主脾相似。
先天性脾缺如	①持续发绀、免疫功能差等，多伴有内脏转位或心血管畸形； ②CT：脾脏极小甚或缺如，常有心血管畸形、胃肠转位等异常。
游走脾	①中年以上经产妇产后发病率较高，患者可以没有明显的症状，可有邻近脏器被牵扯或其脱垂所在周围器官被压迫的症状； ②CT：脾脏脱离正常解剖位置而位于腹腔的其他部位，游走脾较正常的脾脏大。
多脾综合征	①常见于右上腹。一般无临床症状，多同时有多脏器的移位症。 ②CT：大小不一的多个脾脏，约 2 ~ 16 个，结节状或球状，密度均匀。增强与正常脾脏相同。相互之间窄蒂相连。可以位于沿胃大弯走行的任何位置。部分小脾可以发生梗死或肿瘤。
脾性腺融合症	①几乎都发生在左侧，约 1/3 患者伴有其他先天畸形。常见有隐睾，且多数为腹腔内隐睾。其次为肢体缺损畸形，还有下颌过小及尿道下裂等。 ②CT：多为均质的包膜完整的肿块。脾脏放射性核素显像，特别是 SPECT，是诊断脾性腺融合症最好的方法。

八、消化道常见发育不良

食管闭锁
①可因食管气管间的分隔不全而形成食管气管瘘（TEA）。多数生后即不断口吐泡沫，喂食即吐，口鼻涌出，呕吐物不含胆汁。多见于新生儿及小儿，男多于女。
②X线：近端食管扩张、远端食管消失的现象。
③Gross分型：Ⅰ型：食管闭锁无气管食管瘘，通常闭锁两盲端相距较远（>2个椎体）；Ⅱ型：食管闭锁伴近端气管食管瘘；Ⅲ型：食管闭锁伴远端气管食管瘘；Ⅳ型：食管闭锁同时伴近端和远端气管食管瘘；Ⅴ型：无食管闭锁但伴气管食管瘘，又称"H"型。

肥厚性幽门狭窄
①多出现呕吐、腹部胀气等，呕吐物不含胆汁。多见于新生儿，男多于女。
②X线：典型的"双泡征"，若为完全闭锁，则其他肠管内无气体存在。

十二指肠闭锁
①典型的临床特点是胆汁性呕吐物。多见于早产儿。
②X线：胃充气扩张而肠内气体很少，造影检查见胃影增大，幽门狭窄，可见幽门前区呈鸟嘴状，幽门管细长等典型表现。

胆道闭锁
①黄疸出现在生后不久，呈进行性加重，粪便淡黄色，甚至持续性白陶土色粪便，尿色深黄。
②MRCP：多方位观察均不见明显的肝外胆道，或能见到肝外胆道但不连续。T_2WI肝门部出现三角形的高信号区。门静脉增宽，肝门部出现条索状长T_2信号。

胆总管囊肿
①典型表现是黄疸、腹部肿块和腹痛三联征。多见于小儿，女多于男。
②CT：肝门区类圆形囊性水样密度占位，壁薄，边界清晰，并可见胃、胰腺及十二指肠不同程度受压推移。

梅尼尔憩室
①突出于回肠之外的盲袋，一端与回肠相通，另一端封闭形成盲端；
②CT：回肠壁上的不规则盲管状含气突起，壁较厚，增强扫描时显著强化。

小肠闭锁狭窄
①呕吐为首发症状，多于生后1～3天，呕吐物含胆汁或粪，同时伴有腹胀、便秘；
②X线：小肠大量充气、扩张，可见多个大小不等气液平面，提示完全性肠梗阻存在，从肛管注入稀释对比剂，显示结肠细小似小肠样，对比剂终止于回肠末段。

| 先天性巨结肠 | ①主要症状为腹胀、便秘。多见于儿童。
②X线：低位结肠梗阻症状，造影典型表现为远侧段痉挛狭窄，近侧段较正常粗1~2倍，两者之间为移行段，呈"漏斗"状。 |

| 肛门闭锁 | ①出生后无胎粪排出，出现呕吐、腹胀等肠梗阻症；
②X线：小肠、结肠广泛充气扩张并有液平面。 |

| 消化道重复畸形 | ①临床：消化道梗阻；腹部囊性包块；消化道出血；发育欠佳、营养不良、贫血，或并有其他畸形。
②X线：右后纵隔肿块影尤其是合并胸椎畸形常提示，钡餐时，肠腔内有圆形充盈缺损或肠壁上有压迹。 |

九、常见先天性生殖系统畸形

| 先天性无子宫 | ①副中肾管完全未发育，则输卵管、子宫体、子宫颈和阴道同时缺如。副中肾管不完全发育，可无子宫体，但有子宫颈及阴道的存在；无子宫颈，往往与无子宫、无阴道同时存在。
②MR：盆腔内看不到子宫影，常合并先天性无阴道，而双侧卵巢显示正常，并可见卵泡。 |

| 始基子宫和幼稚子宫 | ①始基子宫常合并无阴道。幼稚子宫较正常小，极度前屈或后屈。
②MR：始基子宫宫体、宫颈常难区分。幼稚子宫较正常小，极度前屈或后屈。宫颈呈圆锥形，相对较长，宫体与宫颈之比为1:1或2:3。 |

| 单角子宫 | ①对侧卵巢、输卵管、肾同时缺如；
②MR：子宫偏向一侧，呈香蕉状表现。 |

| 鞍形子宫 | ①子宫底部轻度凹陷，宫体及子宫颈正常；
②MR：宫底部中央区肌层局限性增厚，向宫底宫腔轻微突出，宫底处子宫内膜呈弧形内凹，宫腔呈心形表现。 |

| 双角子宫 | ①子宫底部凹陷，子宫两侧各有一角突出，所形成的短突伸入宫腔下段可达到子宫颈内口，子宫颈正常；
②MR：子宫底部增宽，宫底外缘有明显切迹，形成左右双角。 |

| 双子宫 | ①可伴有阴道纵隔或斜隔；
②MRI：两个子宫和两个宫颈，左右侧子宫各有单一的输卵管和卵巢。 |

纵隔子宫 ①从子宫底至宫颈内口将宫腔完全隔为两部分为完全中隔，仅部分隔开为不全中隔。子宫外观正常，腔内遗留中隔，将子宫体分为两个腔。
②MR：宫底外缘光滑或轻度凹陷。

十、泌尿系统常见先天性异常

肾不发育和发育不良 ①多为单侧，女多于男，可无症状，或有高血压、结石或感染表现；
②CT/MR：发育不全的肾脏密度、信号强度及强化表现均类似正常肾脏，唯体积显著缩小，对侧肾体积增大。

孤立肾 ①多为单侧，可合并孤立肾异位和旋转不良；
②CT/MR：肾床内无肾影显示，被脂肪、胰体尾或肠管占据，对侧肾代偿性增大。

异位肾 ①通常位于盆腔，也可位于膈下或胸腔。可表现为腹、盆腔肿块。
②CT/MR：肾床内无肾影显示，被脂肪、胰体尾或肠管占据，盆腔、下腹部、膈下或胸内可见肿块影，密度和形态类似正常肾脏。

肾脏旋转异常 ①可单独发生，常并发异位肾和融合肾；
②CT/MR：肾盏转向肾内侧，肾盏指向前、后或内侧，且部分同肾盂重叠，肾盂影显示较长。

融合肾 ①多见于男性，下极融合多见；
②CT/MR：脊柱前方发现连接两肾下极或上极的肾实质，其密度、信号及强化均等同于正常肾实质。

肾输尿管重复畸形 ①一侧肾实质有两套肾盂、肾盏及部分或全部重复的输尿管；
②CT/MR：同一侧肾区有两套肾盂和输尿管。

输尿管膨出 ①常见于成年女性，无症状或有梗阻、感染、结石表现；
②X线：病侧输尿管膀胱入口处有一囊肿，即扩张、膨出的末段输尿管，囊肿与扩张的输尿管相连犹如伸入膀胱的蛇影，囊肿即为蛇头，称为"蛇头征"；
③CT/MR：膀胱三角区可见薄壁圆形结构，其内为尿液密度或信号，壁的密度或信号类似于膀胱壁。

十一、脊柱常见先天性发育畸形

原发性脊柱侧弯
①女性多见，侧弯多见于胸腰段，多凸向右侧。
②多呈"S"形弯曲，侧弯部位的椎间隙凸侧宽，凹侧窄；常伴脊柱扭转，椎体向凸侧移位。

裂椎畸形
①又名"蝴蝶椎"，椎体中间形成纵行裂缝，形成两个尖相对的半椎体。小儿多见。
②似蝴蝶的双翼，累及的椎间隙较相邻正常椎间隙可变窄、变形，椎弓根间距增宽，椎体发育畸形，椎体显示左右2块三角形骨块，一侧较大，另一侧甚小，中间略分开，椎体肥大增生。

椎体融合
①发生于两个或多个节段，可为脊椎完全融合或椎体、椎弓的部分融合。女性多见。
②可发现融合畸形的部位与形态，其中以双椎体融合者为多见。

脊柱骨骺发育不良
①常以身材矮小就诊。男性较女性多见。多见于幼儿及少年。
②普遍性椎体变扁和椎间隙明显变窄，下胸椎和腰椎椎体中后部上下缘呈驼峰状圆凸；常合并骨盆、四肢大关节发育异常。

椎板峡部骨不连
①无临床症状，多发生在腰5、骶1，且为双侧，可伴有脊柱滑脱现象。儿童多见。
②椎弓峡部裂隙，裂隙边缘硬化，不规整。一般摄取35°～45°，正常椎弓显示为"猎狗"形态，其颈部为峡部，峡部裂时"狗颈部"可见一条带状裂隙，宛如戴个项圈。

脊柱裂
①分为隐性脊柱裂和显性脊柱裂，前者指仅有椎板缺如而无椎管内容膨出，椎管向背侧开放，以骶尾部多见；显性脊柱裂指椎管内容从骨缺损处膨出。
②椎弓中央有透亮裂隙，椎板部分或完全缺如。棘突完全缺如或发育较小，甚至游离在透亮间隙内。

椎管狭窄
①常见于颈段和腰段。好发于40～50岁男性。
②椎体骨质增生，两侧关节突关节增生、肥大，关节面方向接近矢状位。椎弓根增粗，间距变窄，椎板增厚，密度增高。侧位片椎间隙狭窄，椎弓根变短，椎弓及关节突关节骨质增生，密度增高，椎体滑脱。

十二、骨关节发育畸形和骨软骨发育障碍

（一）骨骼发育畸形

高肩胛症
①患肩增高，呈耸肩短颈的外形，肩关节外展上举功能明显受限。多见于儿童。
②肩胛骨位置升高，内上角居第1胸椎至第4颈椎，发育较小，似方形或三角形，其内上角变尖，内下角内收且逆时针旋转，下角升高，上界可超过胸廓高度，肩胛骨的腋缘与脊柱缘之间宽度增加，下角转向腋部，内上缘转向脊柱，肩胛骨与脊柱有骨桥相连。

马德隆畸形
①腕部酸痛感，腕持物无力，患侧手握力弱，腕背伸、尺偏及旋后受限明显。常为双侧发病，女性多见。
②桡骨较尺骨短缩，近侧腕骨呈三角形排列，呈锐角，月骨位于顶端，即"倒金字塔腕骨"，桡腕关节面倾斜，月骨半脱位，尺骨远端向后脱位，远侧尺桡关节间隙增宽，尺骨茎突突出成"刺刀步枪状"畸形。

尺桡骨骨性连接
①多为双侧，前臂固定于旋前80°~90°位，旋后功能消失。多双侧，常见于4~5岁的幼儿。
②尺桡骨近端骨性连接并交叉畸形，中段向两侧弯曲呈弓状。

先天性胫骨假关节
①多见于胫骨中下1/3交界处，多为单侧。
②骨质中断，断端硬化、成角畸形，断端变尖或远侧断端变尖钳入杯口状增宽的近侧断端内，类似关节。

先天性马蹄内翻足
①可伴有其他畸形，如先天性髋关节脱位、并指、肌性斜颈等。儿童多见，男性多。
②足后部内翻伴有跖屈和内收畸形。

先天性垂直距骨
①足弓消失或足底凸起，足前部有背伸和外展畸形，患足易出现疲劳及疼痛。
②距骨腹端向下，距骨内翻和前足背屈。严重者距骨长轴同胫骨长轴一致，距舟骨分离，舟骨向上、向外移位，位于距骨头颈的背面。3岁以后，可见跗舟骨处于距骨颈的背侧。

（二）关节发育畸形

先天性桡骨头脱位
①双侧肘部不对称，伸或屈肘时关节出现弹响或活动受限，双侧受累多见，男女无差异；
②侧位片桡骨干纵轴线与肱骨头不发生交叉，桡骨头呈圆顶形，桡骨颈与肱骨小头形成关节。

先天性髋关节脱位	①患肢呈屈曲状，活动活动障碍，患肢短缩，臀部及大腿内侧皮肤皱褶不对称； ②外展内旋位，股骨干轴线的向上延长线经髂前上棘相交于腰骶平面以上。
先天性髋内翻	①日益加重的跛行，颈干角 < 120°； ②颈干角进行性减小，股骨头骨骺线由水平变为垂直，在股骨颈部近股骨头处有一个被裂隙分开的三角形骨块，有两条透亮带穿越股骨颈，形成"Y"形裂隙。

（三）软骨发育障碍

软骨发育不全	①肢体短小，躯干和头发育正常，智力很少受影响； ②全身所有软骨内化骨的部位均出现对称性异常改变：长管骨粗短、干骺端增宽呈"杯口状"、颅底相对于颅盖较短、椎弓根前后径明显变短、髂骨底部明显变短。
多发性骨骺发育不良	①又称 Catel 病。2 岁以后逐渐出现症状，走路较晚，步态不稳，出现膝内、外翻，关节疼痛，功能受限，6 ~ 7 岁时可出现脊柱侧凸。四肢短，身材矮小，但面部、头颅正常，智力发育不受影响。 ②X 线示所有管状骨骨骺及腕、跗骨骨骺双侧对称性受累，出现延迟，骨骺变扁，多发性骨骺发育不良、变小、不规则、有节裂或呈斑点状，无硬化，管状骨粗短。

（四）脊柱骨骺发育不良：见脊柱常见先天性发育异常。

十三、脊髓常见发育畸形

脊髓脊膜膨出	①婴儿出生时，背部中线、颈、胸或腰骶部可见囊性肿物。婴儿哭闹时包块增大，压迫包块则前囟门膨隆。 ②X 线：脊柱裂的改变。膨出囊伸向胸腔、腹腔者椎间孔多见扩大，突出向盆腔者骶管显著扩大。 ③CT/MR：脊柱裂及脊髓、神经的畸形，以及局部粘连。
脊髓栓系综合征	①表现为下肢感觉、运动障碍及疼痛。女性多于男性，同时伴有其他畸形。 ②CT：造影能显示脂肪瘤、脊髓圆锥、马尾神经和硬脊膜之间的关系。 ③MR：最佳和首选检查手段。能发现低位脊髓圆锥，明确引起脊髓拴系综合征的病因。
脊髓纵裂	①多见于婴幼儿和少年，可无明显症状，部分患者伴有脊髓栓系综合征，表现为下肢感觉、运动障碍及疼痛，严重者出现下肢瘫痪和大小便功能障碍； ②X 线：局部椎管扩大或椎体畸形； ③CT：椎管形态异常，纵裂脊髓之间有骨隔或骨嵴； ④MR：显示脊髓纵裂的部位、范围，硬膜囊缺损，脊髓最低位置等，可以显示其间的骨嵴脊髓纵裂的关系。

第十二章　各系统常见影像征象、X 线/CT 测量和常用肿瘤标记物

一、骨骼病变常见征象

脊柱病变
- ①椎管良性肿瘤：椎体后部受压呈扇贝形：压迹征
- ②椎弓峡部先天发育异常：环裂征、不完全环征、裂隙征
- ③骨血管瘤：栅栏征
- ④骨缺血坏死：双线征

膝关节病变
- ①半月板撕裂：半月板翻转征又名半月板跳跃征
- ②半月板桶柄样撕裂：碎块内移征、双后交叉韧带征、领结消失征或蝶结消失征、缺领结征
- ③前交叉韧带撕裂：胫骨向前：错位征
- ④前交叉韧带重建术后主要并发症：独眼征

软组织病变
- ①周围神经鞘膜瘤：靶征、束状征及脂肪劈裂征
- ②腹股沟损伤：继发性裂隙征
- ③嗜酸性肉芽肿：纽扣样死骨

二、颈部病变常见征象

颈部
- 鼻及鼻窦　颈静脉球瘤：盐和胡椒征
- 耳部　耳蜗型耳硬化症：双环征
- 眼及眼眶
  - ①海绵状血管瘤：渐进性强化征
  - ②眼眶内肌炎：肌腱征
  - ③眼眶下壁骨折：泪滴状征
  - ④视神经鞘瘤、眶内炎性假瘤、视周神经炎、结节病、白血病、淋巴瘤、转移瘤、视神经周出血｝视神经双轨征
  - ⑤眼眶下壁骨折：V 字征

三、中枢神经系统病变常见征象

颅内肿瘤
- ①星形细胞肿瘤：蝶形征
- ②脑膜瘤：硬脑膜尾征（硬膜尾征）
- ③垂体腺瘤：束腰征
- ④听神经瘤：硬脑膜尾征

脑血管疾病
- ①脑梗死：远端大脑中动脉高密度征、空三角征、岛带消失征、豆状核模糊征
- ②脑血管畸形：水母头征（海蛇头征）、铁环征

脱髓鞘疾病：肾上腺脑白质营养不良：蝶形征

感染性疾病 { ①颅内化脓性感染：子母环征或多房征
②颅内寄生虫病：黑靶征和白靶征

其他 { ①儿童缺血缺氧脑损伤：反转征
②Joubert综合征：磨牙征
③进行性核上性麻痹：蜂鸟征
④苍白球色素变性综合征：虎眼征

四、呼吸系统病变常见征象

呼吸系统 {

肿瘤 {

恶性肿瘤 {
周围型肺癌：分叶征、棘状突起征、锯齿片、伪足征、毛刺征、血管集束征、胸膜凹陷征、细支气管造影征、空泡征、CT血管影征。
中央型肺癌：横S征/反S征、黏液支气管征。
原发性淋巴瘤：CT血管影征、空气支气管征。
}

肺转移瘤 { 晕轮征、CT血管影征、串珠样间隔征。
}

良性病变 {
肺动脉栓塞：马赛克征/马赛克灌注；
过敏性支气管型曲霉菌：黏液支气管征/指套征；
肺棘球蚴病：水上百合征；
肺泡蛋白沉着征：碎石路征/铺路石征；
支气管扩张：印戒征、轨道征；
球形肺不张：慧尾征；
类球孢子菌病：反晕征。

肺部炎症 {
肺炎：支气管充气征、CT血管造影；
隐源性肺泡炎：反晕征；
炎性假瘤：毛刺征、桃尖征、CT血管影征；
球形肺炎：方形征。
}

肺结核 { 树芽征、毛刺征、胸膜凹陷征、空气半月征。
}
}

五、循环系统病变常见征象

循环系统 {

大血管 {
①主动脉夹层：双腔征
②腹主动脉瘤急性或即将破裂：高密度新月征
③部分血栓性真性/假性动脉瘤：阴阳征（阴阳八卦征）
}

肺部 肺栓塞：双轨征（轨道征）
}

六、消化系统病变常见征象

消化系统肿瘤
- ①溃疡型胃癌：半月综合征
- ②胃癌：胃肩胛征/袖口征
- ③弥漫型胃癌：皮革胃
- ④黏膜/黏膜下层癌浸润：指压迹
- ⑤转移瘤：牛眼征
- ⑥海绵状血管瘤：抱块征、灯泡征
- ⑦上皮样血管内瘤变：棒棒糖征
- ⑧胰头肿瘤：双管征
- ⑨结直肠癌：苹果核征、餐巾环征
- ⑩胰头癌：反"3"征

消化系统溃疡
- ①良性溃疡：项圈征、狭颈征
- ②溃疡：环堤、裂隙征
- ③二指肠溃疡：激惹征
- ④肠道溃疡：卵石征

消化系统其他病变
- ①Caroli 病：中心点征
- ②肝内胆管扩张：软藤征
- ③胆总管结石：靶样征或新月征
- ④小肠克罗恩病：铺路石样改变、梳齿征
- ⑤绞窄性小肠梗阻：假肿瘤征、咖啡豆征
- ⑥小儿十二指肠梗阻：双泡征
- ⑦气腹：双壁征
- ⑧肠套叠、黏膜水肿、炎症：靶征
- ⑨十二指肠上动脉压迫综合征：笔杆样压迹
- ⑩特发性硬化性腹膜炎：腹茧征
- ⑪小肠禁锢症：腹茧征
- ⑫小肠纤维膜包裹症：腹茧征
- ⑬肠系膜淋巴肿大：三明治征、夹心面包征、夹心饼征

感染性病变
- ①细菌性肝脓肿（形成初期）：簇形征或簇征
- ②肝脓肿：三环征或双环征
- ③棘球蚴：水上百合征、囊中囊征或子囊征
- ④血吸虫：地图样钙化
- ⑤溃疡性结核：跳跃征

七、人体 CT 测量参考指标

（一）颅脑

①测量两侧脑室前角间径与同平面脑横径的比值，正常为 19% ~ 39% 之间。

②不同年龄组正常脑室系统测量值。

项目	<2 岁	2 ~ 60 岁	>60 岁
Hackman 值	≤35mm	≤45mm	≤55mm
三脑室横径	≤5mm	≤7mm	≤9mm
四脑室横径	≤9mm	≤11mm	≤13mm
纵裂宽径	<3mm	<3mm	3 ~ 5mm
脑沟宽径	不可见	<3mm	3 ~ 5mm
Hackman 值 = 侧脑室前角间径 + 尾状核间径之和			

脑 CT 值
①脑灰质 32 ~ 40HU；
②脑髓质 28 ~ 32HU；
③颅内血肿多高于 60HU，在 60 ~ 90HU 之间。

脑垂体
①正常垂体高度：成年女性 <9mm，成年男性 <7mm；
②垂体腺增大：女性 >9mm，男性 >7mm；
③微腺瘤：直径 <10mm；
④大腺瘤：直径 >10mm。

小脑扁桃体下疝
①正常：小脑扁桃体低于枕骨大孔 3mm；
②可疑异常：<3 ~ 5mm；
③小脑扁桃体下疝畸形：>5mm。

脑梗死
①腔隙性脑梗死：5 ~ 15mm；
②巨腔隙：>10mm；
③<5mm 者 CT 不易发现。

（二）骨骼

腰椎及脊髓径线的测量值

项目	前后径	横径
腰椎椎管	15 ~ 25mm	20 ~ 30mm
颈髓	6 ~ 8mm	7 ~ 12mm
腰髓	5 ~ 7mm	7 ~ 9mm
Jones-Thompson 公式：椎管最大矢状径×最大横径/同水平椎体最大矢状径×最大横径 = 1/2 ~ 1/4.5，若两者比值 <1/4.5，说明椎管有狭窄		

脊椎
①椎间孔宽度：<2mm 为狭窄。
②侧隐窝矢状径：<2mm 为狭窄。
③黄韧带厚度：2~4mm；>5mm 为黄韧带肥厚。
④寰椎前弓后面与枢椎齿状突间隙：>2mm（成年人）>4mm（儿童），说明横韧带断裂。

骨折
①肱骨外科颈骨折为肱骨解剖颈下 2~3cm 的骨折，多见于成人。
②蒙泰贾骨折为尺骨上 1/3 骨折合并桡骨小头脱位。
③加莱阿齐骨折为桡骨下段（几乎均为中下 1/3）骨折合并尺桡关节脱位。
④骨折断裂 3 块以上者称为粉碎性骨折。
⑤骨折愈合的观察：骨折 1 周内，纤维骨痂及骨样骨痂，X 线平片不能显示。2~3 周后骨性骨痂，断端外侧梭形高密度影。骨折整复后 2~3 周平片复查，评估骨折固定及骨痂。

椎体滑脱
①Meyerding 测量法测椎体滑脱程度，即将下一椎体上缘由后向前分为 4 等份。
②根据前移椎体后下缘在下一椎体上缘的位置，将椎体滑脱分为 4 度，位于第 1 等份内的为Ⅰ度滑脱，位于第 2 等份的为Ⅱ度滑脱，依次类推。

关节
①肩锁关节由锁骨肩峰端和肩胛骨肩峰构成，两骨下缘平齐，上缘锁骨端高出约 1/3。
②腕骨角舟月骨近端切线和月三角骨近端切线的交角，正常值为 131.5°。
③掌骨征阳性：正常第 3~5 掌骨远端在一条直线上，Turner syndrome 病，因第 4 掌骨变短，第 4、5 掌骨远端切线与第 3 掌骨相交，即掌骨征阳性。

（三）腹部

胃肠道
①充盈状态下胃壁厚度：2~5mm，>10mm 为异常；
②空回肠在充盈状态下肠壁厚度：3~5mm，>10mm 为异常。

肝脏
①上下径 <15cm；右叶横径大于尾叶横径 2~3 倍。
②右肝叶前后径 >左肝叶前后径 1.2~1.9 倍，≤2 倍。
③肝脏 CT 平扫值：40~70HU，高于脾脏。增强扫描 CT 值升高至 120~140HU。

胆系
①胆囊壁厚度：1~2mm，>3mm 为异常；
②胆囊横径：3~5cm，上下径 7~10cm；
③胆囊 CT 值：0~20HU，密度均匀；
④胆总管正常横径：6~8mm，术后管径 <1cm 属正常；
⑤肝总管正常横径：3~5mm，肝内胆管正常情况下不显示。

胰腺	①前后径：胰头≤3cm，胰体≤2.5cm，胰尾≤2.0cm。 ②主胰管内径：2~4mm；与第2腰椎椎体横径之比，正常胰头前后径/L_2椎体横径 = 1/2~1/1；胰体前后径/L_2椎体横径 = 1/3~2/3。 ③胰腺密度：与脾脏相似，略低于脾脏。
脾脏	①正常脾脏上下径平均值12cm，不超过15cm，前后径7cm，横径4cm； ②正常脾脏的前缘位于腋中线后方； ③正常脾脏的密度均匀，略低于肝脏。
泌尿系统及肾上腺	①正常肾脏上下径：12~13cm，横径5~6cm； ②肾实质平扫CT值：30~60HU，增强CT值：80~120HU； ③输尿管内径：5~7mm，全长25~30cm； ④膀胱充盈状态下壁厚度：2~3mm，厚薄均匀； ⑤正常肾上腺前后径：1~2cm，其内外侧肢粗细类似膈角肌，边缘平直或凹陷，不应呈串珠样或结节样。
生殖系统	①成人子宫横径：4~5cm，前后径：2~3cm。 ②子宫颈-宫底间径：7~8cm。 ③成人子宫颈横径：<3mm，上下径<2mm，子宫体比子宫颈的横径约大1倍。 ④成人卵巢大小：3.5×2×1cm，绝经后萎缩变小。 ⑤精囊横径（两侧之和）：<6cm。 ⑥精囊与膀胱间夹角：正常为锐角。 ⑦前列腺正常值：A. >60岁，前后径4.3cm，上下径5.0cm，横径4.8cm；B. <30岁，前后径2.3cm，上下径3.0cm，横径3.1cm。 ⑧前列腺肥大：横径>5cm或耻骨联合上方2cm。
腹腔及盆腔淋巴结	①胃、肝门：<8mm。 ②膈角后：<6mm；纵隔<1cm。 ③腔静脉、腹腔干至肾动脉：<10mm。 ④肾动脉至主动脉分叉：<12mm。 ⑤髂总：<9mm。 ⑥髂外：<10mm。 ⑦髂内：<7mm。 ⑧直肠旁、腹股沟：<10mm。 ⑨腹腔其他部位：<15mm。

（四）头颈部

眼部	①眼环厚度：2~4mm； ②眼静脉宽度：3~4mm； ③视神经直径：3~4mm； ④眼外肌两侧对称，厚度：4~6mm。

眼内
CT值 { 晶状体：120～140HU。
玻璃体：0～10HU。

眼球
位置 { ①正常位置：横轴位图像上，于两侧颧突之间作一连线，眼球后缘在颧骨间线后 9.9mm±1.7mm，眼球的 1/3 位于该线之后；
②眼球突出：位于颧骨间线线后方的眼球面积少于 1/3 时，指示有意义的眼球突出。

前庭 { ①横径：最大径 3.2mm；
②扩大畸形：横径＞3.2mm；
③前庭导水管中段宽度：＜1.5mm；
④前庭导水管扩大：＞1.5mm。

鼻咽壁
软组织 { ①成人：顶壁软组织厚度平均 4.5mm，后壁 3.5mm。
②儿童：顶壁厚度不应超过 8mm；后壁厚度不超过 10mm。

其他 { ①茎突平均长度：2.5（2.5～4）cm；
②乙状窦厚度：乙状窦前缘与外耳道后壁间距离约 11～15mm；
③颈静脉球高位：颈静脉球窝顶部达耳蜗底圈下缘和圆窗下缘为标志。

（五）胸部

气管 { ①横径：15～20mm；
②厚度：1～4mm；
③左、右主支气管夹角：60°～85°。

动静脉 { ①右下肺动脉干：正常成人宽度≤15mm；
②奇静脉与半奇静脉：3～6mm。

肺内结节与肿块 { 肿块：＞3cm
结节 { 小结节：＜1cm
粟粒病变：＜5mm

结节与肿块分叶：$\dfrac{弧弦距}{弦长}$ { ≥0.4，深分叶
=0.3，中分叶
≤0.2，浅分叶

洞壁厚度　薄壁空洞：＜3mm；厚壁空洞：＞3mm。
Kerley B 线：≤2cm。

（六）循环系统

主-肺动脉窗层面

直径 $\begin{cases} 主动脉 \begin{cases} 升主动脉内径为 24～30mm \\ 降主动脉内径为 18～22mm \end{cases} \dfrac{升主动脉}{降主动脉} = 1.5 \\ 肺动脉 \leqslant 29mm \end{cases}$

心脏横轴位 $\begin{cases} ①左心房前后径约 30～45mm \\ ②左心室平均直径约 45mm \\ ③右心室平均直径为 3mm \\ ④右室壁厚度约为 5mm \end{cases}$ 左室壁及室间隔厚度约为 10mm

冠脉狭窄 $\begin{cases} 累及范围 \begin{cases} ①局限性： <10mm \\ ②节段性： 10～20mm \\ ③弥漫性： >20mm \end{cases} \\ 狭窄程度 \begin{cases} ①无狭窄 \\ ②轻度狭窄： <50\% \\ ③中度狭窄： 50\%～75\% \\ ④重度狭窄： >75\% \end{cases} \end{cases}$

冠状动脉扩张 $\begin{cases} ①冠状血管直径 >7mm \\ ②超过邻近动脉节段直径的 50\% 称为瘤样扩张 \end{cases}$

主动脉夹层 DeBakey 分型 $\begin{cases} Ⅰ 型： 夹层广泛，破口在升主动脉； \\ Ⅱ 型： 局限在升主动脉，破口也在升主动脉； \\ Ⅲ 型： 局限或广泛，破口在降主动脉。 \end{cases}$

（Ⅰ型与Ⅱ型合称 Stanford A 型，Ⅲ型即 Stanford B 型）

心包积液		
分度	积液量	心包壁层间距
Ⅰ度（少量积液）	<100ml	5～15mm
Ⅱ度（中等量积液）	100～150ml	>15～25mm

八、常用肿瘤标记物

肿瘤		肿瘤标记物组合
鼻咽癌		CEA，SCC，EBV
甲状腺癌		CEA，NSE，甲状腺球蛋白
消化道肿瘤	食管癌	CEA，CA19-9，SCC
	胃癌	CA72-4，CEA，CA242，CA19-9
	结直肠癌	CEA，CA19-9，CA242，ESM-1
肝癌		AFP，CEA，CA125，GP37，CK19，AFU
肺癌		CEA，Cyfra21-1，NSE，CA125，CA19-9，CA15-3，SCC，Pro-GRP，p53
胰腺癌		CEA，CA19-9，TSGF，CA50
肝内胆管癌		CA19-9，CA242，CEA，CA125
胆囊、胆道癌		CEA，CA19-9，CA50
妇科肿瘤	乳腺癌	CA15-3，CA125
	子宫癌	CA125，β-HCG，CA15-3
	卵巢癌	CA125，CA15-3，AFP，HE4
肾癌		CEA，β2-MG
膀胱癌		NMP22，TPA，SCC
前列腺癌		TPSA/FPSA，PAP，TPA
睾丸癌		AFP，β-HCG

①颅内表皮样囊肿血清 CA19-9 水平显著升高，而 NSE 水平显著降低。

②神经母细胞瘤 VMA 增高。

③鼻咽癌 EB 病毒抗体增高。

④CA153 在肺腺癌中的诊断作用优于 CEA。

⑤NSCLC 尤其肺鳞癌 CYFRAZ1-1 是最有价值的血清标记物。

⑥小细胞未分化癌 NSE 水平明显升高。

⑦周围胆管细胞癌 AFP 阴性，CA19-9 常为阳性。

⑧肝母细胞瘤 AFP 水平增高。

⑨胃间质瘤 CD117 阳性。

⑩精原细胞瘤 PLAP 和 HCG（+）；非精源性生殖细胞瘤 AFP 和 HCG（+）。

⑪CD117 睾丸生殖细胞瘤阳性。

⑫卵巢浆液性、黏液性囊腺癌 CA125 和 CEA 明显升高。

⑬内胚窦瘤 HCG 增高。

⑭胚胎癌和绒毛上皮癌 AFP 和 HCG 升高。

⑮前列腺癌 PSA 显著升高。

⑯骨肉瘤多数有碱性磷酸酶明显升高。

⑰骨髓瘤有本-周蛋白尿（约占 50%）

九、脑出血量和气胸常用测量方法

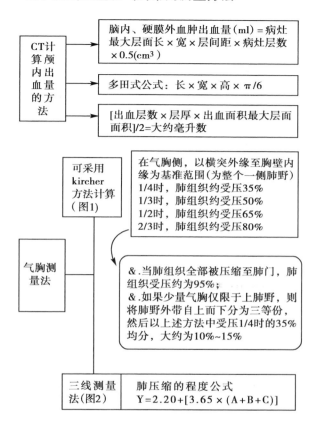

```
CT计算颅内出血量的方法
├── 脑内、硬膜外血肿出血量（ml）=病灶
│   最大层面长×宽×层间距×病灶层数
│   ×0.5(cm³)
├── 多田式公式：长×宽×高×π/6
└── [出血层数×层厚×出血面积最大层面
    面积]/2=大约毫升数
```

气胸测量法

可采用kircher方法计算（图1）

在气胸侧，以横突外缘至胸壁内缘为基准范围（为整个一侧肺野）
1/4时，肺组织约受压35%
1/3时，肺组织约受压50%
1/2时，肺组织约受压65%
2/3时，肺组织约受压80%

&.当肺组织全部被压缩至肺门，肺组织受压约为95%；
&.如果少量气胸仅限于上肺野，则将肺野外带自上而下分为三等份，然后以上述方法中受压1/4时的35%均分，大约为10%~15%

三线测量法(图2)

肺压缩的程度公式
$Y=2.20+[3.65×(A+B+C)]$

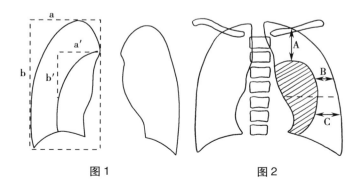

图1   图2

肱骨颈干角	①肩关节正位； ②a 与 b 内侧角； ③正常范围：140°～150°； ④＜130°为肱内翻，＞150°为肱外翻	
肩肱间隙	①肩关节正位； ②正常范围：7～14mm； ③肩袖断裂，距离多＜5mm，需除外体位因素	
肩锁关节间隙	①肩关节正位； ②正常范围：2～5mm； ③肩锁关节脱位或对位不良，该间隙增宽	
肩肱曲线	①肩关节外展90°正位； ②aa'线正常为光滑自然曲线； ③正常弧形曲线消失，呈锐角，多提示肩关节脱位	

肩关节间隙	①肩关节轴位； ②正常范围：7.06°±3.19°； ③肩关节脱位，此角增大	
肱骨角及尺骨角	①肘关节伸直正位； ②正常范围：肱骨角：男77°~95°、女72°~91°，尺骨角：男74°~99°、女72°~93°； ③此角变大为肘外翻，变小为肘内翻	
携带角	①肘关节伸直正位； ②正常范围：男5°~10°、女10°~15°； ③此角变小为肘内翻，变大为肘外翻	
月状骨指数	①腕关节侧位； ②正常范围：0.44~0.17； ③表示月状骨坏死时的变形程度，<0.5为月状骨扁平畸形	

桡骨小头脱位	①屈肘 90° 肘关节侧位；②正常桡骨纵轴延长线通过肱骨小头中心点；③桡骨小头脱位时，骨骺中心点偏离桡骨纵轴延长线	
肱骨前线	①屈肘 90° 肘关节侧位；②正常沿肱骨干皮质前划线与肱骨小头中 1/3 相交；③肱骨髁上骨折时，肱骨小头位于肱骨前线后方	
尺骨变异	①腕关节正位；②尺桡骨下端长度并非在同一水平，尺骨远端长于桡骨远端为尺骨阳性变异；短于桡骨远端为尺骨阴性变异；③尺骨变异易引起腕关节不稳和尺骨撞击综合症等	
腕骨弧线	①腕关节正位；②近排腕骨的远近侧皮质边缘线以及头状骨和钩骨的近侧皮质边缘线连成 3 条边缘平滑的弧线；③若腕骨线不连续或 3 线不平行，提示腕关节不稳或脱位。	

尺骨撞击综合征	①当尺骨阳性变异 >2 mm 时，尺骨反复撞击月骨引起缺血性坏死或尺骨茎突压迫三角骨引起缺血性坏死； ②不同程度慢性或亚急性尺侧疼痛、压痛，手握力下降； ③尺骨茎突长度正常为 2~8mm，若大于此长度提示茎突过长	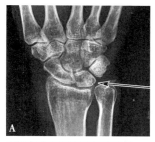
桡骨内倾角	①腕关节正位； ②正常范围：15°~35°； ③桡骨远端骨折或腕关节脱位，此角度常改变	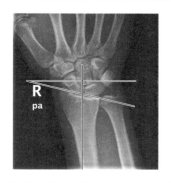
桡骨前倾角	①腕关节侧位； ②正常范围：0°~20°； ③此角度常改变，提示桡骨远端骨折	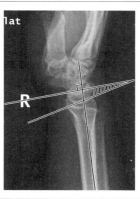

| 腕骨角、尺腕角、腕骨高度指数 | ①腕关节正位；
②腕骨角正常值：130°（A），腕关节骨折、脱位时此角增大，卵巢发育不全和 Madelung 畸形此角可减小；
③尺腕角正常值：21~51°（B），若尺腕角改变，提示腕骨骨折或腕关节脱位；
④腕骨高度指数正常值：1.57（d/e），月骨缺血坏死，舟状骨骨不连，腕关节不稳，指数减小 | 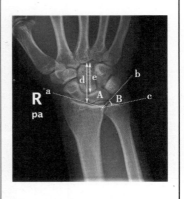 |

（二）下肢骨

| 股骨下角胫骨上角 | ①膝关节正位；
②正常范围：股骨下角75°~85°（平均81°），胫骨上角男85°~100°、女87°~98°（平均93°）；
③用于评价膝内翻、膝外翻 | 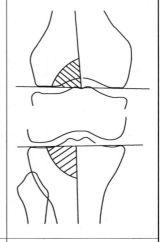 |
| 髌骨位置 | ①膝30°侧位。
②正常范围：ABD 角10°~20°。
③>20°为髌骨高位，<10°为髌骨低位。判断韧带断裂后髌骨位置变化程度；反映髌骨软化症与髌骨位置关系 | 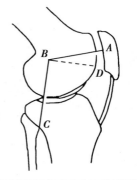 |

髌骨 高度	①屈膝 30° 侧位； ②正常范围：T/P 男 1.01 ± 0.09， 女 1.06 ± 0.12； ③大于 1.2 为髌骨高位， 小于 0.8 为髌骨低位	 Insall 和 Salvati 法（比值法）
	①屈膝 30° 侧位； ②正常范围：A/B 比值 为 0.8； ③大于 1.0 为高位髌骨	 Blackburne-Peel 法
髌股 指数	①坐位屈膝 30°； ②内侧髌股间隙 A 与外 侧髌股间隙宽度 B 比值 <1.6； ③用于评价髌骨半脱位的 程度，髌骨半脱位、髌骨 软化症时，比值 >1.6	
外侧髌 股角	①坐位屈膝 30°； ②正常：夹角开口向外； ③髌骨半脱位时，两线 平行或开口向内	

膝外翻角	①股骨体长轴线与胫骨长轴线在膝关节处相交成向外的夹角；②男性略小于女性；③若此夹角小于 170°，提示为膝外翻（X 形腿），若大于 170°，提示为膝内翻（O 形腿或弓状腿）	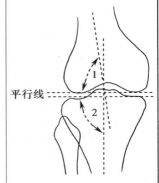
Q 角	①从髂前上棘到髌骨中点连线（代表股四头肌牵拉线）与从髌骨中点到胫骨结节连线（与股四头肌牵拉力线）相交之角即为 Q 角；②正常男性 10～15°，女性 12～18°；③胫骨外旋和扁平足，Q 角增大，Q 角越大，易导致髌骨滑脱	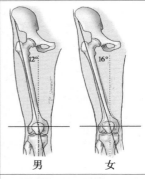
跟骨结节关节角（Bohler 角）	①跟骨结节关节角是跟骨结节上缘（跟骨结节与跟骨后关节突的连线）与跟距关节面（跟骨前后关节突连线）形成的夹角；②正常值：25°～40°；③角度减小提示跟骨骨折或扁平足，角度增大提示弓形足	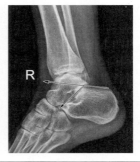
Gissane 角	①跟骰关节面连线与后关节面后缘连线的夹角；②正常值为 120°～145°；③该角度提示前中后关节的关系，跟骨骨折时角度可能会发生变化	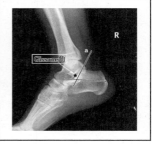

（三）骨盆及髋关节

髋臼角和髂骨角	①骨盆正位。 ②髋臼角（a）：新生儿30°；1岁后不应超过25°；2岁约为20°；成人约为15°。先髋脱位，该角度增大。 ③髂骨角（b）：0～2个月约55°，3～12个月约58°，该角度减小为异常，提示骨质软化症	
sharp角	①骨盆正位； ②正常范围：33°～38°； ③用于评价Y字形软骨闭合后髋臼发育程度，大于40°多诊断为髋臼发育不良	
Perkin方格	①髋关节正位； ②当股骨头骨骺核出现后可利用Perkin象限，将髋关节划为四个象限； ③正常股骨头骨骺位于内下象限内，若在外下象限为半脱位，在外上象限为全脱位	
沈通线（Shenton线）	①骨盆正位； ②正常闭孔上缘弧形线与股骨颈内侧弧形线相连在一个抛物线上； ③先髋脱位，沈通线不连续	
股骨颈干角	①髋关节正位； ②正常：135°； ③此角小于120°提示髋内翻，大于150°为髋外翻	

（四）脊柱

脊柱侧弯角度测量	①全脊椎正位，侧弯角为上端椎终板上缘连线与下端椎终板下缘连线的夹角。 ②评估脊柱侧弯程度，<10°提示阴性；10°~25°观察；25°~40°提示需要支具治疗；>40°提示有手术指征	
腰椎滑脱角	①滑脱椎体下缘的平行线与S1后缘的垂直线的夹角，用来表示腰骶区的后突畸形； ②正常小于10°； ③大于10°提示易滑脱	
骨盆入射角	①骶1终板中点垂线与股骨头中心连线的夹角，骨盆入射角（PI）=骶坡（SS）+骨盆倾斜（PT）； ②正常为：51.9°±13.4°； ③骨盆入射角（PI），可用于判断脊柱疾病进展的风险	

第十三章　介入放射

一、介入治疗的分类

按介入方法
①穿刺/引流术：血管穿刺；囊肿、脓肿穿刺引流；实质脏器肿瘤的穿刺治疗；穿刺活检等。
②灌注/栓塞术：各种原因出血的止血；实质脏器肿瘤的栓塞化疗；消除畸形血管，恢复正常血流；防止动脉瘤破裂出血。
③成形术：恢复管腔的通畅；建立新管道，如经颈内静脉肝内门腔分流术；闭塞异常通道，如食管气管瘘。
④其他：如血管内异物取出。

按治疗领域

血管性介入治疗
①血管造影术：动脉或静脉内造影，又分为非选择性血管造影、选择性血管造影、超选择性血管造影。
②血管内取标本术：抽取血液标本，测定激素水平用于诊断；钳取血管壁组织，行病理检查。
③血管内药物灌注术：将治疗药物经血管直接注入病变局部，病变获得最大药物浓度以达最佳疗效。
④血管栓塞术：阻塞血管以消灭病理血管团。
⑤血管扩张成形术：将球囊引入病变血管，高压充盈球囊，从而恢复血管的管径和血流通畅。
⑥血管支架置入术：将具有持续膨胀能力的支架输送至病变血管，维持血管的持续开放和通畅。
⑦腔静脉滤器置入术：，将滤器置于静脉血栓患者下腔或上腔静脉，以防止血栓脱落引起肺栓塞。
⑧血管内异物或血栓取出术：应用异物钳、网篮等，将误入血管的异物以微创技术取出。

非血管性介入治疗
①穿刺腔道造影术：穿刺生理腔道，注入对比剂，借此显示腔道结构和发现病变。
②穿刺活检术：影像导引下经皮直接穿刺病变，抽吸病变组织以获得病理诊断。
③穿刺造瘘与引流术：经皮直接穿刺靶器官内腔，引入多侧孔导管，将液体排出。
④穿刺消融术：经皮直接穿刺到病变，与外部装置作用产生微波、射频等，使组织坏死。
⑤生理腔道扩张成形术：将球囊引入生理腔道，扩张后使腔道狭窄减轻或恢复正常。
⑥生理腔道内支架置入术：将支架置入生理腔道内，依靠支架的持续膨胀力使腔道重建。

常用器械
①穿刺针：G；
②导管：外径 F，内径 G；
③导丝：直径 inch；
④导管鞘：内径 F，同通过的导管；
⑤支架：血管支架，食管、胆管支架等；
⑥其他：滤器，激光、微波、冷冻等器材。

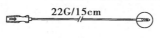

22G/15cm

细穿刺针

支换套管

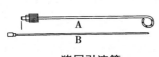

猪尾引流管

内外引流管

A. 引流管开放状；B. 引流管成祥状；C. 金属支撑管

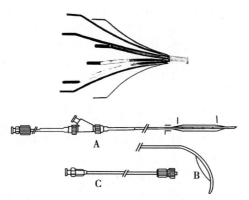

A

B

C

快速交换球囊导管

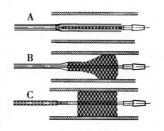

自扩式 Wallstent 支架

A. 释放前；B. 释放中；C. 已释放

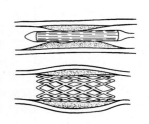

球囊扩张式 Palmaz 支架

栓塞材料 { ①短期：自体血栓；
②中期：明胶海绵；
③长期：碘油、钢圈、聚乙烯醇（PVA）颗粒，可脱落球囊、微球、组织黏胶等。

二、血管造影诊断

常见血管良性病变 {
①血管狭窄、闭塞或急性栓塞。
②动脉瘤 { 真性：局限性动脉扩张
夹层：动脉中层血流纵向撕裂而形成真假两个血管腔
假性：动脉破裂出血后血肿周围组织包裹形成的血腔
③破裂出血。
④良性肿瘤：如海绵状血管瘤。

恶性病变的血管造影 {
①供血动脉及分支增粗纤曲；
②肿瘤血管：肿瘤区内紊乱粗细不均、异常扩张扭曲的新生血管肿瘤湖：肿瘤血管明显扩张成湖样或池样；
③肿瘤染色：毛细血管期对比剂积聚在肿瘤间质及滞留在肿瘤血管内而呈肿瘤区内高密度影，常见三种染色：结节、均匀和不均匀；
④动-静脉瘘（分流）；
⑤动脉移位、拉直及扭曲；
⑥肿瘤供血动脉包绕征（弧形推移）。

穿刺方法 {
①动脉 Seldinger 穿刺法：局麻→穿刺→插入导丝→退穿刺针→引入导管鞘→引入导管→穿刺点处理。
②常用血管穿刺针：18G。
③穿刺点：以股动脉穿刺为例，穿刺点取腹股沟韧带中点下方 1～2cm。
④方法：前壁、前后壁。
⑤图例说明：A. 带芯穿刺针穿过血管前后壁；B. 撤出针芯；C. 后退穿刺针至血液喷出；D. 引入导丝；E. 沿导丝引入导管；F. 退出导丝将导管留置于血管腔内。

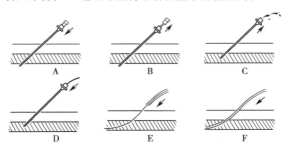

三、介入插管方法种类

插管方法 {
①预成形导管法
②导管成袢法
③导管导丝法
④同轴导管法
⑤转向导丝法
}

四、基本介入治疗技术的临床应用

头颈部疾病 {

眼部疾病 {
①眼动脉血栓：眼动脉溶栓治疗（6h以内）；
②眼部血管瘤、动静脉瘘或血管畸形：选择性栓塞治疗；
③眼眶内原因不明肿块：经皮穿刺活检；
④鼻泪管狭窄：球囊扩张及支架置入术。
}

耳部疾病 {
①耳廓动静脉畸形：选择性颈外动脉栓塞；
②耳廓海绵状血管瘤：选择性动脉栓塞、直接穿刺局部硬化或消融术；
③外伤性耳部大出血：局部选择性栓塞治疗。
}

鼻部疾病 {
①顽固性鼻出血：上颌动脉或面动脉栓塞；
②鼻咽部良性肿瘤：术前选择性栓塞治疗；
③鼻咽部恶性肿瘤：选择性栓塞，可为术前栓塞或姑息治疗；
④蝶窦动脉瘤：应用钢圈、可脱性球囊等行动脉内栓塞治疗。
}

口腔疾病 {
①舌癌、牙龈癌、唾液腺癌等恶性肿瘤：颈外动脉造影及超选择性栓塞；
②口腔动静脉畸形：选择性动脉栓塞，部分可痊愈；也可栓塞后行外科手术治疗；
③口腔及颌面部海绵状血管瘤：经皮选择性动脉栓塞治疗；局部硬化治疗；局部消融治疗。
}

颈部疾病 {
①血管性病变：颈动脉狭窄闭塞性病变的支架置入术、锁骨下动脉开通术；
②颈部良恶性肿瘤的灌注栓塞治疗：颈动脉体瘤、颈静脉球瘤、甲状腺恶性肿瘤；
③甲状腺动脉栓塞治疗甲状腺功能亢进。
}

神经系统疾病 {
①慢性缺血性脑病：支架置入术；
②急性缺血性疾病：溶栓、取栓治疗；
③颅内动脉瘤、血管畸形：覆膜支架置入或栓塞术。
}

}

胸部疾病

血管性介入治疗技术
①上腔静脉综合征的介入治疗；
②肺血管畸形的栓塞治疗；
③置管溶栓、抽栓治疗肺动脉栓塞；
④乳糜胸的介入治疗；
⑤支气管动脉栓塞术治疗大咯血：支扩、结核、肺癌、血管畸形；
⑥胸部恶性肿瘤的灌注栓塞治疗：肺癌、食管癌、纵隔肿瘤等。

非血管性介入治疗技术
①气管支架治疗气管恶性狭窄；
②食管良恶性狭窄的球囊扩张术：食管癌、吻合口狭窄、贲门失弛缓症；
③CT引导下胸部占位射频消融术；
④CT引导下胸部占位穿刺活检术；
⑤脓胸的穿刺引流术。

心血管疾病

心脏病变介入
①冠脉支架治疗冠心病；
②心脏瓣膜病的介入治疗：瓣膜成形术；
③先天性心脏病的介入治疗：封堵术治疗动脉导管未闭、房室间隔缺损等；
④射频消融治疗心律失常；
⑤安装临时起搏器。

血管病变介入
①大血管病变的腔内隔绝术：主动脉夹层、主动脉瘤、主动脉假性动脉瘤；
②腔静脉滤器的置入与取出；
③四肢动脉狭窄闭塞性病变的介入治疗：溶栓、取栓、球囊扩张、支架置入；
④四肢静脉血栓性疾病的介入治疗：置管溶栓、取栓、球囊扩张、支架置入；
⑤透析瘘管的再通：溶栓、球囊扩张、支架置入。

骨关节疾病
①椎体成形术：治疗椎体压缩性骨折、椎体良恶性肿瘤；
②椎间盘突出的溶核、旋切、激光、臭氧治疗；
③骨骼肌肉病变的穿刺活检术；
④股骨头坏死介入溶通术；
⑤骨肿瘤的栓塞治疗；
⑥骨折出血的造影及栓塞治疗。

腹部疾病

血管性介入治疗技术
- ①布加综合征的综合介入治疗；
- ②TIPSS 治疗肝硬化门脉高压合并上消化道出血；
- ③门静脉血栓及狭窄的介入治疗；
- ④肠系膜动脉成形术治疗慢性缺血性肠病；
- ⑤肾动脉成形术治疗肾性高血压；
- ⑥腹腔脏器及消化道出血的造影及栓塞治疗；
- ⑦脾动脉栓塞治疗脾功能亢进；
- ⑧恶性肿瘤的灌注栓塞治疗：肝癌、胰腺癌、肾癌、脾脏恶性肿瘤。

非血管性介入治疗技术
- ①腹部肿瘤的消融治疗：射频消融、化学消融、微波消融、冷冻消融、纳米刀；
- ②CT 引导下腹腔神经节阻滞治疗癌性腹痛；
- ③经皮肝穿刺胆道引流术及支架置入术；
- ④消化道梗阻的介入治疗：贲门支架、幽门支架、十二指肠支架、结肠支架；
- ⑤经皮胃造瘘术、胃空肠造瘘术；
- ⑥肝囊肿、肾囊肿的硬化治疗；
- ⑦经皮碎石术治疗肾结石；
- ⑧经皮肾穿刺活检。

盆腔疾病
- ①盆腔良性肿瘤的栓塞治疗：子宫肌瘤；
- ②子宫腺肌症的栓塞治疗；
- ③良性前列腺增生的栓塞治疗；
- ④盆腔恶性肿瘤的灌注栓塞治疗：宫颈癌、子宫内膜癌、滋养细胞肿瘤；
- ⑤盆腔瘀血综合征；
- ⑥腹产后大出血的介入治疗；
- ⑦异位妊娠的介入治疗；
- ⑧输卵管再通术治疗不育症；
- ⑨子宫肌瘤的射频消融及海扶刀治疗。

穿刺并发症处理
- ①穿刺点血肿：压迫；
- ②穿刺点假性动脉瘤、动静脉瘘：超声引导下压迫皮血凝酶注射；
- ③穿刺点假性动脉瘤、动静脉瘘：覆膜支架置入术；
- ④导管、导丝折断：抓捕器取出或外科取出；
- ⑤脏器破裂出血：造影 + 栓塞。

五、穿刺活检术

	肺	腹腔脏器	骨
目的	取得组织学、细菌学、病理学或生化诊断		
常用部位	肺	腹腔脏器	骨
适应证	①肺内结节、肿块性病变；②肺部慢性浸润性病变；③肺门实质性肿块	腹腔内实质性器官肝、脾、胰、肾、卵巢、后腹膜肿块及腹腔内淋巴结，肝、肾、腹腔及胸胸内脏肿等	①临床和影像学诊断困难的所有骨骼病变；②原发性或转移性骨肿瘤；③急、慢性骨关节化脓性感染或结核
禁忌证	①剧烈咳嗽不能合作；②凝血机制严重障碍；③肺气肿、肺大疱；④重度呼吸功能障碍；⑤肺动脉高压、肺心病、肺动静脉畸形等；⑥穿刺通道有重要脏器	①凝血机制严重障碍；②无安全穿刺通道	①凝血功能严重障碍；②极度衰竭；③骨肿瘤常血运丰富或无安全穿刺入路
操作方法	CT、透视或B超导向；选择穿刺点和确定进针深度、路径和方向，应避开邻近重要脏器：大血管、心脏和脊髓		
并发症	①气胸发生率4%~47%；②咯血发生率2%~5%；③局部肺出血；④肿瘤针道转移	①出血、动静脉瘘；②胆汁性腹膜炎；③肿瘤针道转移	①腰大肌血肿、气胸（胸椎穿刺）；②肿瘤针道转移
效果评价	恶性肿瘤诊断准确率为85%~98%；两次活检阴性可基本除外恶性肿瘤	恶性肿瘤诊断准确率在90%左右	椎体转移性肿瘤诊断率在90%，总体骨病活检诊断率约为80%

六、经皮穿刺引流术

目的	取得组织学、细菌学、病理学或生化诊断		
适应证	正常人体管道阻塞导致积液以上液体过度积滞，如胆总管梗阻导致胆系扩张积水等，如胆总管阻塞导致肾盂积水等	由于外伤、炎症等原因引起体腔内脏器受压，或碎性物质不能排除，如气胸、心包积液、积脓、脓胸、腹腔、盆腔积脓	实质性脏器内积脓或积液，如肝、肾、脾、胰等脓肿或巨大囊肿
禁忌证	①严重心、肺、肝、肾功能不全；②凝血机制严重异常；③无安全穿刺通道		
操作方法	CT、透视或B超导向Seldinger穿刺插管，置入引流管后固定，保持引流通畅，直至脓腔愈合或硬阻解除。肝、肾囊肿，干囊液抽吸至残余约10%时注入无水酒精，反复2~3次，每次注入量以抽出量的20%为宜，最后留置酒精量应<50ml		
并发症	①脏器损伤：主要与穿刺入路选择和反复穿刺有关；②出血：严重出血少见，少量出血无须特殊处理；③感染；④引流管阻塞及脱落		

七、经皮胆道穿刺引流术

适应证	①无法切除的原发或转移性肿瘤导致的黄疸；②胆肠吻合口等良性狭窄；③胆道阻塞导致的败血症；④术前胆道减压，术前减压可提高手术成功率，血清总胆红素>170μmol/L，但全身情况差，重度胆道阻塞，感染
禁忌证	①凝血功能严重异常；②大量腹水；③弥漫性胆管阻塞；④恶病质，严重肝、肾功能损害
术前准备	①肝功能、MRCP或增强CT，区别阻塞性肝细胞性黄疸与肝细胞性黄疸；②术前两天测定凝血功能
器械准备	穿刺针、导丝、导管、扩张管、连接管、引流袋等
操作技术	选择穿刺点，穿刺肝内胆管，置入扩张套管及引流导管
并发症	①胆汁瘘；②胆道出血；③腹水漏出；④胆系感染；⑤引流管阻塞或脱落

八、常见头颈部肿瘤的介入治疗

介入治疗	脑膜瘤	颈动脉体瘤	颈静脉球瘤	鼻咽部纤维血管瘤	鼻咽癌	舌癌
适应证	血管栓塞术	血管栓塞术、经皮瘤内栓塞术	血管栓塞术、经皮瘤内栓塞术	血管栓塞术、经口咽穿刺瘤内栓塞术	动脉化疗栓塞术	动脉化疗栓塞术
	仅适用于颈外动脉供血为主的富血型	血供丰富、单纯瘤体切除困难者	血供丰富、单纯瘤体切除困难者	巨大肿瘤	放疗后复发或控制不佳者；大出血时栓塞止血	中晚期患者
并发症	肿瘤出血、脑梗死、黑矇、头皮坏死、脑神经损伤	栓塞剂反流入颈内动脉导致脑梗死	头皮痛、周围性面瘫、舌咽神经麻痹、栓子逆流	周围性面瘫、舌咽神经麻痹、失明、视野缺损	脑水肿、周围性面瘫、出血、动脉栓塞	喉头水肿、声嘶、肿瘤坏死出血
疗效	减少术中出血量、完全切除及缩短手术时间	去除肿瘤血供，减少术中出血	单纯的血管栓塞对手术帮助有限，需联合经皮瘤内栓塞	减少术中出血，使术野清楚、有利于完全切除、减少复发率	联合放疗提高疗效，减少化疗全身副作用	创伤小、减少术中出血、易切除
DSA	动脉早期肿瘤均匀染色、密度逐渐升高、消退缓慢、可延续至静脉期、多呈抱球状、中心血管较少	颈动脉分叉间距离增大呈高脚杯征，颈外动脉向前内、颈内动脉向后外移位	肿瘤染色明显，可显示纤维扩张的供血动脉和新生血管及粗大的引流静脉	供血动脉明显增粗，早期可在鼻咽部见团状血管、部分呈分叶状血窦，对比剂排空延迟，可伴有粗大的引流静脉	咽升、颌内动脉增粗、纤细迂曲、分支增多、实质期肿瘤染色	供血动脉增粗、肿瘤染色、肿瘤血管等征象

九、支气管肺癌介入治疗

介入方法	血管内介入治疗	支气管动脉灌注化疗，合并大咯血时可加用栓塞术
	肿瘤内局部照射治疗	^{125}I 粒子植入术
	肿瘤内局部消融治疗	微波消融和射频消融治疗
适应证	①已失去手术机会的中晚期肺癌；②病变较大、与周围结构粘连，估计手术切除有困难者，可先行介入治疗待病灶缩小后再行手术治疗；③外科手术切除后，残留癌灶；④术后胸内肿瘤复发或转移；⑤术前局部化疗以提高疗效	
禁忌证	①恶病质或心、肺、肝、肾功能衰竭；②严重感染或外周血白细胞计数明显低于正常值；③严重出血倾向和碘过敏等血管造影禁忌	
不良反应或并发症	支气管动脉灌注化疗可出现：胸背部皮肤损伤、支气管和食管黏膜溃疡、脊髓损伤；碘粒子植入或物理消融可出现：气胸、咯血、感染等	
疗效	支气管动脉灌注化疗的疗效与肿瘤动脉血供情况、大体及组织学类型有关，一般中央型富血供肺癌疗效较好。碘粒子植入或物理消融对肺癌局部近期控制较好，但对纵隔转移者难控制困难	

十、原发性肝癌介入治疗

基本原理	肝癌介入治疗方法为经皮穿刺股动脉插管插管至肿瘤供血动脉，经导管灌注化疗药物和（或）同时行经导管栓塞术。介入治疗行直接将导管插至肿瘤供血动脉，使化疗药物高浓度作用于主要由肝动脉供血的肿瘤，能够进行栓塞治疗，将肿瘤供血动脉栓塞，使肿瘤组织因缺血而坏死。常用栓塞剂为碘油，其次为各种微球、明胶海绵
适应证	肝动脉栓塞化疗是原发性肝癌的首选非手术治疗方法：①失去手术机会的原发或继发性肝癌；②肝功能较差或难以超选择性插管者；③肝癌手术后复发或术后预防性肝动脉灌注化疗
禁忌证	无绝对禁忌证，全身情况衰竭者，肝功能严重障碍，大量腹水，严重黄疸及白细胞 $<3.0 \times 10^9$ 者应禁用
并发症	①严重栓塞后综合征：严重栓塞后综合征是指栓塞后 7 日或更长时间仍有恶心、呕吐、高热或需镇痛的严重腹痛，其原因可能与胆囊动脉栓塞，胰十二指肠动脉栓塞等异位栓塞和栓塞后肿瘤坏死有关。②肝功能损伤：主要是指经导管灌注和栓塞后，出现的肝功能减退，大多数患者可于 2 周内自行恢复。少数较重，须进行保肝治疗。③肿瘤破裂出血：部分为原因急肿瘤晚期自发破裂，部分为化疗栓塞后肿瘤细胞坏死，水肿而膨胀，可经保守治疗止血成功，极少数出血量大的需急诊栓塞或手术治疗。④消化道出血：常见出血原因为食管静脉曲张和良性溃疡出血，处理主要为对症治疗。⑤异位栓塞：表现为胆囊炎甚至胆囊坏死，胆囊壁增厚，部分性脾梗死，肺栓塞，处理以对症治疗为主
介入方法	①肝动脉化疗栓塞术（TACE）；②射频消融治疗（RFA）；③微波凝固治疗（MWA）；④冷冻消融治疗；⑤ ^{125}I 粒子植入治疗

十一、肝动脉化疗栓塞术

基本原理	①正常肝脏供血：门静脉供血占70%～75%，25%～30%来自肝动脉，而肝癌供血90%～95%来源于肝动脉；②肝癌肿瘤血管及组织特点：血供丰富，具有虹吸作用，血管缺乏平滑肌，吞噬能力弱，瘤组织无库存细胞，有利于碘化油聚集；③阿霉素等乳化药非肝脏首过效应，具有时间和浓度依从性；④化疗药物肿瘤内首过效应，与碘油混合栓塞可缓慢释放，提高了肿瘤组织局部血药浓度，增强了药物的生物利用度
适应证	①肝癌诊断明确，一般情况尚可者；②为使肿瘤缩小进行二期手术，减少术中出血及扩散者；③由于各种原因无法手术者；④原发性肝癌术后复发，肝癌术后预防性治疗者
禁忌证	①心、肺及肾功能严重障碍，严重凝血机制障碍；②肝功能Child C级者；③门静脉高压伴逆向血流以及门静脉完全阻塞者；④癌肿占全肝70%以上者；⑤大量腹水、恶病质者
化疗药物	表柔比星、顺铂或奥沙利铂等
栓塞材料	碘油、明胶海绵、聚乙烯醇颗粒、载药微球、放射性微球
操作方法	①Seldinger穿刺插管超选择肝动脉；②灌注化疗药物；③先注入化疗药物，动脉狭窄或闭塞，再注入明胶海绵颗粒栓塞肝动脉；④坡鞘压迫
并发症	①操作并发症：内膜损伤或撕裂，动脉狭窄或闭塞，动脉瘤，误塞血管等；②肝脏损伤：肝功能损伤或衰竭，肝脓肿，肝梗死，胆汁瘤；③肝外并发症：上消化道出血，胆囊炎，器官损伤，化疗药副作用，布-卡综合征，栓塞综合征，肝肾综合征；④全身并发症：栓塞综合征，合征或死亡

十一、肾脏肿瘤介入治疗

	肾细胞癌	肾母细胞瘤	血管平滑肌脂肪瘤
诊断	肾动脉造影可了解其血供和血流动力学改变，为诊断肾癌最重要方法之一	肾动脉造影可显示少量新生肿瘤血管，形态及分布均不规则，可见肿瘤染色及肾动脉分支牵拉包绕形成的包裹征	CT和MRI可显示病变内脂肪组织而作出特异性诊断。肾动脉造影根据血管瘤样变对本病进行定性诊断
介入治疗	①肾动脉化疗性栓塞术：用于晚期肾癌患者的姑息性治疗或术前准备；②射频或微波消融：适用于<3cm肾癌，可达到手术切除效果	肾动脉栓塞化疗术：可使肿瘤缩小，为二期手术提供条件	肾动脉栓塞术：如肿瘤较小，可行超选择性治疗或栓塞；如肿瘤较大，需手术切除，肾动脉栓塞可减少术中缺血

十三、子宫肌瘤介入治疗

适应证	①子宫肌瘤引起月经量大，经期延长者；②明显腹部包块，出现直接、膀胱压迫症状，造成不孕或流产者；③无症状，但有心理影响者；④合并严重内科疾病不能耐受手术切除者
禁忌证	①带蒂的浆膜下肌瘤、阔韧带肌瘤；②严重心脑血管疾病；③严重肝肾功能障碍；④严重凝血功能异常
介入治疗	主要采用子宫动脉栓塞术。一般在月经净3天后进行治疗，需超选择性子宫动脉插管，栓塞剂主要有PVA颗粒或平阳霉素碘油乳剂+明胶海绵颗粒
不良反应并发症	栓塞后综合征；子宫肌瘤玻死、脱落；子宫内膜感染；卵巢功能损伤；非靶器官栓塞

十四、大血管病变介入治疗

	主动脉夹层	腹主动脉瘤	假性动脉瘤
介入方法	①经皮主动脉膜内膜瓣开窗术；②腔内覆膜内支架修复术	腔内覆膜内支架修复术	联合外科手术，行载瘤动脉栓塞或覆膜支架修复破口
适应证	不能行人工血管置换术及腔内人工支架修复术，又急需降低假腔内压力，改善内脏及下肢缺血症状；慢性 Standford B 型 AD，病程 3 周以上，近端锚定区 >1.5 cm	主要适用于 Schumacher Ⅰ型和Ⅱ型腹主动脉瘤	复合手术治疗绝佳适应证
DSA 表现	真腔较小，血流快，显影浓；假腔较大，血流慢，显影淡	主动脉部分管壁呈囊状或柱状扩张	可见与动脉相通的囊腔，其瘤壁常不规则，切线位造影时常可见动脉破裂口。对比剂于瘤腔内形成漩涡，排出缓慢
并发症	内漏、截瘫、腔内修复术后综合征（一过性 C 反应蛋白增高，发热，三系减少）	内漏、截瘫、腔内修复术后综合征（一过性 C 反应蛋白增高，发热，三系减少）	出血，感染

十五、颅内动脉瘤介入治疗

定义分型	颅内动脉管腔的局部异常扩张,可分为三种类型:囊状动脉瘤、梭形动脉瘤和夹层动脉瘤,其中囊状动脉瘤最常见
好发部位	好发于 Willis 环或颅内动脉的分叉部,约 90% 位于前循环,仅 10% 发生于椎基底动脉系统。1/3 位于后交通动脉与颈内动脉交界处
临床症状	颅内动脉瘤未破裂者多无症状,偶有局限性头痛。动脉瘤破裂多有剧烈头痛,甚至出现意识障碍、脑膜刺激征、癫痫和感觉障碍等
Hunt-Hess 分级	Ⅰ级:无症状,或有轻度头痛及颈强直;Ⅱ级:中度至重度头痛,颈强直,除脑神经功能障碍外,无其他神经功能障碍;Ⅲ级:意识模糊或嗜睡,有轻度局部神经功能障碍;Ⅳ级:昏迷、中度或重度偏瘫,可有早期去大脑强直和自主神经功能紊乱;Ⅴ级:深昏迷、去大脑强直,濒危状态
适应证	颅内巨大动脉瘤、颅内动脉瘤海绵窦段、岩段,基底动脉或椎动脉动脉瘤、后循环动脉瘤,手术不易达到者;手术夹闭失败者;全身情况不允许(Hunt-Hess 分级Ⅳ-Ⅴ级),多次蛛网膜下腔出血,瘤周粘连明显,开颅手术风险较大者
介入治疗	动脉瘤腔内栓塞术、载瘤动脉栓塞术、动脉瘤覆膜支架术及血管重建。常用的栓塞技术有:篮管技术、支架结合弹簧圈栓塞技术、球囊重塑技术、双微导管技术及蚕食技术
并发症	术中动脉瘤破裂;血栓栓塞;脑血管痉挛;弹簧圈移位脱入载瘤动脉内或远端动脉导致脑梗死;支架移位再狭窄、急性血栓形成等

427

十六、颈内动脉主干与颅内动脉狭窄的介入治疗

	颈内动脉主干狭窄	颅内动脉狭窄
好发部位	颈内动脉起始部和虹吸部	大脑中动脉
狭窄程度	狭窄程度 = (1 − 最狭窄段直径/狭窄远端正常颈动脉直径) × 100%	狭窄程度 = (1 − 狭窄段直径/正常管径) × 100%
介入治疗	血管成形术和支架置入术	血管成形术和支架置入术
适应证	A. 症状性严重狭窄（狭窄程度≥70%），CEA 手术难以治疗者。B. 症状性严重狭窄，全身状况差者。C. 症状性严重狭窄，具备下列一项条件者：①合并远端血管病变需介入治疗；②放疗后引起的狭窄；③CEA 术后再狭窄；④拒绝 CEA 术；⑤动脉夹层引起的狭窄；⑥肌纤维发育不良性狭窄。D. 严重狭窄合并对侧颈动脉闭塞，在心脏手术前需要治疗。E. 急性栓塞栓时发现严重者。F. 很性动脉瘤。G. 无症状性严重狭窄（狭窄程度≥90%）并符合 A～C 适应证	造影证实动脉狭窄程度>50%，病变形态学分为 A、B 型病变，C 型病变应当慎重。Mori 根据颅内动脉狭窄长度和几何形状将其分为 3 型：A 型，造影显示为同心性或轻度偏心性狭窄，长度<5mm；B 型，偏心性狭窄，长度 5～10mm 或闭塞，但时间<3 个月；C 型，狭窄长度>10mm，且成闭塞或近端血管明显扭曲成闭塞，时间>3 个月角（>90°），近端血管明显扭曲成闭塞
禁忌证	A. 血管造影发现血管腔内血栓；B. 无法通过血管途径安全到达狭窄段	A. 血管溃活动期；B. 脑缺血症状由狭窄处系支病变引起；C. 病变处严重钙化；D. 脑梗死后留有严重神经功能障碍；E. 6 周内脑出血者；F. 无合适血管入路
并发症	心律失常、血压降低、急性脑缺血、血管痉挛、血栓形成、斑块脱落、再灌注损伤、再狭窄	栓塞事件、急性闭塞、血管破裂、穿支闭塞、过度灌注综合征、血管痉挛
围手术期处理	术前 5 天开始应用双联抗血小板药物（阿司匹林 100mg/d，氯吡格雷 75mg/d），术后继续抗凝治疗	术前 3 天开始应用双联抗血小板药物（阿司匹林 100mg/d，氯吡格雷 75mg/d），术后继续抗凝治疗

十七、下肢动脉闭塞症介入治疗

		无症状
Fontaine 分期	I	
	II a	轻度跛行
	II b	中到重度跛行
	III	缺血性静息痛
	IV	溃疡、坏疽
踝肱指数 (ankle-brachial, ABI)		是指踝部后或胫前动脉收缩压与肱动脉收缩压之比，用于筛查下肢缺血性病变和检测治疗结果。休息时 ABI 正常范围为 0.9～1.3，低于 0.8 预示中度疾病，低于 0.5 预示重度疾病。同歇性跛行多在 0.35～0.9，静息痛常 <0.4（可能面临截肢的危险）。ABI >1.3 则提示血管壁钙化以及血管失去收缩功能，也反映严重的周围血管疾病
适应证		下肢动脉狭窄同时伴有临床症状者：狭窄程度 >50%，下肢缺血症状如间歇性跛行、静息痛甚至下肢溃疡等
禁忌证		禁忌证是相对的，主要为长段、弥漫性髂股动脉狭窄（病变长度 >20cm），髂股动脉闭塞导丝无法通过者
介入治疗		①髂动脉狭窄：单侧髂动脉狭窄未累及股总者，通常选择同侧股动脉逆行入路，同时累及髂股动脉者则从对侧股动脉逆行入路使用翻山鞘技术，通过狭窄段先用球囊扩张，然后植入自膨式支架；②股腘动脉狭窄：从对侧股动脉逆行入路使用翻山鞘技术，通过狭窄段后先用球囊扩张，然后植入自膨式支架；③膝下动脉狭窄：通常选择同侧股动脉顺行入路，长球囊扩张胫腓动脉，不推荐支架植入
并发症		穿刺点血肿；动脉内膜撕裂；急性血栓形成；支架再狭窄等

十八、静脉狭窄与血栓性病变的介入治疗

部位	上腔静脉阻塞	布加综合征	门静脉高压	下肢深静脉血栓
原因	多为恶性肿瘤上纵隔转移压迫上腔静脉而致阻塞，良性狭窄少见	肝静脉和（或）下腔静脉肝段导致肝静脉和（或）下腔静脉下段回流受阻而产生门脉高压，肝底静脉曲张，原因不明	门静脉血流受阻或增加可导致门脉高压而引起脾大、食管胃底静脉曲张、吸血及腹水，肝硬化是门脉高压常见的原因	外伤、活动少或高凝状态等因素引起下肢深静脉腔内血液凝结，常导致下肢肿胀，血栓脱落可引起肺栓塞
适应证	良恶性上腔静脉阻塞均可行球囊扩张术及支架植入	下腔静脉膜性或节段狭窄；伴肝静脉阻塞的下腔静脉膜性或节段狭窄；下腔静脉肿瘤性狭窄或阻塞	反复食管胃底静脉曲张破裂出血，硬化剂治疗无效，肝硬化所致顽固性腹水；肝静脉弥漫阻塞	介入溶栓术可适用于急性、亚急性、有肺动脉血栓下肢深静脉血栓形成；伴动脉血栓需植入栓塞或大量不稳定血栓需滤器植入
禁忌证	狭窄以上有广泛血栓形成；凝血功能障碍者；极度衰竭	下腔静脉长段完全闭塞；肝静脉弥漫阻塞者；极度衰竭者	心、肺、肝、肾功能衰竭；严重肝性脑病；凝血功能严重障碍；门静脉长段狭窄或阻塞者	凝血功能严重障碍；伴有脑梗或其他内脏出血；伴有严重感染
介入方法	经股静脉或颈静脉插管行球囊扩张术及支架植入	膜性阻塞用单纯球囊扩张即可疏通；节段狭窄需经颈内静脉至狭窄段上方穿刺入狭窄下方下腔静脉内，然后行球囊扩张并植入支架	经颈内静脉穿刺插管人肝静脉行肝内门静脉穿刺，成功后球囊扩张，于肝静脉和门静脉之间植入支架将门静脉血流分流人肝静脉	介入溶栓前为防止血栓脱落需人下腔静脉可回收滤器，然后行人溶栓导管至患肢深静脉内留置溶栓
并发症	肺动脉血栓栓塞；支架移位或再狭窄	误穿心包致心包填塞；腹腔及胸腔出血；支架移位或脱落	肝性脑病；支架再狭窄或闭塞；心包填塞；腹腔内出血；胆道损伤；感染	局部出血；感染；内脏或脑出血；肺栓塞；下肢静脉闭塞；静脉血栓复发

十九、出血的介入治疗

部位	鼻大出血	大咯血	消化道大出血	产后大出血
定义	出血量成人800ml/24h，儿童100ml/24h	出血量500～2000ml/24h 或每次300ml	数小时内失血量超出1000ml 或循环血容量的20%	出血量800ml/24h
原因	常见于干燥性慢性鼻黏膜炎和鼻咽癌，少部分为肺癌、鼻咽癌颈内动脉岩段假性动脉瘤破裂	支气管扩张，肺结核，肺癌为最常见原因，少部分为肺动静脉畸形，动脉瘤	胃底、十二指肠部溃疡；肠腔动脉瘤或血管畸形；肠道憩室	产后宫缩乏力，胎盘滞留，软产道撕裂，凝血功能障碍及人流后等
适应证	耳鼻喉科电凝、填塞等治疗无效的顽固性鼻出血者	内科保守治疗无效者	内科及消化内镜止血无效者	产科止血药物及填塞无效者
介入治疗	超选择插管至颈外动脉行DSA确认出血动脉分支（多为上颌动脉分支），用350～560μm明胶海绵或PVA颗粒栓塞。颈内动脉岩段假性动脉瘤需用覆膜支架植入	选择插管至患侧支气管动脉行DSA确认支气管及肋间动脉粗，分支异常增多，可合并动静脉瘘，用560～710μm PVA颗粒栓塞。对于肺部病变广泛者需寻找侧支循环并栓塞	选择插管至胃左动脉，胃十二指肠动脉及肠系膜上动脉，分别DSA确认出血部位和原因。对于溃疡性活动性出血用560～710μm明胶海绵颗粒栓塞，对肠腔动脉瘤、血管畸形等用组织黏胶或PVP颗粒栓塞	选择插管分别入双侧子宫动脉行DSA，用560～710μm明胶海绵颗粒栓塞
并发症	面部疼痛，麻木；失明；再出血	脊髓动脉栓塞致截瘫；胸骨后烧灼感，肋间痛及吞咽困难	腹痛；肠坏死，一旦确诊需外科切除坏死肠样	腹痛、发热、恶心、呕吐等；感染；误栓臀上动脉导致臀肌及皮肤坏死

二十、非血管腔道狭窄的介入治疗

常见部位	食管狭窄	胆管狭窄	气管狭窄
适应证	食管良恶性肿瘤引起的食管狭窄、食管气管瘘已失去手术或拒绝手术；化学或放射性损伤引起的食管狭窄；术后食管吻合口狭窄；纵隔肿瘤压迫引起吞咽困难	胆管癌、胰头癌、胰十二指肠区肿瘤直接侵犯，肝门区淋巴转移压迫等导致胆道狭窄或闭塞；术后胆道狭窄、胆肠吻合狭窄	气管或纵隔恶性肿瘤侵犯压迫导致气管道狭窄超过2个气管环；外伤或医源性气道源性气管狭窄，非手术适应证者；结核或炎症导致气管狭窄、气管环；纵隔肿瘤压迫引起吞咽困难
禁忌证	食管有伤后急性炎症期；高位食管癌或颈部肿瘤压迫导致吞咽呼吸障碍；凝血功能严重障碍；极度衰竭	大量腹水；胆管弥漫狭窄；极度衰竭；凝血功能严重障碍	狭窄距声门5cm以内；有手术适应证；食管气管瘘（应先封堵食管瘘口）
介入治疗	良性食管狭窄者，应先用球囊扩张，无效者可回收支架（2周后取出）；恶性狭窄者植入覆膜支架以建立进食通道，支架覆盖范围应超过狭窄两端至少10mm	采用经皮穿刺肝内胆管建立操作通道。良性狭窄者先用球囊扩张狭窄段，如无效可植入胆道支架；恶性梗阻者可在球囊扩张后直接植入胆道支架	主要为气道支架植入，建议在全麻下操作更安全。对于单纯主气管狭窄，只需植入直筒支架即可；对于合并主支气管狭窄，则需植入Y形支架
并发症	食管黏膜破裂出血；支架移位或再狭窄；导丝、导管误入假道；食管破裂；反流；导管误入假道	胆道出血；胆管乳孔；胆管十二指肠瘘；支架移位、脱落或再狭窄	气管支架靠近声门可造成喉头水肿；气管黏膜出血，咳出或再狭窄；支架移位，吐出或再狭窄

二十一、血管病变的介入治疗

血管畸形

静脉畸形
①临床特点：头颈部多见，发生率47%，侵及皮肤、黏膜、皮下组织，50%病灶影响深部组织；
②DSA表现：静脉畸形的动脉血供较少，DSA价值有限，通常采用直接穿刺病灶造影，多表现为畸形血管团呈圆形或不规则显影，其内可见分隔；
③介入治疗：经皮泡沫硬化疗法，平阳霉素/博来霉素+碘油乳剂局部硬化疗法。

动静脉畸形
①临床特点：先天性血管疾病，好发于头颈部，病变具有进展、侵袭和破坏性等特点。
②DSA表现：供血动脉明显增粗，有时呈瘤样扩张，常由多条动脉供血，畸形血管团于动脉早期显影，界限常不清，由于盗血现象，正常动脉常较纤细。
③介入治疗：动脉栓塞治疗是主流的治疗手段，部分局限病灶还可采用经皮局部硬化或栓塞治疗。因本病易复发，应以控制病灶发展、改善临床症状为主。

动静脉瘘
①临床特点：多由外伤引起，形成动脉和静脉的直接交通，即外科手术、炎症、肿瘤等侵蚀动静脉。
②DSA表现：大量扩张迂曲的供血动脉和异常引流静脉，动脉显影时间常>0.5秒。
③介入治疗：栓塞术
　　动脉瘤型：弹簧圈栓塞术
　　洞口型：覆膜支架置入术
　　管状型：可脱球囊联合NBCA胶栓塞疗法

二十二、急性脑卒中的介入治疗

颈内动脉灌注溶栓、血管重建及机械性血栓清除

急性缺血性脑卒中
①病因：脑动脉狭窄或闭塞，脑动脉栓塞，低血压，血液高凝；
②治疗时间窗：2小时最佳，不超过6小时。

适应证
①脑功能损害体征较重且持续超过1小时；
②CT排除脑出血，且无低密度灶；
③发病6小时内，进展性卒中可延长至12小时；
④高血压治疗前收缩压<180mmHg，舒张压<110mmHg。

并发症：脑出血、再灌注损伤及血管再闭塞。

<table>
<tr><td>禁忌证</td><td>①近 3 个月有脑梗死或心肌梗死；②近 3 个月有颅内出血或头颅外伤史；③近 3 周有胃肠或泌尿系统出血；④近2 周内有外科大手术史；⑤近 1 周内有不可压迫部位的动脉穿刺；⑥严重心、肾、肝功能不全；⑦体检发现有新发骨折；⑧凝血功能障碍；⑨妊娠。</td></tr>
</table>

二十三、肾动脉狭窄介入治疗

<table>
<tr><td rowspan="6">肾动脉狭窄</td><td colspan="2">①定义：一侧或两侧肾动脉主干或分支狭窄 > 50%，引起肾性高血压，约占高血压人群的 5%。</td></tr>
<tr><td colspan="2">②病因：动脉粥样硬化、纤维肌性发育异常或大动脉炎。</td></tr>
<tr><td colspan="2">③影像诊断：CTA、MRA、肾动脉造影。</td></tr>
<tr><td rowspan="3">④介入治疗方法：肾动脉球囊导管成形术、肾动脉支架植入术</td><td>适应证：各种原因所致肾动脉狭窄，狭窄程度 >70%。</td></tr>
<tr><td>并发症：内膜剥离；肾动脉痉挛；肾动脉急性闭塞；血栓形成，支架再狭窄。</td></tr>
<tr><td>禁忌证：A. 导丝导管无法通过的严重肾动脉狭窄；B. 狭窄段过长累及段以下分支；C. 肾严重萎缩；D. 大动脉炎活动期；E. 凝血功能严重异常。</td></tr>
</table>

二十四、脊柱病变的介入治疗

<table>
<tr><td rowspan="4">椎体病变</td><td>①骨质疏松椎体压缩骨折</td><td rowspan="3">①均可用经皮椎体成形术（PVP）治疗；②即在透视监视下经皮穿刺病变椎体并注入骨水泥；③加固椎体、迅速缓解疼痛、减少再发病理骨折，并提高活动能力。</td></tr>
<tr><td>②椎体血管瘤</td></tr>
<tr><td>③椎体骨髓瘤</td></tr>
<tr><td colspan="2">④椎体转移性瘤（单纯椎体转移可单用 PVP 治疗；合并椎旁转移者应 PVP 联合碘^{125}粒子植入或椎体动脉栓塞。</td></tr>
<tr><td rowspan="5">腰椎间盘突出症</td><td colspan="2">①临床：外伤或无明显诱因出现腰痛、坐骨神经痛及下肢放射痛，MR 和 CT 可明确腰椎间盘突出部位和程度。</td></tr>
<tr><td colspan="2">②方法：经皮腰椎间盘髓核切吸术（PLD）；经皮激光、射频消融髓核气化术；经皮椎间盘髓核臭氧消融术；胶原酶溶核术等。</td></tr>
<tr><td colspan="2">③适应证：腰痛及坐骨神经痛，脊神经根受压体征阳性；CT、MRI 诊断为包容性腰椎间盘突出症，且与症状体征相致；保守治疗 4~8 周无效。</td></tr>
<tr><td colspan="2">④禁忌证：髓核游离于椎管内；突出髓核广泛钙化；椎管严重狭窄；脊椎滑脱 > Ⅱ度；突出压迫硬膜 > 50%；年龄 >80 岁，有出血倾向者；穿刺局部及椎间盘周感染；心肺肝肾功能衰竭。</td></tr>
<tr><td colspan="2">⑤并发症：椎间盘感染（0.02% ~0.6%）为常见的严重并发症，神经根损伤、血管损伤、腹腔/后腹脏器损伤等少见。</td></tr>
</table>

参考文献

1. 龚洪瀚. 磁共振成像原理与临床应用. 南昌：江西科学技术出版社，2007.
2. 冯晓源. 影像诊断手册：神经系统分册. 上海：上海科技教育出版社，2004.
3. 郭启勇. 实用放射学. 第 3 版. 北京：人民卫生出版社，2007.
4. 漆剑频，王承缘，胡道予. 放射诊断临床指南. 第 3 版. 北京：科学出版社，2013.
5. 贾文霄，陈敏. 磁共振功能成像临床应用. 北京：人民军医出版社，2012.
6. 段庆红，焦俊. 骨骼肌肉疾病影像诊断图谱. 上海：上海第二军医大学出版社，2014.
7. 梁长虹. 肝脏疾病 CT 诊断. 北京：人民卫生出版社，2009.
8. 刘士远，陈起航，吴宁. 实用胸部影像诊断学. 北京：人民军医出版社，2012.
9. 黄仲奎，龙莉玲. 血液病 MRI 诊断. 北京：科学出版社，2009.
10. 卢光明. 临床 CT 鉴别诊断学. 南京：江苏科学技术出版社，2011.
11. 唐桂波. 实用包虫病影像学. 北京：人民卫生出版社，2013.
12. 滕皋军，李麟荪. 介入放射学临床与并发症. 北京：人民卫生出版社，2010.
13. 伍建林. 临床结核病影像诊断. 北京：人民卫生出版社，2011.
14. 王振常，鲜军舫，张征宇. 同仁耳鼻咽喉头颈外科影像诊断手册. 北京：人民军医出版社，2013.
15. 白人驹，徐克. 医学影像学. 北京：人民卫生出版社，2013.
16. 余永强. 中枢神经系统肿瘤磁共振分类诊断. 北京：人民卫生出版社，2014.
17. 全冠民，赵世华. 轻松学习心脏和血管影像诊断. 北京：

人民军医出版社, 2014.

18. 范国光. MRI 鉴别诊断一点通. 北京: 化学工业出版社, 2015.

19. 龙从杰. 局限性骨病影像鉴别诊断学. 北京: 人民军医出版社, 2007.